U0282640

本书由国家科技重大专项课题（2020YFC2008900）支持

中文翻译版

# 非癌症患者缓和医疗

## Palliative Care for Non-Cancer Patients

主　编　〔英〕朱莉娅·M.阿丁顿-霍尔（Julia M. Addington-Hall）
　　　　〔英〕艾琳·J.希金森（Irene J. Higginson）

主　译　李小梅　朱　平

主　审　范　利　刘端祺

科学出版社

北　京

图字：01-2020-3893 号

## 内 容 简 介

缓和医疗起源于对晚期癌症患者的照护，所以相关教材和参考书绝大多数都针对癌症患者，非癌症患者的缓和医疗专业书十分匮乏。本书由英国学者编著，Dame Cicely Saunders 博士亲自作序。第 1～11 章系统阐述各类非癌症慢性疾病缓和医疗的任务内容、技术细节和研究方向，既有针对常见病，如慢性心力衰竭、慢性阻塞性肺疾病等疾病患者的介绍，又有针对特殊人群，如儿童、痴呆症患者的阐述。第 12～23 章着重阐述缓和医疗的理论体系和实践模式，以患者及照护者角度，从护理院、医院、社区和卫生行政主管部门等多角度讨论缓和医疗的需求和任务；还从文化和伦理学角度分析了资源的利用与医疗服务的拓展。本书从常见慢性病的缓和医疗需求出发，介绍基于证据的临床实践、相关研究和未来发展方向，并对常见的共性问题进行专业的论述，是一本难得的临床参考书。

本书适合各专业的临床医师阅读，也可作为本科生和研究生教学的参考教材。

**图书在版编目（CIP）数据**

非癌症患者缓和医疗/（英）朱莉娅·M. 阿丁顿-霍尔（Julia M. Addington-Hall），（英）艾琳·J. 希金森（Irene J. Higginson）主编；李小梅，朱平主译. —北京：科学出版社，2023.7
书名原文：Palliative Care for Non-Cancer Patients
ISBN 978-7-03-075814-9

Ⅰ.①非… Ⅱ.①朱… ②艾… ③李… ④朱… Ⅲ.①医学心理学 Ⅳ.①R395.1

中国国家版本馆CIP数据核字（2023）第111037号

责任编辑：王海燕 肖 芳 / 责任校对：张 娟
责任印制：赵 博 / 封面设计：吴朝洪

©Oxford University Press, 2001
Palliative Care for Non-Cancer Patients was originally published in English in 2001. This translation is published by arrangement with Oxford University Press. Science Press is solely responsible for this translation from the original work and Oxford University Press shall have no liability for any errors, omissions or inaccuracies or ambiguities in such translation or for any losses caused by reliance thereon.

"英文版原书 *Palliative Care for Non-Cancer Patients* 于 2002 年出版。中文翻译版由牛津大学出版社授权出版。中国科技出版传媒股份有限公司（科学出版社）对原作品的翻译版本负全部责任，且牛津大学出版社对此类翻译产生的任何错误、遗漏、不准确之处或歧义以及任何损失概不负责"。

**科 学 出 版 社** 出版
北京东黄城根北街 16 号
邮政编码：100717
http://www.sciencep.com
涿州市般润文化传播有限公司印刷
科学出版社发行 各地新华书店经销

\*

2023 年 7 月第 一 版 开本：787×1092 1/16
2024 年 10 月第二次印刷 印张：13 1/2
字数：325 000
**定价：128.00 元**
（如有印装质量问题，我社负责调换）

主　译　李小梅　朱　平

主　审　范　利　刘端祺

副主译　石丘玲　张宏艳　闫　婕

译　者（按姓氏笔画排序）

| | |
|---|---|
| 王　飞 | 解放军总医院第五医学中心 |
| 王　喆 | 大连大学附属中山医院 |
| 石丘玲 | 重庆医科大学 |
| 石瑞君 | 解放军总医院第二医学中心 |
| 兰　飞 | 空军军医大学唐都医院 |
| 宁　静 | 郑州市第九人民医院 |
| 吕嘉晨 | 哈尔滨医科大学附属肿瘤医院 |
| 朱　平 | 解放军总医院第二医学中心 |
| 刘　昊 | 广州医科大学附属肿瘤医院 |
| 刘红虹 | 解放军总医院第五医学中心 |
| 孙　红 | 北京大学肿瘤医院 |
| 孙　静 | 空军军医大学唐都医院 |
| 孙　韬 | 北京中医药大学东方医院 |
| 苏学尧 | 重庆医科大学 |
| 李　方 | 解放军总医院海南医院 |
| 李　倩 | 解放军总医院第五医学中心 |
| 李小梅 | 解放军总医院第五医学中心 |
| 李洪霞 | 解放军总医院第二医学中心 |
| 李粉婷 | 空军军医大学唐都医院 |
| 杨　敏 | 中国医学科学院肿瘤医院 |
| 吴世凯 | 北京大学第一医院 |
| 邱娇娇 | 解放军总医院第二医学中心 |
| 闫　婕 | 空军军医大学唐都医院 |
| 沈　洋 | 北京中医药大学东直门医院 |
| 张　沛 | 北京大学肿瘤医院 |
| 张　峰 | 空军军医大学唐都医院 |

张　蕾　北京市顺义区医院
张玉松　苏州大学附属第二医院
张丽君　重庆医科大学
张宏艳　解放军总医院第五医学中心
张勃然　解放军总医院第二医学中心
陈小燕　北京市顺义区医院
附　舰　空军军医大学唐都医院
周　翔　北京儿童医院
单宇鹏　空军军医大学唐都医院
赵　翌　大连医科大学附属第一医院
秦　苑　北京市海淀医院
贾　佳　解放军总医院第五医学中心
高伟健　中国人民解放军 32106 部队
黄艳艳　重庆医科大学
龚若癸　重庆医科大学
崔明新　解放军总医院第二医学中心
康艳霞　空军军医大学唐都医院
靳雪源　解放军总医院第五医学中心

**学术秘书**　高伟健　中国人民解放军 32106 部队
　　　　　　崔明新　解放军总医院第二医学中心

**Julia M. Addington-Hall**

盖伊和圣托马斯医院缓和医疗与政策系高级讲师

英国伦敦圣克里斯托弗医院安宁疗护医院副主任

**Irene J. Higginson**

盖伊和圣托马斯医院缓和医疗与政策系教授

英国伦敦圣克里斯托弗医院安宁疗护医院主任

现代缓和医疗事业肇始于 1967 年在伦敦创建的圣克里斯托弗医院安宁疗护医院，这所只有 54 张床位的小型医院率先提出了"整体性疼痛"等缓和医疗新理念，打破了传统镇痛领域的种种禁锢，使用足量阿片类药物为晚期癌痛患者镇痛，并在此基础上衍生制定了一系列有别于普通患者，能够造福于千百名有特殊需求的晚期患者的工作流程和规范。圣克里斯托弗医院安宁疗护医院成绩斐然，世界公认，由此迅速成为世界缓和医疗的规则制定者和培训中心。

二十世纪八九十年代，英国政府在肯定圣克里斯托弗医院安宁疗护医院业绩的同时，也发生了一场是否应该使非癌症晚期患者同样获得充分缓和医疗照护的争论。反对方认为，这将使医疗资源"流失"到癌症以外的患者，使癌症患者利益受损。作为圣克里斯托弗医院安宁疗护医院的创建人 Dame Cicely Saunders 女士态度鲜明地指出："许多症状需要治疗，许多治疗又产生了诸多问题，终末期照护不仅是肿瘤学的一部分，也应该是老年医学、神经病学、全科医学和整个医学的一部分。"《非癌症患者缓和医疗》正是在这样的背景下应运而生，Dame Cicely Saunders 女士还亲自为该书撰写了序。

该书奠定了临床工作中非癌症患者缓和医疗的基础，在推动非癌症患者缓和医疗事业的发展中所发挥的作用不可小觑，业内将其视为这一领域的开山之作并不为过。

作为循证医学发源地的英国，在该书成书之时对临床医学出版物的要求十分严格，既要求"呈现现有的证据"，又"强调研究"。该书的主编深知，在缓和医疗专业这一领域"证据的缺乏是令人吃惊的"。因此，"证据"和"研究"便成为该书的矢志追求。中国读者会发现，他们的确为此做出了艰辛的努力，也取得了一定成效。特别是在第 1～11 章，力求开创性地在缓和医疗领域表现出"结论以证据为前提"的循证医学真谛，给我们中国同行提供了很好的借鉴。

该书出版于 21 世纪初，后来又多次再版印刷，但没有做过重大修订。这一事实既说明了初版作者专业的严谨扎实、经得住时间的考验，又说明了缓和医疗专业本身的稳定，更说明了向前推动缓和医疗事业发展之艰难。

在一个新的领域翻译一本新书难度很大。据我所知，该书主译李小梅、朱平教授在筹划该书的出版时极为慎重，至少用了三四年的时间进行准备，多方协调，反复权衡，组织了一支品学兼优、专业有素的翻译队伍，几易其稿，终于成书。

俗话说"好饭不怕晚"，该书与中国读者见面确实晚了些，但就书的内容而言并不过时。纵观我国目前缓和医疗发展的步伐，从某种意义上讲，我国当前对非癌症患者缓和医疗的认知和此书的出版堪称同步，可以说是"恰逢其时"。

有些同道可能认为，非癌症患者缓和医疗似乎是一个新课题。但其实，它存在于我们每个临床医生的工作日常，既是患者特别是晚期患者的刚需，又是无论哪个学科的临床医生都应该具备的基本功。相信有幸见到此书的同道，一定会从阅读中获益。

刘端祺

中国抗癌协会第六及第七届理事会常务理事、理事长助理

原陆军总医院肿瘤科主任、主任医师

近年来，我国缓和医疗事业快速发展，缓和医疗服务对象已经由癌症患者向非癌症慢性疾病患者拓展。2018 年，解放军总医院研究生院"缓和医学"选修课通过遴选，正式纳入研究生教学课程。我们发现，教学和临床工作中亟需一部能涵盖全科领域，尤其是针对非癌症患者的参考书，但目前国内尚无相关著作。因此，引入一部国外与非癌症患者缓和医疗相关的参考书便成了迫切需要。令我们有些意外的是，国外该领域图书匮乏情况与国内近似，可供选择的余地不大。经细致比较后，我们选定了英国牛津大学出版社的《非癌症患者缓和医疗》一书。

该书的两位主编均来自在国际上享有盛誉的圣克里斯托弗医院安宁疗护医院，全书结构和内容比较贴近我国医患的需求：第 1 ～ 11 章系统阐述各类非癌症慢性疾病缓和医疗的任务内容、技术细节和研究方向，既有针对常见病，如慢性心力衰竭、慢性阻塞性肺疾病等疾病患者的介绍，又有针对特殊人群，如儿童、痴呆症患者的阐述。第 12 ～ 23 章着重阐述缓和医疗的理论体系和实践模式，以患者及照护者角度，从护理院、医院、社区和卫生行政主管部门等多角度讨论缓和医疗的需求和任务；还从文化和伦理学角度分析了资源的利用与医疗服务的拓展。

相信读者在完整阅读本书后，会发现以往传统的"以疾病为中心"医学教育造成的"盲区"，并在很大程度上以作者的新视角使之得到弥补，从而找到一种俯瞰一幅完整现代缓和医疗服务体系全景图后的酣畅感觉。

原书 2003 年首次出版，从循证医学的角度来看，似乎是"过时了"。我带着困惑和疑虑与刘端祺教授讨论翻译该书是否为时已晚。刘教授认为：该书作者及其所在机构有相当的权威性，该书出版后长期没有再版，说明其内容有相当的稳定性，对于在缓和医疗领域与先进国家有一定时间差的我国同行并不过时。所以，我们的初衷与其说是给研究生准备参考书，不如说是为所有愿意为非癌症患者提供缓和医疗的同道们提供一部教科书，要践行鲁迅先生的"拿来主义"，优先解决"有和无"的问题。

在翻译过程中我也体会到，对于译者来说，在这个全新的领域精心耕耘，是一个难得的学习过程。翻译工作于 2020 年初正式启动，尽管全书仅 300 多页，且参加翻译的专家都有着丰富的经验，但翻译难度远超预期。原著者的阐述基于英国缓和医疗服务体系和研究证据，对于一些背景信息并无铺垫和介绍，这就需要译者查阅大量文献、了解背景知识才能明白其潜在的意义和观点。加之原著者的文字技巧较高，内容概括性强，用词精练，还不时出现谚语和诗歌，就需要译者在理解的基础上体现原文的美感和内在逻辑，这在以往的翻译工作中从未遇到过，是对我们翻译团队的巨大挑战。得益于每一位译者卓有成效的工作，以及面对挑战的坚持和不懈努力，译著初稿于 2022 年 4 月进入审校阶段。审校工作是译著的提升过程，需要逐字逐句核对和润色，在原文和译文之间穿梭，体会原著和译文的含义，力求达到二者最大限度的契合。2022 年底，全书审校工作终于顺利完成。

岁月流逝，而进取精神和这份热爱一直在传承。与循证医学论著和原创性著作相比，译著似乎是"最不值得花费时间"的工作，然而，使命感和对于缓和医学事业的热爱让我们凝聚在一起，坚定前行，我们收获的不仅仅是友谊和知识，还有可能为读者呈现一部好书，何其幸也！

读者是评判图书质量的标尺。我们深知，尽管我们为提升本书质量已不遗余力，但缺陷和不足也在所难免。我们期待同行和广大读者提出宝贵的意见和建议，并将它视为我们进步的动力和源泉。


李小梅

中国抗癌协会老年肿瘤专业委员会主任委员
中国抗癌协会第九届理事会常任理事
解放军总医院第二医学中心老年医学科主任医师

*不满意的逝者已无法向外界述说他们曾遭遇过的轻视和慢待。*

(Hinton，1967)

辛顿（Hinton）先生的《死亡》（*Dying*）一书出版于国家健康服务启动近 20 年之后，其内容不仅基于他在教学医院病房里对濒死患者的详细研究结果，也有另一项广泛的调查的支持。该书详尽地描述了事实真相，生动总结出在缓和医疗这一需求普遍的领域缺乏服务和实践的现状。这本新书——《非癌症患者缓和医疗》（*Palliative Care for Non-Cancer Patients*），不仅揭示了这一领域仍然有待解决的许多挑战，而且指出了今后在研究和治疗方面的前进方向。

安宁疗护运动可追溯至 1967 年圣克里斯托弗医院安宁疗护医院的开业，但其实这仅仅是个开始，是多年实践、研究和学科协作的蓄势进发。此后事实表明，其基本原则和实践适用于不同文化，还可以在不同医疗环境中得以发展。安宁疗护的理念植根于"整体性疼痛"。

*患者不仅试图用"我浑身都不对劲了"这样的词句描述他们的疼痛和其他症状，还会表述心情沮丧、社会和精神痛苦等问题。*

(Saunders，1964)

最初对恶性肿瘤患者的关注，使一些突破性研究彻底揭开了阻碍阿片类药物足量应用的神秘面纱，眼下应该考虑照护那些病情更重、更易于出现痛苦的患者所面临的各种近似的挑战了。"整体性疼痛"概念的内涵就是这样一种催化剂，有可能同样会激发这些困难的解决，技能以及比技能更重要的理念正逐步被融入新的治疗进展中，且成果初现。

最初的研究和安宁疗护的教学只提供给住院患者或癌症患者。1969 年以后，这些服务拓展至社区的居家照护，自那以后已经发展到能满足慢性病患者绝大多数病程中的需求。但若使其全面实施依然面临太多困难，而我们不能就此止步。在讨论更广泛人群的照护时，这种照护模式必将成为主要解决办法。在预后预测上的差别，以及在确定何时从对因治疗转化到缓和医疗的时间拐点方面所面临的挑战，无疑会导致许多新的困难，这些是在发展缓和医疗、摒弃不合理的治愈性或延长寿命的过度治疗过程中一定会碰到的问题，需要通过多学科参与，对缓和医疗加以区分和界定。

我们已经从面临死亡危机的恶性疾病患者身上汲取了很多教训。一些其他疾病的长期消耗可能不那么引人关注、不能搏人眼球，但这仅是我们所面临的部分现实，还有其他更重要的东西需要传承。患者的孤独无助将使痛苦更难以承受和克服，这不仅是一个社会问题，也是一个医学问题。

迄今为止，世界范围内缓和医疗领域的发展，启发我们永远不要将其禁锢于一类患者或家庭。长期应对压力的辛勤的照护者同样值得支持和理解，但他们的声音往往不为所闻。Seale 和 Cartwright 翔实地记录了他们面临的困境。他们关注那些"长期被限制、从亲属得到较少支持"的老年患者，并创作了自己的重要著作《死亡前一年》(The Year before Death)。他们在这本很及时的书的结尾表达了一种需求。"拓展足够的服务只满足患者需求，比安宁疗护运动最初所面临的挑战更大"(Seale and Cartwright，1994)。没有什么能比接下来将要看到的内容更激励人了。

Dame Cicely Saunders

*功绩勋章获得者*

（李小梅　朱　平　译）

在 20 世纪的大部分时间里，医学在治疗上所取得的进步和人类预期寿命的延长并没有使疾病的痛苦得到完全解决。现代安宁疗护运动在英国和美国的发展，挑战着人们的传统观念，如"症状是无法控制的""死亡即是失败"等。尽管为数不多的安宁疗护机构已经存在多年，但 Dame Cicely Saunders 夫人创建的位于伦敦南部的圣克里斯托弗医院安宁疗护医院，仍然被认为是现代安宁疗护运动肇始的标志。该院不仅关注何谓最好的照护，还重视以研究改善实践和教学。在其发展的 30 多年里，安宁疗护的基本原则和理念传播到了全世界，已能适应生活在不同社会的患者和家庭的需求，并改进成为能够在各种卫生保健系统内部运行或与之伴行的服务。许多癌症患者已能够维持良好的生活质量，实现优逝，并得知他们的家人在他们去世后将会得到抚慰。总而言之，在这个领域确有很多值得庆幸的事情，但遗憾的是，即使在今天，仍然有一些患者没有得到适当的躯体、心理和精神上的支持，错过了最好的照护，在痛苦中死去。

尽管确实有一些癌症患者错过了最好的照护，但毕竟癌症患者只占死亡人口的 1/4，非恶性疾病患者接受恰当照护的人数似乎要少得多，而且对于何谓最好的照护知之甚少。正是这部分知识的匮乏促使我们准备写这本书。

自现代安宁疗护运动开始以来，人们已经认识到，安宁疗护的原则可能适用于其他患有危及生命疾病或晚期疾病的人群，但安宁疗护和缓和医疗的重点仍然为癌症。这虽然使我们在症状控制和提供适当服务方面取得了迅速的进展，但依旧存在的问题是，其他人是否也会从安宁疗护与缓和医疗的原则和实践中受益。认知与实践的差距使我们经常对问题不能给出明确的答案，如哪些患者需要服务，以及何时需要服务等。然而，我们希望读者会像我们一样，被书中的内容激发、唤醒，受到启示和接受挑战。因此，本书对那些寻求改善照护工作的人，那些希望进一步了解进展期非恶性疾病患者需求的人，都将有重要作用。正如通过研究改善临床问题的管控并向许多癌症患者提供改进的照护服务一样，非癌症患者的情况也将会得到改善。

我们感谢本书中每一章的作者。他们在缺乏证据的领域里完成了基于证据的写作，出色地接受了挑战。我们感到荣幸备至，能与他们合作并编写这样一本复杂而耗时、如此规模和涵盖范围的书。我们要感谢 Bimpe Akinwunmi，感谢她在本书的编写过程中担任秘书工作。她以一如既往的专业精神耐心地支持我们，即使对我们的执行能力感到烦恼的时候也是如此。

　　我们每个人都有需要致谢的人。JAH 要感谢 Keith 的宽容和鼓励、感谢 Jonathan 和 Edward 提供的帮助。IJH 要感谢在准备这本书时支持她的朋友、家人和同事等。

Julia M. Addington-Hall

Irene J. Higginson

（李小梅　朱　平　译）

Julia M. Addington-Hall 和 Irene J. Higginson

据我们所知，本书为首部针对非癌症患者缓和医疗需求的专著，重点是讨论如何更好地满足这类患者的需求。像大多数从事缓和医疗专业的医务人员一样，无论是研究人员还是临床医生，我们最初的经验都来自于癌症患者。我们当中有一个人（Julia M. Addington-Hall）开始对癌症以外的其他患者产生了兴趣，是因为参加了一项英国关于濒死患者的区域性研究，这是一项大样本的全因死亡调查。研究数据清晰地表明，死于充血性心力衰竭（CHF）、慢性阻塞性肺疾病（COPD）、卒中或其他原因的患者，与死于癌症的患者没什么不同，在生命末期的最后一年里，他们的医疗及社会照护需求并没有得到满足。所有临床医生都会遇到各种进展期疾病的患者，流行病学数据证明：临床医生日常工作中面对的死亡患者中，癌症患者仅占 1/4。

非癌症患者需求的复杂性迅速显现。但是，将英国的安宁疗护和缓和医疗服务拓展至非癌症患者的建议却遇到了阻力，有人担心缓和医疗服务如果涵盖过多的非癌症患者，会导致现有服务机构不堪重负，加之临床医生缺乏必要的专业经验、缺乏足够的资金支持，反而导致癌症患者遭受痛苦。医护人员担心缓和医疗在"扩大地盘"，许多人认为他们已经提供了良好的整体性照护，患者不会从额外的缓和医疗服务中受益。带着对这些问题的思考，我们提出了缓和医疗的本质性问题，例如：是以死亡和濒死期患者为主，还是不考虑患者的临床预后，以提供整体照护和症状管理为主？我们发现，自己越来越被这场困难的、具有挑战性的辩论所吸引。事实上，我们能够说服如此多来自缓和医疗机构内外的优秀临床医生和理论家参与到这本书的撰写中，足以证明我们并不是唯一认为这个问题很重要的群体。我们相信，这个问题不仅是 21 世纪安宁疗护发展的核心，也是如何更好地满足越来越多慢性病患者需求的关键。

本部分以回顾 20 世纪医学发展为起点，简要介绍慢性病患者得不到良好服务的证据，继而阐述安宁疗护以满足临终癌症患者群体需求为主的现状，同时总结了安宁缓和医疗发展的情况（主要是英国的情况），描述了这些服务目前针对的患者群体。最后，关于为非癌症患者提供适当缓和医疗展开了讨论，介绍了本书的主要内容。

## 20 世纪医学

医学在 20 世纪发生了巨变。科学和技术的快速发展改变了人们对机体的认知，使医生前所未有地对许多疾病具备了有效治疗方法。传染性疾病，作为在前几个世纪和 20 世纪初最主要的致死性疾病，已不再是发达国家面临的最大敌人。以前，除了照护患者之外几乎无能为力的医生，现在有望可以治愈部分传染病患者。随着医学的不断发展，19 世纪中叶医院的数量开始激增，新医学时代医疗工作的场所从患者的家中转移到专业医疗机构。人们寄希望于现代医学能够找到治愈所有疾病的方法，因此大多数患者都愿意服从医生的权威并期望治愈疾病。已有太多的事实显示人类不再死于大规模传播迅速和通常没有预警的传染病，他们幸存下来却最终屈服于新的杀手：癌症和慢性病，如冠心病和慢性肺病。

在 20 世纪下半叶，人们越来越认识到在医学进步的同时我们也失去了一些东西：新出现的治愈疾病的可能性，导致医疗服务的关注点转移到功能异常的躯体，而不是患病的个体。非个体化的医学服务已经成为患者为治愈疾病付出的可接受的代价。Aneurin Bevan 向英国议会提交国家医疗服务体系（National Health Service，NHS）法案时表示：他宁愿在大型医院的冷酷利他主义中保持生命，也不愿在小机构中温暖地逝去。但这种治疗模式并不适合越来越多的慢性病患者，对于他们来说，情感和躯体的照护缺失可能超过了获益。到 20 世纪末，以疾病为中心的现代医学越来越受到来自医学界内部和外部的质疑与挑战。替代疗法越来越多地被使用，这既反映了人们对医学治愈所有疾病能力幻想的破灭，也反映了以照护患者全人为目标的医疗对患者产生的吸引力。医学界内部不断拓展的"生命质量"运动，标志着人们越来越认识到应该探索疾病和治疗对个体产生的全面影响，而不是仅仅关注患者的躯体。在 21 世纪初，特别是随着发达国家人口老龄化程度的不断加深，人们越来越认识到需要采用新的照护模式来满足慢性病患者的需求。

### 安宁疗护发展史

20 世纪下半叶，一种服务慢性病患者的新的照护模式迅速发展，这些患者是现代医学实践中的重点，却在从照护向治愈的转型过程中处境艰辛：他们是临终患者，特别是处于濒死期的癌症患者。19 世纪后期，宗教组织为临终的穷人设立了照护所，其中一些照护所延续至 20 世纪中叶。除此之外，临终患者的需求在很大程度上被忽视了。在 1947 年英国 NHS 成立之前，越来越多的医疗机构（包括专科医院和教学医院）专注于治疗急性病患者，不愿意接诊不易从新医疗技术中获益的患者，其中就包括慢性病患者、年老者和濒死患者。这些患者只能在医疗资源不足的地区性医院、济贫工作室和少数专门为临终者而设的小医院中得到照护，或者待在家中。1947 年之后的情况基本相同，然而，越来越多的事实表明，许多临终患者经常在恶劣的条件下生活，受尽了痛苦。因此，癌症慈善机构玛丽·居里纪念基金会在 20 世纪 50 年代为临终患者增设了一些护理院，并为居家患者提供了基本的护理服务。此后近十年的调查显示，那时的安宁疗护以良好的意愿为特征，但缺乏技术支持，迫切需要有更好的照护。

Dame Cicely Saunders 毕业于牛津大学，曾接受过护理和医疗（社会工作者）培训，她希望改善晚期癌症患者的照护服务，为了更好满足患者的诉求，她还专门接受了医生培训。在完成医学培训后的 10 年内，她成功地在伦敦西德纳姆郊区开设了圣克里斯托弗医院安宁疗护医院。起初这一机构只有 54 张住院病床位，致力于患者的照护、研究和教育，这与现在照护濒死患者的安宁疗护机构有所不同，因为它强调基于扎实研究结果得出的照护方法，其目标是通过教育促进缓和医疗发展。她事业上的成功，她的理念传播速度之快、范围之广，在很大程度上归功于 Dame Cicely Saunders 夫人个人的能力和她本人的内在驱动力（就像她现在一样）。然而，她的理想和寻求支持的请求却落空了，尽管越来越多的科学证据表明癌症患者的疼痛是可以控制的，但仍有许多患者正遭受难以忍受的疼痛；越来越多的来自社会学和心理学的研究表明，这些患者基本上被医疗机构所忽视、疏离和抛弃。在美国，他们受到了正统医学观点和医疗权利运动的影响。Dame Cicely Saunders 告诉我们，癌症疼痛通常可以通过适当使用阿片类药物得以有效控制，但是她认为：控制疼痛本身并不是终点，相反，在患者直至死亡的整个疾病过程中，都需要陪伴和帮助，要重视患者的整体性疼痛（躯体的、心理社会的和精神上的）。

人们普遍认为，现代安宁疗护运动始于 1967 年圣克里斯托弗医院安宁疗护医院的开设。这项运动迅速推广，其理念和理想适用于不同医疗系统和文化背景。至 2000 年 1 月，全世界有 89 个国家的安宁疗护和缓和医疗正在实施或开发。这些服务被冠以各式各样的名字，圣克里斯托弗医院安宁疗护医院后来采用"Hospice"一词，因为英国中世纪的修道院为朝圣者提供的庇护所就称为"Hospice"。19 世纪，法国为临终者提供的照护也称为"Hospice"，许多国家都采用了这个命名。但是，它在一些法语国家中并不适用，在这些国家，"Hospice"一词意味着监护。因此，加拿大蒙特利尔的新型安宁疗护服务机构在 1975 年开始用"Palliative"一词替代"Hospice"。

直到 20 世纪 80 年代初，大多数安宁疗护或缓和医疗机构将其所提供的照护服务描述为"临终关怀"。然而在英国，这却成了医疗专业人士及早接诊患者、帮助他们从照护中获益的障碍，也成为患者自己接受照护的阻碍。与此同时，癌症患者及早接受照护的价值正逐步得到认可。因此，一些医疗服务机构将自己描述为提供缓和医疗而不是临终关怀，缓和医疗在许多国家已成为"Hospice"的代名词。1987 年英国将"缓和医学"描述为临终关怀医学，并被皇家医学院认可为一门独立的医学亚专科，但是像英国这样设立缓和医疗专业的国家毕竟是少数。在美国，缓和医学和安宁疗护的区别越来越大，安宁疗护被认为是一门基于社区的临终关怀服务项目，最初是作为主流医疗的替代方案而发展起来的；而缓和医疗则不同，它被认为是医疗驱动项目，被划分在主流医学服务范畴之内。因此，用于描述临终关怀类型的术语在各国之间和国家内部都有所不同，这在本书各章会有所体现。本书的许多内容都是依据英国安宁疗护和缓和医疗的定义进行划分撰写的，在此特做说明。

**英国的缓和医疗**

如上所述，英国现代安宁疗护服务源自开设照护末期癌症患者的住院病房，该病房为晚期癌症患者提供了高质量的照护，直至患者离世。其他提供住院服务的安宁疗护机构紧随其后发展起来，截至 2000 年，英国共有成人安宁缓和医疗病房 199 间，床位 3048 张。

尽管有了安宁疗护的住院服务，但人们很快发现，许多患者希望尽可能长时间地待在家里，因此在 1969 年，圣克里斯托弗医院与社区的初级医疗照护团队合作，开始提供居家服务。此后，社区缓和医疗服务机构的数量急剧增加，英国在 2000 年达到了 340 家，世界范围内就更多了。据估计，截至 1995 年 3 月 31 日，在英国死亡的癌症患者中，超过 2/5 的人获得过此类缓和医疗的护士服务。作为一家癌症慈善机构，麦克米伦癌症救济机构在为这些护理人员提供初始资金方面发挥了关键作用，因此，在许多地区，"麦克米伦护士"已经成为社区安宁疗护护士的同义词，其他人则或被称为安宁疗护的家庭照护者，或是以当地的安宁疗护慈善机构的名字命名。他们的工作安排、所提供的照护以及资金来源也各不相同。他们可以单独工作，或与其他护理同事一起工作，或与包括缓和医疗专家在内的多学科团队合作。患者可以在出院时由医院、全科医生或当地护士转诊，有些团队还接受患者及其家属的直接转诊。大多数从事安宁疗护的医务人员会向患者及其家属提供咨询与支持服务，并向其他医疗专业人员提供培训和教育。一些机构还在 NHS 区域性护理服务体系支撑下增加了床旁护理工作。安宁疗护的服务对象主要是癌症患者，有一些机构还接收人类免疫缺陷病毒（艾滋病病毒，HIV）/获得性免疫缺陷综合征（艾滋病，AIDS）病例，另有一些则接收任何晚期疾病患者。许多机构只负责照护癌症末期患者，而另一些则从诊断伊始就负责照护。这些机构中，有些由 NHS 资助，很多最初由麦克米伦癌症基金会资助，还有一些由当地的安宁疗护慈善机构资助。

1976 年，伦敦的圣托马斯医院成立了英国第一支医院支持的团队，为住院的晚期患者及为其治疗的医务人员提供专家建议和支持。同样，这类服务团队的数量也迅速增长，尤其是在缓和医疗成为一门专业以后。截至 2000 年 1 月，共计 215 家医院成立了缓和医疗小组，118 家医院成立了医院支持的护理服务团队，这些团队的规模大小不同，从只有一个临床护理专家（CNS）和一个缓和医学顾问，到拥有多学科团队（例如，包括缓和医学顾问、临床护理专家、律师或社工、职业治疗师、理疗师、营养师和牧师）。

最近英国新出现了一种日托服务，其机构数量已经超过了提供住院服务机构的数量。从医护工作的重点来看，这些机构各不相同（包括医生咨询、药物调整、输血、沐浴等），或是提供一个兼顾治疗和创新的环境，使患者能"充实地活着，直至死亡"。现在一些地区也开展了居家安宁疗护服务，在特定的时期提供 24 小时服务，能使患者在家而不是在医院离世。

在英国，大多数安宁疗护和缓和医疗服务都由当地人发起，并由社区筹措资金。大多数安宁疗护病房和日间安宁疗护机构都是独立的慈善机构，由理事会管理，国家医疗服务体系（NHS）可报销部分费用（平均为 32%），有的安宁疗护机构直接由 NHS 管理和资助。如上所述，麦克米伦癌症救济机构在资助社区缓和医疗团队和医院服务方面发挥了重要作用；他们还为大多数 NHS 安宁疗护机构提供初始 3 年的资金，3 年后的资金再转由 NHS 提供。因此，NHS 为社区和医院服务费用的报销作出了贡献，但自愿筹资也起着重要作用，虽然英国法律要求官方制订提供缓和医疗的地区性战略发展计划，但大多数服务都是因为当地有这方面的需求而主动制订的，而不是在 NHS 规划中需要建立的。

**缓和医疗的定义**

NHS 执行手册将缓和医疗的路线、干预手段和专业的缓和医疗服务定义为缓和医疗的三要素。这些内容将在几个章节中详细阐述，并以此为基础提到了其他几个相关概念。

缓和医疗的路线是促进身体和心理健康，这是所有医务工作者临床实践的重要组成部分。无论疾病处于哪一阶段，都要在缓和医疗的基本原则指引下、在缓和医疗专家的支持下开展临床实践。所有医务人员，无论在医院、初级照护机构还是在其他医疗环境中，都要践行缓和医疗的关键原则，包括：

♦ 关注生活质量，包括良好的症状控制。

♦ 全人照护，需要考虑患者过去的生活经历和现状。

♦ 照护对象既包括患有危及生命疾病的患者，也包括他们的亲属。

♦ 尊重患者的自主权和选择权（如关于照护地点和治疗的选择、与缓和医疗专家联系等）。

♦ 强调开放的和带有职业敏感性的沟通，并将这种沟通扩展到患者、非正式的照护人员和专业的同事。

缓和医疗的干预是非治愈性治疗，由各个学科的专家而并非由专门从事缓和医疗工作的专家所提供，旨在控制症状和改善生活质量，如通过姑息性放疗、化疗、外科手术和麻醉技术等缓解疼痛。

专业的缓和医疗服务是指由那些专门从事缓和医疗服务的医护人员所提供的服务。有相当一部分临近死亡的患者需要专业的缓和医疗服务，服务形式可以直接由专业人士和机构提供，也可以通过向患者目前所在的专业医疗团队提供咨询间接给予。这些服务包括身体、心理、社会及精神方面的支持，需要多个专业的从业人员，包括医疗与护理、社会工作、牧师/灵性照护、理疗、职业治疗、药学及相关专业。

**非癌症患者缓和医疗**

安宁疗护运动最初是为了满足晚期癌症患者的需求而发展起来的，起因是当时有一种有效的治疗方法（阿片类药物）可以减轻他们最恐惧的疼痛，但却没有被广泛使用。尽管圣克里斯托弗医院安宁疗护医院过去和现在都在为一些有进行性、致命性神经系统疾病（特别是运动神经元病）的患者提供照护服务，但早期安宁疗护运动的重点仍是晚期癌症患者。我们现在已经认识到，安宁疗护的理念和思想可能会使其他濒死患者获益：

"……许多症状需要治疗，许多治疗又产生了诸多问题……终末期照护不仅是肿瘤学的一部分，也应该是老年医学、神经病学、全科医学和整个医学的一部分。"

(Saunders and Baines，1983)

所以重点应该是鼓励其他医学专科也接受挑战，为他们的患者拓展相关服务。

20世纪80年代艾滋病的出现对这一理念提出了重大挑战。在安宁疗护运动中，对于艾滋病患者是否可以接受安宁疗护服务曾产生过相当激烈的争论。人们主要担忧会增加感染的风险、使社区筹资会受到不利影响，以及医务人员缺乏必要的专业知识等。在那个时期，大部分艾滋病患者来自同性恋人群，所以在一些安宁疗护机构中传播基督教教义会让许多患有艾滋病的人感到反感。就此，英国和美国开设了专门针对艾滋病患者的安宁疗护机构，并发展了专业的艾滋病社区缓和医疗服务。在英格兰和威尔士，有专门用于艾滋病服务的固定的NHS基金，成为发展专业服务的一个重要因素。随着时间的推移，英国的大多数安宁疗护机构和缓和医疗服务中心扩大了其准入标准，其中纳入了艾滋病患者，尽管也同时存在对艾滋病患者的单独服务（第11章）。尽管如此，1994～1995年英国接受缓和医疗服务的人几乎都是癌症患者（占住院患者的96.7%，占接受社区缓和医疗服务者的96.3%）。

20世纪90年代早期，NHS在组织结构上发生了变化，把政府购买和提供服务的职能相互分开。地方性卫生主管部门不再直接对医疗服务进行管理，而是转为确定当地的医疗需求、根据需求购买服务，并监测服务质量。这种聚焦于需求的变化带来的结果是人们逐渐认识到癌症患者不是唯一需要缓和医疗的人群。1992年，一份提交给卫生部的专家报告认为："所有需要缓和医疗的患者都应该有获得此项服务的路径和权利……尽管经常将其等同于晚期癌症照护，但重要的是要认识到，这一服务同样适用于因其他疾病而濒死的患者。"它强调发展近似的但可能是独立的服务，这与安宁疗护运动自成立以来对非癌症患者采取的方法一致。

尽管如此，1994年一份源自苏格兰官方的执行文件中指出："目前缓和医疗的主要对象仍是癌症患者，尽管人们越来越多地认识到，患有其他危及生命疾病的人也可能从中受益。"同样，1996年一份来自NHS的执行文件如此表述：

对于癌症和其他威胁生命的疾病患者，他们所购买的医疗保险中应确保能提供缓和医疗服务……虽然这些条款聚焦于癌症患者的服务，但它同样适用于患有其他危及生命疾病的人群，包括艾滋病、神经系统疾病、心力衰竭和呼吸衰竭人群等。

(NHS Executive，1996)

对于缓和医疗和终末期照护的流行病学需求的评估，为地区性卫生主管部门掌控有此需求的不同疾病患者的人数提供了指引，但它关注的重点是用缓和医疗的方法为非癌症患者提供服务，而不是聚焦于如何让安宁疗护机构和专业的缓和医疗团队服务于非癌症患者。所以，为非癌症患者提供缓和医疗的机构初始是独立于NHS之外的，或者最多也就是由NHS提供部分资金，因此，NHS没有权力坚持这一点。

其实在整个 20 世纪 90 年代，人们都在强调如何满足缓和医疗的需求，并没有强调特定的疾病诊断。现在，在官方授权提供的成人缓和医疗服务的指导方针中，一项关键原则是无论身在何处，每位患有危及生命疾病的个体都有权利接受恰当的缓和医疗。英国政府在最新颁布的《国家心脏病服务框架》中指出：所有的医疗机构都应向心力衰竭末期患者提供专业的缓和医疗服务。因此，英国政府和 NHS 明确指出：缓和医疗不应局限于晚期癌症患者。然而现实仍然是，几乎所有在英国接受安宁疗护和专业缓和医疗服务的人还都是癌症患者。

其他国家的缓和医疗服务以不同于英国的方式发展起来，主要依据本国国情和医疗系统的情况。在美国，虽然大多数接受缓和医疗服务的患者也是癌症患者，但非癌症患者的比例要比英国高得多。美国的国家安宁疗护组织于 1999 年春季发布的数据资料显示，依据 1995 年 NHS 的调查结果，60% 的安宁疗护对象为癌症患者，6% 为心脏相关疾病患者，艾滋病患者占 4%，肾脏病患者占 2%，阿尔茨海默病患者占 2%，27% 为其他疾病患者。关于美国非癌症患者的安宁疗护比例高于英国的原因在第 15 章进行探讨。与世界其他地区一样，无论哪个照护系统，满足非癌症患者缓和医疗需求面临诸多困难和很多悬而未决的挑战。这些问题在本书的其他章节都有详细的讨论，包括不确定的预后、资金问题、专业人员和服务边界的争议，以及专业知识的缺乏等因素。潜在的诸多困难归根结底还是集中于非癌症患者的需求内容、满足需求的最佳方式、照护服务的有效性和可接受性缺乏科学的经验与证据等。

在当今日益强调循证医学的时代，这一领域如此缺乏证据是令人吃惊的。因此，我们撰写本书的主要目的有两个：呈现现有的证据和强调研究的重要性。在本书的第一部分（第 1 ～ 11 章），要求作者的阐述要基于研究结果，并确保他们的结论是以证据为前提的。这些章节分别针对一种特定的疾病或患者群体，要求作者申明哪些患者可能会从缓和医疗获益，患者的大致数量、面临的问题及干预或服务的有效性等。作者还提出了未来研究的方向，并讨论了他们的研究发现对临床治疗的潜在影响。我们非常感激这些作者为基于研究证据进行撰写所付出的努力，尽管缺乏证据使这一过程变得困难重重。在本书的第二部分，我们针对为非癌症患者提供照护的四类医疗机构所面临的挑战展开讨论，这些机构包括护理院（第 12 章）、医院急诊室（第 13 章）、社区和基层医院（第 14 章）、安宁疗护机构和专业缓和医疗服务机构（第 15 章）。同样，要求作者尽力确保他们的写作最大限度地以现有证据为基础。

本书的最后一部分将今后发展非癌症患者缓和医疗可能面临的问题及不同观点整合到一起，其中包括一位潜在的被照护者的陈述（第 16 章）、一位卫生服务专员（第 18 章）和两位伦理学家（第 20 章）的观点，也考虑到了非正式照护者的需求（第 19 章）和文化差异问题（第 21 章）。第 17 章讨论了美国快速改善各类医疗机构终末期患者照护水平的经验和教训。在第 22 章讨论了本书作者所提供的资料对临床工作可能产生的影响，在最后一章（第 23 章），我们根据书中表述的各种不同的、具有挑战性和有影响力的观点，对非癌症患者缓和医疗的未来进行了思考和总结。

我们撰写本书的初衷是总结患者的当前需求，为濒死的非癌症患者提供恰当的医疗服务，并基于研究和专业人士的经验对这一领域的一些重要问题进行讨论，强调未来发展方向，帮助制订今后 10 年的研究方向和计划。我们希望我们做到了，如果我们真的做到了，这要归功于每一位作者，他们为寻找这一领域有限的证据而辛苦付出，对提出的问题进行了如此细致的思考，我们万分感激。

（张　沛　崔明新　译；李小梅　朱　平　审校）

# 第 1 章

# 脑 卒 中

Angie Rogers

## 一、概述

尽管脑卒中的发病率及死亡率较高，但卒中后患者的缓和医疗需求研究却一直不足，这与心脑血管病防治、卒中后患者康复方面的持续性研究形成了鲜明对比。

近期有迹象显示，脑卒中患者的缓和医疗需求正被纳入研究议程。例如，一篇关于卒中问题的述评强调了增加此方面研究的必要性，脑卒中协会资助了该领域一项为期两年的定性研究，最近英国医学会有关重症脑卒中患者是撤除还是维持治疗的文章亦强调需要进一步阐明怎样才是这类患者的最佳治疗。

本章会提出适合缓和医疗的脑卒中患者的大致数量，继之将脑卒中患者分为差别较大的两类加以讨论：一类为预后差的脑卒中患者，患者为重症脑卒中，生活无法自理，通常呈无意识状态，预后极差，往往无法离开医疗机构；另一类患者受脑卒中影响较轻，脑卒中仅仅减弱了他们的生理、心理和社交功能，虽然他们的日常生活可能也需要依赖他人，死亡率亦高于非脑卒中患者，但他们通常能够出院。本章还将总结对未来研究的一些建议。

"濒死患者照护的区域性研究"（regional study of care for the dying，RSCD）是目前唯一发表的一项针对脑卒中临终患者需求的研究。这项研究调查了 237 例脑卒中后死亡患者亲属对患者临终前一年所接受的照护质量的看法。鉴于该研究在文献中的独特地位，本章会引用 RSCD 的相关内容以及脑卒中后遗症的有关文献。

## 二、问题的严重程度

脑卒中患病数及病死率的数据登记难度大，所以相关报告的差别很大。据英国一家权威机构估计，在 25 万人的社区，每年约有 500 例新发及 1000 例复发的脑卒中患者，也就是说，在同一时间段里，一个社区可能就有 1500 名脑卒中患者，其中一半有较重的残疾：12% 的脑卒中患者将在 1 年内入住照护机构；保守估计，20% 的患者会在 1 个月内死亡，10% 在 1 年内死亡，另有 5% 在第二年死亡。照此估算，在一个普通的医疗机构，如果 1 年内有 1500 名脑卒中患者，其中 300 人将在 1 个月内死亡，150 人将在 1 年内死亡，约 75 人将在第二年死亡。

近年因脑卒中死亡的人数呈现出下降趋势。1995 年，Shahar 等在一项对美国急性脑血管病死亡的纵向研究中发现，1980～1990 年，患者 28 天生存率和 2 年生存率都有所提高。主要原因是治疗及康复水平的提高，也可能是脑卒中的自然病程发生了改变。但该研究并未发现因昏迷入院的脑卒中患者死亡率有所改善。另一项对 1967～1985 年 65 岁以上老年人脑卒中死亡的纵向研究发现，脑卒中患者 1 个月内死亡率及伴发昏迷的比例均有所下降，中位生存时间延长，但脑卒中的发病率无显著变化。同时，多项调研表明与同龄人相比，脑卒中患者其他疾病的发病率及死亡风险更高。近期一项研究表明，轻微的脑卒中亦会增加患者 10 年死亡率及再发严重脑卒中的风险。

脑卒中后的早期死亡率是有预测因素的，有些因素在 100 多年前就已被知晓。一项荟萃分析纳入了 78 篇有关脑卒中患者预后的文献，其中只有 13 篇有预设的纳入标准。分析结果显示：年龄、既往脑卒中病史、尿失禁、起病时的意识状态、时间和方位定向障碍、入院时的日常生活活动能力评估、社会支持程度及高血压患者梗死区域外葡萄糖代谢率都是脑卒中后功能恢复的有效预测因子。其中某些因子相互关联，如意识丧失和严重偏瘫或尿失禁等，是较好的死亡预测指标。结果亦显示老年人群似乎更容易出现严重的脑卒中，而且还更容易出现严重并发症，尤其是脑卒中之前就存在尿失禁和自理能力下降的患者。

由于对脑卒中患者缓和医疗角色的确认不够清晰，所以很难精确预计适合缓和医疗的患者数量，然而有一点是肯定的，这些脑卒中患者有 1/3 将在 2 年内死亡，关于预后因素的研究提示，功能恢复进展缓慢的脑卒中患者存在医疗、健康相关需求和社会需求。

# 三、可能会出现什么问题

对于无法恢复意识的预后不良的脑卒中患者，缓和医疗可以提供有用的帮助，主要包括沟通、喂养、安宁疗护和居丧支持。要帮助在社区生活但功能上依赖他人的脑卒中患者应对持久的不确定性、残疾、失禁、脑卒中后疼痛及抑郁等问题。非正式照护人员需要短期托管照护的帮助。以上两组患者存在共同之处：某些问题在其中一组患者中可能比较突出，但这并不意味着类似问题对另一组患者不重要。

## （一）沟通

文献显示，脑卒中患者及家属极其渴望至少能了解功能恢复等方面的预后信息，但医务人员总是倾向于回避这个问题。RSCD 发现，2/5 的脑卒中患者肯定或可能知道自己即将死亡，患者及其家属均希望改善与照护机构的沟通。这提示一部分脑卒中患者能够从更开放性的预后讨论中获益。沟通对症状控制也很重要，包括评估症状的严重程度以及对后续治疗的依从性。在预后不良的脑卒中患者中，医务工作者与患者亲属之间的公开对话有助于评估患者既往生活能力或生活质量，这可能是评定患者是否继续治疗的关键。

失语症是脑卒中的后遗症之一，它会影响患者的理解力及表达能力，针对这个领域的研究似乎尤其不足。长期失语症和言语障碍（理解能力正常，但诉说困难）与预后差相关，与这类患者及其亲属的沟通往往需要更多时间，也存在更多困难。

## （二）喂养

吞咽障碍（吞咽困难）在大脑半球卒中患者中很常见，往往提示预后不良，也是一个死亡预测相关因素。研究发现，30% 的意识清楚患者在脑卒中当天即出现吞咽障碍，16% 的患者在 1 周内出现，2% 的患者在 1 个月内出现。

据脑卒中患者营养状况评估研究报道，脑卒中患者营养不良的发生率为 8% ～ 40%。脑卒中后生理功能的改变可能导致患者由于面部肌肉无力、手臂功能下降和全身疲劳而进食缓慢，由此导致的营养不良与老年患者肌力、抗感染能力和伤口愈合能力的下降息息相关；而肌力下降、感染及压疮与脑卒中发生率及死亡率相关。

持续性吞咽困难患者可通过鼻胃管（naso-gastric tube，NG）予以肠内营养，但是 NG会让患者不适，而且经常脱出。患者也可以进行经皮胃造瘘术（percutaneous gastrostomy，PG），经手术直接将管路置入胃内，这会具有更好的耐受性。关于 NG 和 PG 喂养的相关风险和预后，目前研究结论并不一致。一项关于 PG 和 NG 喂养的随机对照试验显示，相较于 PG 喂养，NG 喂养的患者死亡率更高，营养摄入更少。另一项对 37 例脑卒中后 PG喂养患者的回顾性研究显示，只有 12 例患者存活了 3 个月，中位生存期为 53 天。综合上述研究结果，需要经肠内喂养的持续性吞咽困难的脑卒中患者，其生存期可能相对较短，与患者及其家属围绕此问题进行公开交流会有一定帮助。

是否对预后不良的脑卒中患者给予喂养是一个棘手的问题，患者家属和朋友也非常在意这一问题。营养不良与压疮加重相关，也会导致肌力下降而可能阻碍康复。不给予患者喂养的决定最好是基于"为什么不喂养"的角度考虑，而不是考虑"为什么要喂养"。同样，决定是否对患者进行喂养，需要与家属进行坦诚的沟通。缓和医疗对解决此类困难的临终决策问题更为专业，因此缓和医疗专家很适合参与讨论决策，特别是在医疗团队内部，或医务人员与患者或其被委托人之间存在意见分歧的情况下。

### （三）失禁

失禁在脑卒中幸存患者中的发生率较高，且与死亡率、发病率和出院转归相关。一项关于脑卒中患者尿失禁研究的荟萃分析显示，入院及出院患者尿失禁的比例分别为 32% ～ 79% 和 25% ～ 28%，而且 12% ～ 19% 的患者在出院后数月内仍存在尿失禁。入院和出院时大便失禁的发生率分别为 31% ～ 40% 和 18%，7% ～ 9% 的患者在出院后 6 个月内仍存在大便失禁。失禁可能与脑卒中疾病本身无关，而是因自我表达障碍及行动能力降低而导致的功能性结局。亦有研究认为失禁可能挫败患者康复的斗志，不利于患者达到最佳的康复状态。

对于预后不良的脑卒中患者，可以通过导尿来处理尿失禁，但留置导尿管存在感染的风险。对大便失禁处理不当，则可能损伤患者皮肤，并导致疼痛、不适和痛苦。对于患者及非专业照护者而言，大便失禁是一个非常令人痛苦的症状。便秘亦是所有类型脑卒中的常见伴随症状，需要密切监测和合适的药物处理。

### （四）疼痛

脑卒中患者可能会遭受各种各样的疼痛，有些是脑卒中相关的，有些是偏瘫或抽搐的结果，也有可能是源于关节炎等其他慢性病。高达 72% 的脑卒中患者被发现罹患"肩 - 手综合征"，即患者因脑卒中导致上肢运动减少而僵硬，从而引发肿胀、静脉曲张、发热和湿冷。脑卒中后头痛的发生率为 18% ～ 32%。8% 的脑卒中患者会发生"中枢性卒中后疼痛"，这是一种神经性疼痛综合征，通常被认为由血管病变引起，其特征是相应的身体部位发生疼痛，对阿片类药物部分耐药，且治疗困难，需要擅长疼痛管理的缓和医疗专家的帮助。

有证据表明，与没有失语症的患者相比，脑卒中失语症患者对镇痛药物的需求更少，这可能与失语症患者无法表达"按需给药"的需求有关。因此提示对这一特殊患者群体，应该规律使用镇痛药控制疼痛，而不是"按需镇痛"。如果患者在脑卒中之前一直服用镇痛药物，则这部分患者需要进行疼痛评估，并继续予以镇痛治疗。

### （五）抑郁和焦虑

脑卒中后抑郁很常见，发生率高达 25% ~ 30%，其本质及原因目前仍然存在争议。一项对英格兰东南部 123 名脑卒中患者的随访研究发现，脑卒中后近 5 年，29% 的人存在严重或中度残疾，36% 的人伴有抑郁或处于抑郁边缘。RSCD 发现，在医院和社区临终的脑卒中患者需要更多的心理社会支持，而在社区中，有抑郁和焦虑情绪患者的照护者需要更多帮助和支持。Gainottie 等发现脑卒中患者的抑郁症状并非疾病本身所致，而主要是对"脑卒中毁灭性后果"的反应。脑卒中患者的抑郁可以用抗抑郁药物治疗。脑卒中后抑郁也是一个常见问题，既有器质性原因，也有心理原因，可以通过恰当的心理或药物治疗缓解。

### （六）非专业照护者

脑卒中患者大多由配偶提供非专业照护。目前已有各种研究评估相关照护者的"负担"。所需的照护等级通常由脑卒中患者的严重程度和日常生活活动能力来决定，但非专业照护者承担的"负担"还与照护者本人的特点相关，而非完全取决于所需要的照护等级。据报道，非专业照护者的健康状况及生活质量均有所下降。社区内的脑卒中患者在保健和社会支持方面的需求并不能得到满足，个人和心理社会的需求也得不到满足，这两个因素都增加了非专业照护者的负担。

对于预后不良的脑卒中患者的非专业照护者，其需求主要是如何面对挚爱即将离世。在许多情况下，家属需要参与关于放弃或拒绝治疗的决策，这可能会增加他们的痛苦和焦虑。因而，家庭成员可能需要帮助来面对这些情况，并且在亲人去世后亦需要居丧服务支持。但是脑卒中患者家属的这些需求，无论是在临终还是丧亲后，至今仍未得到重视。

### （七）安宁疗护

预后不良的脑卒中患者应该通过积极管理来帮助他们舒适地度过生命的最后时光。良好的姑息照护包括口腔护理以防止口腔念珠菌感染，协助患者翻身避免出现压疮，以及喂养、失禁、便秘和疼痛的管理。吞咽困难的患者还特别容易出现口咽分泌物，这对患者和家属而言都很痛苦，需要适当的吸痰和药物治疗，相关指南有助于改善照护工作。

## 四、未来研究

### （一）脑卒中后死亡的自然病程

如本章所示，已有多个脑卒中早期死亡率的预后指标，但是关于预后不良或社区中死亡风险较高的脑卒中患者及其家属的经历，目前还缺少系统、完整的数据。我们需要获得更多关于严重脑卒中所引发的生理和心理信息，并为患者及其家属制定适当的干预措施。

## （二）喂养

一项聚焦于脑卒中患者的不同喂养措施的国际临床研究正在进行中，该项试验的结果于 2003 年公布，其研究数据阐述了喂养在脑卒中患者康复过程中的重要性。然而，对于预后不良的重症脑卒中患者而言，进食和补液对死亡方式和死亡质量等方面的影响，还需要更多的研究来阐明。目前对于该群体，决定是否喂养的结论尚无相应的客观指标。局限于实际操作和伦理的原因，在该研究方向基本无法开展随机对照试验，但可以评估喂养相关的经济、社会和伦理方面的成本。

## （三）症状控制

脑卒中患者伴发的复杂症状都需要积极处理，尤其是疼痛、言语障碍、失禁和抑郁。

## （四）决策沟通

未来的研究不应只局限于临床医生如何寻找切入点与脑卒中患者沟通照护决策，而是应该研究如何让患者和照护者共同参与决策制定。临终决策制定与预后不良的脑卒中有直接关系，但我们需要更多的数据来明确如何为重症脑卒中患者安排社区照护。

## （五）照护者及居丧

未来研究应关注预后不良脑卒中患者的非专业照护者的需求，因为他们直接参与患者的照护，同时作为患者的代理人可以决定拒绝或停止治疗。而丧亲之事对患者家属的后续影响也需要更多的数据资料。

最后，我们还需要进一步研究专业缓和医疗专家是否能够在脑卒中患者的照护中发挥作用，如果是，那么也需要进一步研究应该做什么。本章指出，脑卒中患者在终末期决策制定方面存在困难，在症状控制、沟通交流，以及包括家属在内帮助其接受失能或死亡现实的社会心理需求上都没有得到满足。而缓和医疗专家在以上领域经验丰富，未来我们将面临的挑战是如何让脑卒中和缓和医疗两个领域的专家更好地合作，以改善脑卒中患者的照护质量。

（张宏艳　杨　敏　译；崔明新　石丘玲　审校）

# 第 2 章
# 呼吸系统疾病

Charles Shee

## 一、概述

严重的慢性阻塞性肺疾病（chronic obstructive pulmonary disease，COPD）预后较差。本章主要关注 COPD 的呼吸系统和非呼吸系统并发症。缓解呼吸困难的氧疗、药物治疗及"肺康复"等干预措施已有确切评价，但 COPD 患者未满足的医疗需求日益凸显，因此需要将卫生服务重点从急性加重期管理向缓和医疗倾斜，侧重点放在医药卫生机构和社会组织照护的衔接上。

## 二、可能从缓和医疗获益的患者

### （一）慢性阻塞性肺疾病

迄今为止，COPD 是最常见的非恶性慢性肺部疾病，本章主要关注其相关的缓和医疗。COPD 是一类疾病的总称，涵盖了许多先前使用的临床病名，如慢性支气管炎、肺气肿和慢性肺气流受限。COPD 和严重缺氧的患者，如果不给予长期的氧疗，大多数将在 3 年内死亡。从统计结果来看，哮喘是最重要的呼吸系统疾病之一，有时会影响多达 4% 的人口，但是仅有极少数属于 COPD 的慢性重度哮喘患者接受缓和医疗照护。这种情况也发生在少数支气管扩张而致的终末期肺病患者身上。

### （二）间质纤维化

在过去的 20 年中，（肺）间质纤维化的存活率逐渐提高，发达国家这类患者的中位生存时间接近 30 年。对于那些终末期肺病患者，唯一的希望就是肺移植，但是由于供体器官的严重短缺，"对于终末期（肺）间质纤维化患者来说，现在用于延长生命的挽救手段并不比十年前强多少"。

### （三）其他疾病

一些患有严重肺间质纤维化疾病（如纤维化性肺泡炎或结节病）的患者可能会进入这样一个阶段：积极治疗不再起效时，需要应用缓和医疗以缓解呼吸困难和其他症状。呼吸肌疾病（如肌营养不良或老年脊髓灰质炎）或严重胸壁疾病（如脊柱侧凸）还可能引发呼吸衰竭，这时就需要使用各种正压和负压装置来进行家庭呼吸支持，从而改善患者生活质量并降低死亡率。若某些患者的症状在通气支持后有所改善，还可以考虑转诊到相关领域的专家处进行进一步治疗。

## 三、可能获益的患者数量

COPD 的发病率很高。在英国，13% 的成人劳动力丧失为慢性呼吸道疾病所致，其中 COPD 最为常见。在对英国某地区所有住院患者的调查中，1/4 的入院患者是因为呼吸系统疾病，其中超过一半是 COPD。COPD 患者的年医疗服务工作量远超过哮喘患者，老年 COPD 患者的全科就诊率是心绞痛患者的 2 ～ 4 倍。约 2500 名儿童中就有 1 名患有（肺）间质纤维化，现在大多数患者可以活到 40 岁。纤维化性肺泡炎非常罕见，主要发生于老年人，最近的一项调查显示，此类患者在 2 ～ 4 年内的死亡率为 45%。结节病比纤维化性肺泡炎更为常见，大多数患者可完全缓解，只有极少数死于该病引起的呼吸衰竭。由神经肌肉疾病或胸壁畸形导致的慢性呼吸衰竭患者并不常见，往往需要接受专科中心的照护。

作为致死原因，COPD 使其他慢性呼吸道疾病相形见绌。它主要影响老龄人口，英格兰和威尔士的数据显示，每年每 10 万 65 ～ 84 岁人口中因 COPD 死亡者为 250 ～ 300 人。与英格兰和威尔士每年由 COPD 造成的 26 000 例死亡相比，整个英国每年由纤维化性肺泡炎导致的死亡仅 800 例。

## 四、与严重呼吸系统疾病相关的问题

与严重呼吸系统疾病相关的主要问题是气喘（或称为呼吸困难）、缺氧、行动不便和社会心理问题（包括抑郁）。呼吸困难是一种令人恐惧的症状，为了避免呼吸困难，许多患者会进行呼吸功能锻炼以避免陷入困境。由于心理因素会影响呼吸困难和运动能力，因此在严重肺部疾病患者中，肺功能、呼吸困难和运动能力之间的相关性并不显著。

COPD 通常与社会孤立和经济困境相关，由此而引发的抑郁超出预料。对预后的恐惧和不确定性可能导致精神疾病的发生。与肺癌患者将在短期内遭遇终末事件的状况不同，COPD 患者会在此之前的多年内经历一场又一场危机。研究显示，晚期 COPD 患者比晚期肺癌患者更容易患上临床抑郁症和（或）焦虑症，但他们并未接受针对情绪问题的特殊治疗，与癌症患者不同，这类患者并非专业缓和医疗的目标人群。

患有 COPD 的人还会伴有咳嗽、营养不良、缺氧和睡眠障碍（有时包括阻塞性睡眠呼吸暂停）。非呼吸道症状，如疼痛、疲劳和口渴也很常见。照料呼吸系统疾病患者对于家庭和照护者来说既令人痛苦，又负担沉重。《慢性呼吸疾病》（*Chronic Respiratory Illness*）（Williams，1993）一书特别深刻地揭示了慢性呼吸道疾病所带来的问题和不确定性，重点关注了对社会生活和家庭关系的影响。

## 五、干预措施的有效性

只有戒烟和长期氧疗被证实可以提高 COPD 的生存率，因此大多数其他干预措施实际上是有效的"缓和医疗"。在疾病的所有阶段都建议戒烟，尽管它不能恢复已丧失的肺功能，但可以防止大部分患者的疾病加速恶化。积极参加戒烟计划并辅以尼古丁替代疗法会提升持续戒烟率。

## （一）长期氧疗

长期氧疗（long-term oxygen therapy，LTOT）可改善晚期低氧 COPD 患者的生存。在一项英国的随机对照研究中，试验组每天至少 15 小时通过鼻导管以 2L/min 的流速给予氧气，3 年后治疗组的死亡率为 45%，对照组为 67%，但是这项研究没有评估患者的生活质量。美国一项大型临床试验将患者随机分配到持续吸氧（实际上每天 18 小时）组或 12 小时夜间治疗组两组，2 年后，持续吸氧组患者死亡率为 22%，而接受夜间治疗组患者的死亡率为 41%。除了神经心理有轻度改善外，患者记录的情绪状态或生活质量改善不大。

LTOT 必须每天至少使用 15 小时才能获益，同时最好配备制氧机和鼻导管。根据血气分析，应将制氧机的流速设定为 2 ～ 4L/min。COPD 患者进行 LTOT 时 $PaO_2$ 应小于 7.3kPa。没有证据表明 LTOT 对轻度缺氧者有益。在英国，也可以使用 LTOT 来缓解间质性肺病和其他原因引起的缺氧，但是很少有人研究这种缓和医疗的获益。

使用便携式氧气设备减少由运动引起的呼吸困难或延长步行距离似乎合乎逻辑，但是双盲研究表明，只有少数患者明显获益。便携式氧气瓶是英国唯一的动态供氧装置，以 2L/min 的流速可以使用 2 小时。许多患者在家中通过间断吸氧来缓解呼吸困难，但不能肯定这种氧疗是否有效，目前没有数据支持或驳斥这种做法。

## （二）支气管扩张剂

支气管扩张剂是可逆性气道梗阻对症治疗的基础用药。吸入剂和口服制剂同样有效，且副作用少，因此可作为首选。可以根据症状变化选择使用短效 $\beta_2$ 受体激动剂或吸入抗胆碱剂，优化吸入器技术，并选择适当的设备以确保有效的药物输送。在稳定的 COPD 患者中应用定量气雾剂吸入器和药物喷雾器的临床试验结果尚不一致。茶碱在 COPD 的常规治疗中疗效有限。

## （三）皮质类固醇

很难预测糖皮质激素治疗对哪些 COPD 患者有效，因此大多数胸科医生建议进行"类固醇试验"（如每日口服泼尼松龙 30mg，持续 2 周）。如果获益（如肺活量测定结果比治疗前增加 20% 以上），就可以用皮质醇吸入剂替代。两项即将发表的关于吸入类固醇是否会减缓 COPD 进展的大型对照研究初步表明，对于严重肺部疾病患者，肺功能下降的速度并没有改变，但恶化的次数减少了，患者的生活质量得到了改善。此外，暂无证据支持预防性应用抗生素、黏液溶解剂或呼吸兴奋剂。

## （四）其他缓解呼吸困难的药物

如果支气管扩张剂不能缓解呼吸困难，是否还有其他药物？Mitchell-Heggs 等在 1980 年提出口服地西泮可以缓解咳粉红色泡沫样痰的 COPD 患者的呼吸困难症状。然而，后续一项研究发现地西泮不能改善呼吸困难，甚至还降低了运动耐受性。其他治疗呼吸困难的药物还有异丙嗪、双氢可待因、酒精、咖啡因、卡比马唑、吲哚美辛（消炎痛）和局部麻醉剂等。总的来说，这些药的疗效不佳而且副作用明显。

雾化吗啡已被用于缓和医疗，在治疗癌症患者呼吸困难方面取得了不同程度的成功。早期研究表明，雾化的吗啡可能会改善慢性肺病患者的运动耐力，但进一步的研究发现，即使使用吸入剂量高达 40mg 的吗啡，也未能重复证实这一结果。口服吗啡可能会缓解呼吸困难，但也需要进一步的证据支持。许多胸科医生不愿意给慢性呼吸困难的患者按时应用阿片类药物：一方面是由于缺乏疗效证据，另一方面是担忧会引起呼吸抑制和嗜睡等不良反应。事实上，一些作者认为，在许多研究中，呼吸困难的减轻并不是因为感知过程的改变，而多是通气驱动的改变和随之而来的呼吸做功下降所致。

### （五）终末期呼吸困难

无论是晚期肺病还是癌症，临终患者呼吸困难的治疗原则是相似的。分散注意力、安慰、呼吸练习和模糊疗法有时有用，但缺乏确凿的证据。有研究提示吗啡可以在一定程度上缓解晚期癌症患者的呼吸困难，但研究没有纳入气道阻塞患者。目前很少有科学证据表明以下哪种药物最适合治疗终末期呼吸困难：地西泮（安定）、吗啡、氯丙嗪和异丙嗪。据报道：一些患者宁愿每 4 小时服用即释吗啡来缓解呼吸困难，却不愿应用每 12 小时一次的缓释剂型。劳拉西泮（舌下含服 0.5 ～ 1.0mg）可以缓解呼吸恐慌症发作。随着死亡的临近，某些患者宁愿冒着呼吸抑制的风险，皮下注射咪达唑仑或二甲吗啡，但这种做法并不可取。

### （六）通气支持

呼吸系统问题会影响神经肌肉和骨骼疾病患者的生活质量。然而，通气支持（通常仅在夜间才需要）可以减少呼吸困难发生，缓解右心衰竭，改善生活质量，减少白天的困倦和疲劳，并消除清晨的头痛。随机对照研究显示：在 COPD 的急性呼吸衰竭时期，无创正压通气（NIPPV）可以减少需要气管插管的患者人数和住院时间。但是，家庭通气支持在 COPD 中的作用尚不清楚。夜间持续的气道正压通气可改善阻塞性睡眠呼吸暂停患者白天的症状，但尚需明确正压通气支持对重度 COPD 患者是否有效。

### （七）手术

对于特定的患者，特别是那些 1 型抗胰蛋白酶缺乏的年轻患者，可以推荐行肺移植（通常是单侧肺），但是移植后可能并发晚期闭塞性细支气管炎。美国最近的研究报道了肺减容术，即对肺气肿患者损害较为严重的部位所进行的各种形式的手术消融。研究中可以看到肺功能的惊人改善，特别是病情严重和存在明显空气潴留的患者。改善持续至少 1 ～ 2 年，但似乎 3 年后肺功能往往会恢复到基线水平。这种"姑息性"的外科手术仍在探索中，有待进一步研究。

### （八）肺康复

肺康复（pulmonary rehabilitation，PR）是指使用物理疗法、患者教育、运动训练和心理疗法的多学科协作来帮助患者恢复至最高可能水平的功能 / 能力。前瞻性随机临床研究和近期文献荟萃分析均证明了 PR 的疗效。PR 并不能提高生存率，肺活量或动脉血气通常也未改善。疗效证据是 PR 可以缓解症状和减少住院人数，提高运动耐力和生活质量。即使心肺功能的客观指标并未改善，但运动耐力的提高表明，重要的是 PR 缓解了呼吸困难症状。在英国，用于 PR 的设施有限，但目前开始制订方案，并且越来越多的医院开始提供治疗措施。目前尚无证据表明呼吸肌训练对 COPD 有任何重要的临床意义。

大多数关于 PR 的研究都着眼于中重度疾病。近期一篇论文提示 PR 在重度晚期呼吸系统疾病患者中具有疗效。对中度患者（Medical Research Council，MRC，呼吸困难评分 3/4）和重度患者（MRC 5）进行了 PR 随机对照试验。重度呼吸困难的患者在家中接受治疗，而中度呼吸困难的患者经常出门在外，他们在肺康复锻炼后运动能力都得到了很大改善，但是在由于呼吸困难而困居家中的严重丧失功能的人群中，肺康复锻炼后个体运动能力并没有改善。同样，在严重呼吸困难的治疗组中，"健康状况"也几乎没有改善。

呼吸专科护士的需求日益增多，但是目前还不明确不同护理照护对患者转归有何不同的影响。这些护士通常在医院工作，但也会进行社区访视。研究发现在这些护士的照护下，患者生活质量不一定会得到改善，但生存期会延长，患者会格外珍惜这些访视，并希望能获得持续访视。对非呼吸道症状患者的症状控制处理与癌症患者是一致的。营养不良在 COPD 患者中很常见，在这种情况下营养支持似乎合情合理，但尚无对照试验证实其效果如何。在英国，COPD 患者可以获得多渠道的经济上的帮助，英国肺脏基金会也设立了一个名为"轻松呼吸"的邮政俱乐部来帮助这些患者。

# 六、未来优先研究

## （一）戒烟

由于大多数 COPD 是由吸烟引起的，所以它在很大程度上是一种可预防的疾病。健康教育可能会起作用，同时需要对行为干预、尼古丁受体拮抗剂和减少成瘾行为的药理学方法等进行进一步的研究。近期已经出台了戒烟指南，当然，重要的是要明确为什么事实上只有 15% 的吸烟者会患上 COPD。

## （二）药物疗法减缓 COPD 的进程

目前一些研究正在探索吸入类固醇是否会减缓 COPD 的进展，研究结果即将公布。几种可能有效的新药也正在研发中，包括白三烯和 5- 脂氧合酶抑制剂，新的磷酸二酯酶抑制剂，新的抗氧化剂、中性粒细胞弹性蛋白酶及基质金属蛋白酶抑制剂。确定药物对肺功能下降速率的影响是很困难的，将需要进行至少为期 2 年的大量研究。

## （三）呼吸困难的治疗

能够成功治疗呼吸困难的药物仍然难以确定。雾化吸入吗啡看起来不再像几年前那样有治疗前景。目前还不清楚药物的抗呼吸困难和镇静作用是否可以分离。一些患者似乎确实从低剂量口服吗啡中获益，但还需要进一步的研究来证明这一点，同时对其他药物的疗效也要进行评估，如新的抗抑郁药和相对非镇静的抗焦虑药，如丁螺环酮。如果阿片类药物或其他药物确实能缓解呼吸困难的感受，那么就有必要进一步确定是"按时"还是"按需"使用更好。肺减容手术在改善呼吸困难和生活质量方面的作用需要进一步证实。一项比较无创通气/LTOT 与 LTOT 的大型欧洲研究结果尚待公布，但对于夜间低通气的 COPD 患者，无创通气可能是重要的居家治疗措施。

## （四）提供服务的模式

如今，肺康复已成为公认的治疗方式。由于越来越强调医疗干预的成本效益，未来的研究将设法区分多学科干预的基本组成方案，并将评估这些方案的最低持续时间及疗效的持续时间。需要研究如何调整肺部康复原则，使居家的重度呼吸困难患者受益更多。今后还将研究应该如何使呼吸专科护士发挥最大作用，包括更好地监督家庭肺康复锻炼等。COPD 患者的多种需求越来越明确，需要我们判断专业缓和医疗的参与是否能改善症状和生活质量。今后研发设计便携式氧气瓶也是一个不错的想法，还可以筛选出获益患者。

# 七、对临床管理的启示

临床对于 COPD 患者的治疗有时可能会感到无能为力，这种观念现在正在转变。人们对疾病的社会心理方面有了更深入的了解，配备了呼吸专科护士，胸科医生也越来越确信肺康复的价值。英国胸科协会（BTS）1997 年出版的《慢性阻塞性肺疾病治疗指南》（*Guidelines for the Management of COPD*）进一步提高了对 COPD 的关注率。

BTS 指南建议，全科医生应对戒烟政策进行推广，并在诊所对 40 岁以上的吸烟者进行肺活量测定及评估。全科医生应为病情严重的患者接种流感疫苗，并注意专科转诊的适应证。实习护士接受正规培训，以满足 COPD 患者的照护需求。也许，像哮喘诊所那样的"阻塞性气道"诊所是值得推广的。中重度 COPD 患者应进行口服类固醇的正式临床试验，认真记录肺活量测定结果，并评估患者的应对能力。对于重度 COPD 患者，必须评估对长期氧疗和（或）家用雾化器的需求。

BTS 指南建议，每个地区的综合医院应指定一名负责 COPD 的呼吸内科医师，并在每个地区医院配备一名专职的呼吸专科护士，负责与初级保健单位保持联络，完成照护计划。需要足够的资源来开展肺部康复，并且为极重度 COPD 患者提供临终的临时照护。

重度 COPD 患者的预后可能比转移性乳腺癌或前列腺癌患者更差。他们应该得到缓和医学专家的支持吗？如果要发展非恶性疾病的缓和医疗，则需要大量增加医疗资源。近期一篇论文指出，当前对 COPD 患者提供的缓和医疗服务侧重于急性加重期的临时性治疗，因此有必要加强健康机构和社会组织照护的有效衔接，而不是采用被动的临时服务。这也许才是缓和医疗满足患者需求的最佳方式。缓和医疗专家并不是接管患者的照护工作，而是与全科医生、胸科医生和呼吸护理专家开展团队合作。专科缓和医疗可以提供一系列的评估方法，促进社区服务，并在疼痛、便秘和恶病质（肌肉萎缩）等症状的管理方面提供帮助。随着缓和医疗培训的不断改进，我们希望慢性肺病患者不会再因为"无能为力"而被忽视。

（孙　韬　沈　洋　译；李洪霞　石丘玲　审校）

# 第 3 章
# 心 脏 疾 病

J. Simon R. Gibbs

## 一、概述

心脏病是一种常见的死亡原因，也是一个重大的公共卫生问题。本章阐述了缓和医疗在两种最常见的心脏疾病中的可行性。

## 二、哪些患者可能从缓和医疗中受益

### （一）慢性心力衰竭

大多数心血管疾病都会影响心脏功能，如高血压、冠状动脉疾病、严重的心瓣膜狭窄或反流，以及原发性心肌病等，都会由心肌损伤而导致慢性心力衰竭。心力衰竭的临床定义：由左心室功能障碍引起的相关的症状、体征和客观证据组成的症候群（The Task Force on Heart Failure of the European Society of Cardiology，1995）。

### （二）肺动脉高压

由肺血管疾病引起的重度肺动脉高压与心力衰竭具有相似的临床特征，但症状通常更为严重。虽然引起肺血管疾病的病因很多，但严重的肺动脉高压本身很罕见。许多严重心力衰竭的问题也适用于肺动脉高压，这里不再进一步探讨此类情况。

### （三）顽固性心绞痛

在一些冠状动脉疾病患者中，心绞痛经过最佳的内科和外科治疗仍不能有效缓解。顽固性心绞痛的定义为"尽管已经进行了最大耐受程度的常规治疗，但仍持续存在的加拿大心血管学会分级Ⅲ级或Ⅳ级的心绞痛"。首先要确认心肌缺血是引发疼痛的原因，同时根据最近的冠状动脉造影提示无常规的冠状动脉手术和冠状动脉成形术适应证。大多数患者存在三支冠状动脉病变，约70%的患者既往接受过冠状动脉手术，很少患者会选择心脏移植。这些患者应与胸痛、冠状动脉疾病和无心肌缺血的患者相鉴别，因为他们胸痛的原因尚不明确。

### （四）先天性心脏病

某些类型的先天性心脏病患者一生中随时可能发生心力衰竭和（或）肺动脉高压。许多人在生命早期就接受过心脏手术。由于这些患者一般比后天性心脏病患者年轻，所以病症对他们生活的影响是不同的。先天性心脏病患者常倾向于积极治疗，包括复杂的手术、心导管室的干预和移植，患者及其家属的治疗期望可能与后天性心脏病患者有所不同。这些问题超出了本章的讨论范围。

# 三、多少患者可能会受到影响

## （一）心力衰竭

心力衰竭是唯一一种患病率、发病率和死亡率都在上升的心血管疾病，它主要是一种老年疾病。估计患病率在（3.8～29.4）/1000，65 岁以上的患病率上升至 80.5/1000，75 岁以上的患病率上升至 190/1000。发病率在（2.3～3.3）/1000，75 岁以上的发病率上升至 43.5/1000。英国每年约有 6 万人死于心力衰竭。随着年龄调整后心血管疾病死亡率的下降和老年人口数量的增长，预计心脏功能受损的绝对人数将在未来几十年内急剧增加。

## （二）顽固性心绞痛

暂时还没有关于顽固性心绞痛患病率的数据，但它的确会影响到少数冠心病患者。随着冠状动脉疾病长期预后的改善，顽固性心绞痛患者的数量将会增加。

# 四、患者面临哪些问题

## （一）心力衰竭

心力衰竭是一种进行性疾病，在一段时期内会伴随出现不可预测的症状恶化。除了少数患者可以接受心脏移植外，现代治疗仅可减缓但不能阻止心力衰竭的进展。

### 1. 症状

大多数患者的症状轻微。典型的症状是呼吸困难和疲乏所致的不适。这些与身体活动受限、随之而来的行动能力丧失、幸福感丧失、焦虑和情绪低落有关。

导致患者呼吸困难和疲劳的直接原因并不是心功能降低，心力衰竭患者的生理功能减退与反映左心功能不全的客观指标之间的相关性并不大。这两种症状可能有着相同的病理生理过程，症状的严重程度主要取决于不同活动类型所导致的血流动力学变化。心力衰竭患者在一定的运动水平上会出现过度通气，通气血流比例失衡可能仅是部分原因，因为患者的动脉血氧仍在正常水平。相反，呼吸困难和疲劳的病理生理学解释集中于外周因素，这些因素可能包括骨骼肌的去适应、消瘦以及代谢改变和化学反射，并影响交感神经的激活。

慢性心力衰竭患者的生活质量较差，有时甚至更劣于其他慢性病患者。心理因素对患者生活质量的影响可能比身体失能更大。心理社会功能受损却往往未被认识到。约 1/3（36.5%）的心力衰竭患者患有重度抑郁症（DSM-Ⅳ标准），明显高于无心力衰竭的心脏病患者（17.0%）。重度抑郁症在严重疾病、严重功能障碍和合并精神障碍的患者中更为常见。虽然抑郁症患者没有比非抑郁症患者更多地利用心理健康资源，但前者的住院率却是后者的 2 倍。一个令人担忧的原因是，超过一半的抑郁症患者从未接受过任何抑郁症的治疗，而且他们相比非抑郁患者更不愿意就诊于心理医生。

心力衰竭患者易发生急性失代偿，并导致反复的体液潴留及症状恶化。这些情况通常是不可预料的，这将导致患者入院且住院时间延长，住院死亡率约为 8%。3 个月内的再入院率为 29% ～ 47%，6 个月内的再入院率为 36% ～ 44%。这是所有住院患者群体中再住院率最高的，并且在过去 10 年中数字在持续递增。患者的症状恶化和预期寿命缩短最可能是药物治疗的依从性较差造成的，尤其利尿剂可引起尿失禁，并导致便秘。再次入院的其他原因包括饮食中盐和酒精摄入量不当、社会支持和随访缺失、并发感染、心肌缺血或肺栓塞等。因心力衰竭急性加重住院且幸存的患者在之后的随访中发现，他们的身体功能状态和健康观念都有了较大的改观。

疾病进行性恶化可能会导致体液潴留并伴随外周水肿、胸腔积液和腹水。症状会进行性严重，出现休息时呼吸困难、端坐呼吸、睡眠障碍、厌食、恶病质、肌群无力、性功能障碍、恶心和呕吐等。据报道，疼痛是心力衰竭死亡患者的一个重要症状，但其机制尚不清楚。一项旨在了解疾病预后、治疗风险和结果预测的研究（SUPPORT）分析了美国 5 个中心的重症住院患者的情况，其中 9% 的心力衰竭死亡患者的疼痛没有得到充分控制。

心力衰竭患者常伴其他合并症，这增加了他们的疾病总负担，增加了住院率。在使用非甾体抗炎药、三环类抗抑郁药和类固醇等药物治疗合并症时，又会引起水钠潴留从而可能加重心力衰竭。

**2. 心力衰竭所致死亡**

心力衰竭的不良预后可以通过左心室功能低下、严重的临床症状及代谢标志物来预测。美国纽约心脏病学会（NYHA）的心功能分级方法是评估预后最简便的方法。就目前而言，更为复杂的心力衰竭预后模型的适用性和合理性尚未确定，也缺乏预测患者猝死的公认标志物。

就症状和痛苦程度而言，死于慢性心力衰竭可能比癌症更糟糕。据以医院为基础的研究显示，慢性心力衰竭的 1 年死亡率为 31% ～ 48%，3 年死亡率为 76%，年平均死亡率约为 10%。

心力衰竭与癌症的根本区别在于，心力衰竭患者终末期的预判更加不确定。这主要是由于症状稳定的患者会突然死亡。NYHA 分级标准中心功能Ⅱ级的心力衰竭患者的症状较轻，年死亡率为 5% ～ 15%，其中 50% ～ 80% 的患者为猝死。与之相比，心功能Ⅳ级患者的年死亡率为 30% ～ 70%，仅有 5% ～ 30% 的患者为猝死。

心律失常可能是导致猝死的主要原因，这就涉及了心肺复苏的问题。医务人员较少考虑患者关于复苏的意愿或与患者讨论相关内容。在 SUPPORT 研究中，医生似乎并不了解患者对于复苏的意愿，而是试图将自己的观念强加于患者身上。虽然研究中 69% 的心力衰竭患者表示希望接受心肺复苏，但大多数老年心力衰竭患者在了解复苏存活率后均拒绝接受心肺复苏。现已提倡对有接受心肺复苏意愿患者的照护人员进行心肺复苏培训，但这可能会造成不良的心理后果，应慎重实施。

如果只有在达到某种类似癌症的临床状态后才能满足"终末期"的定义，那么猝死就使得心力衰竭的终末期疾病分类变得扑朔迷离。这意味着医生无法准确地预判心力衰竭患者即将到来的死亡，也不太可能将此类患者归类于疾病终末期。

## （二）心绞痛

这些患者因为心绞痛而无法从事轻度运动，致使日常活动可能明显受限。反复发作的自发性心绞痛（静息心绞痛）导致患者反复入院以缓解疼痛。

## （三）安宁疗护的区域研究

英国唯一一项调查终末期心脏病症状的研究是"安宁疗护的区域研究"。这是一项以人口为基础的回顾性研究，于 1990 年对英国 20 个卫生区的死亡人口进行了随机抽样，并排除猝死病例，但研究没有确认具体的心脏病诊断。死于心脏病的患者主要在医院离世，据报道，他们经历了一系列症状，这些症状痛苦而漫长，通常持续 6 个月以上。生活质量差的主要原因是那些令人痛苦的症状（特别是情绪低落、焦虑和失禁），其次还有协助自我照护的需求等。

在这些研究对象中，至少 1/7 的患者其症状严重程度与在安宁疗护或专业缓和医疗服务机构中的癌症患者相当。虽然其中近半数人已经知道或者可能知道自己临近死亡，但是却很少与卫生专业人员开诚布公地交流。研究结果表明，患者应该能在症状控制、心理支持、沟通交流，特别是维持生活质量等方面，从专业缓和医疗中获益。

# 五、干预措施／服务有效性研究的总结

所有心脏病的主要治疗都是通过合理的循证医学疗法来改善症状，防止疾病进一步恶化，延长生存期。其中包括对患者及其家属提出生活方式建议和进行健康教育（包括饮食、肥胖管理、运动和吸烟饮酒），提供康复方案，进行药物治疗、手术及心脏介入治疗等。这些内容在文献中已有详细记载，本章不再讨论。

## （一）心力衰竭

治疗的主要方法是应用利尿剂控制体液平衡，应用血管紧张素转换酶（ACE）抑制剂改善症状，减轻左心室损伤，降低住院率及延长生存期（The Task Force on Heart Failure of the European Society of Cardiology，1997）。ACE 抑制剂通过减少血管紧张素 Ⅰ 转化成血管紧张素 Ⅱ 和减少缓激肽的降解，使血管舒张，减少钠潴留，并对心肌和血管重塑产生有利影响。现已强调识别出左心室功能障碍的心力衰竭患者，并采用 ACE 抑制剂进行治疗。在重症患者中，这一治疗方案的优化可改善呼吸困难和疲乏，但是需要寻求专家的意见，因为 ACE 抑制剂并非是最优选择。随机对照试验已经证明了其他药物的治疗优势，如 β 受体抑制剂和地高辛。

研究抗抑郁药效果的随机试验尚未实施。尽管选择性 5 - 羟色胺再摄取抑制剂的心脏毒性很弱，但三环类抗抑郁药和其他相关药物都有心脏毒性，可能会导致猝死。所以，双氢可待因的急性给药可以通过抑制与运动通气减少相关的化学敏感性来改善呼吸困难。这种效应尚未在长期服用阿片类药物的情况中进行研究。

运动训练能够改善运动能力和症状，这种疗效与骨骼肌血流量和肌肉代谢的改善有关。欧洲计划进行一项运动训练的随机试验。

心力衰竭患者通常表示更喜欢居家治疗，但缺乏胜任自我照护的信心。在一项研究中，以患者为主导的小组会议改善了治疗依从性的问题，再入院状况也随之减少；但另一项研究表明，依从性改善对生活质量没有显著影响。相比功能状态，社会支持更能影响死亡率。

虽然推荐使用专业护理人员来改善预后，但患者能够从中获益的证据仍然有限。护士对住院患者的指导干预不能解决沟通、复苏相关问题，不会减少重症监护室住院天数，也不能改善疼痛控制。这一发现并非只适用于心力衰竭，也适用于其他慢性病。

一项随机研究显示，在社区中相对于传统护理，护士主导的多学科照护更有效，住院人数更少。这种多学科方法包括患者教育、饮食指导、药物治疗评估、强化家庭随访，但并未确定哪些因素是最重要的。

这项成功经验并不适合普遍推广。在一项随机试验中，为了提升症状管理水平，采取了在门诊护士督导下进行的结构性护理项目，但该项目没有减少再入院，反而增加了住院时间。虽然医生和患者自己都认为项目合理，但是干预组仍有29%的患者没能完成研究。低参与度可能与患者需要居家协助有关。在另一项主要针对重症心力衰竭患者的随机研究中，由一名护士和一名初级保健医生组成的社区重症监护照护计划实施期间，住院人次实际上却在增加。虽然重症照护组患者的满意度增加了，但是生活质量评分却与对照组没有差异。由于心力衰竭患者可能在住院前相对较长的一段时间内经历着症状恶化，因此有学者提出，重症监护计划可能导致发现以前未发现的医疗问题。在一个心力衰竭高危患者队列中，居家干预与患者出院后6个月内计划外再入院率和院外死亡率降低相关。居家干预包括（护士或药剂师）上门优化药物治疗、早期识别疾病进展、酌情强化医学随访和照护者的警觉。

这些研究结果的差异，可能是由心力衰竭严重程度的差异、再入院高危患者的选择和干预的差异，或者社会环境的不同而造成的。这些有限的证据支持在特定的患者中采用以家庭为基础的长期护理。

### （二）顽固性心绞痛

顽固性心绞痛的病理生理过程还不完全清楚，治疗方案的选择也很有限。在评估治疗时，必须认识到，药物治疗可以对约2/5的症状引发安慰剂效应。手术也可能获得相当大的安慰剂效应。过度使用传统的抗心绞痛药物可能会导致一些医源性症状，包括头晕、疲倦和主观不适。目前许多新疗法正在探索中，其中包括心肌血管重建术、长期间歇性尿激酶治疗及经皮和脊神经电刺激。镇痛方法被认为是禁忌，因为它可能掩盖危及生命的心肌缺血迹象。但这是有争议的，因为一些患者需要长期使用阿片类药物或美沙酮。

除了镇痛作用外，神经刺激还可能具有抗缺血作用，可能通过降低交感神经活性来减少心肌耗氧量，改善缺血区的心肌灌注，它不会掩盖心肌缺血或梗死时的疼痛。据报道，这种治疗是有效的，但是长期治疗只对57%的特定患者有益。

## 六、未来优先研究

### （一）心力衰竭

对终末期心脏病患者照护的研究和专科服务一直被忽视。治疗心力衰竭的建议需要确定以下几点。

1. 患者的需求：患者对于心力衰竭影响生活质量缺乏了解、对症状控制缺乏了解；患者的沟通需求也不明确。不同性别和少数民族之间的差异也应该被列入研究范围。人们已经认识到有必要改善这些患者的照护，更加重视生活质量而非数量。如果不了解这些患者的需求，就无法为他们提供良好的服务。

2. 作为缓和医疗的一部分，为满足这些患者的需求，采取的干预措施应合理、可接受并具有成本效益。不能想当然地认为一个适用于癌症的多学科团队在治疗心脏病时也同样是最合适和最有效的。心力衰竭的干预措施包括对患者及其照护者的教育、改善沟通、提供社会支持、提供电话护理服务及护理专家指导、咨询和心理支持等。鉴于缺乏对疾病终末期阶段的明确界定，需要注意采取的干预措施应是改善对所有严重心力衰竭患者的照护，而不仅仅是对那些被判定为终末期疾病的患者。

3. 研究哪些模式能够提供最佳的门诊医疗照护，包括全科医生、老年病学医生、急诊室医生、缓和医疗医生和心脏专科医生所能提供的照护作用和水平。前提条件是医务人员应该对心力衰竭有很好的了解。从全科医生到专科医生的照护转变将使现有资源不堪重负。应该考虑应用心力衰竭专科诊所发挥作用。

4. 调查研究患者在疾病的不同阶段可以获得最佳管理的地点，包括家庭、二级或三级中心医院、安宁疗护机构、护理院和社区照护点。

5. 不同的长期护理模式如何影响转归。

## （二）顽固性心绞痛

治疗心肌缺血的新疗法在不断发展，需要在随机试验中评估其临床疗效和死亡率。如果随机化在伦理或实践中不可行，那就应该收集已注册的数据，评估患者合并的精神疾病，评估患者在镇痛方面的需求。

# 七、对临床管理的启示

目前的证据表明，死于心脏病的患者症状控制不佳，需求得不到满足。不确定的预后意味着在治疗心力衰竭改善症状和预后的同时，必须认识到死亡的可能性，并就死亡相关问题向患者及其家属提供支持。对于大多数患者来说，并不能清晰地界定生命终末期，因此在病程中应早期做好死亡规划，这会增加预见性并减少无效的照护。

心脏病与癌症的自然病程和治疗方法各不相同，心脏病患者的缓和医疗方法可能也不同于癌症患者。当心力衰竭患者的需求、最佳治疗地点以及改善生活质量的干预措施都清晰明确时，就需要重新评估并调整患者的疾病管理，这将有利于医疗资源的合理使用。

（张宏艳　张玉松　译；高伟健　李小梅　审校）

# 第 4 章
# 神经退行性病变

Tony O'Brien

## 一、概述

基于专业人员的缓和医疗在晚期神经退行性疾病进展期患者的治疗中可发挥重要的推动作用。针对癌症患者的缓和医疗理念和专业技术也适用于某些非癌症患者，包括神经退行性疾病患者。1981 年，Saunders 等首次成功将神经退行性疾病患者纳入安宁疗护患者目录。此后开展的大量研究工作和实践证实，专业的缓和医疗在此类患者及其家属的照护中发挥了不可或缺的作用。

非恶性神经退行性疾病患者接受专业缓和医疗的比例与年龄相关。在接受缓和医疗的成人中，神经退行性疾病患者比例很小，几乎不会超过转诊患者总数的 5%。青少年神经退行性疾病种类更多，包括黏多糖病、巴滕病、脑白质营养不良，以及各种脑病和脑炎。1982 ～ 1993 年，在某一儿童缓和医疗机构，有超过 300 例儿童接受专业治疗，其中神经退行性疾病患儿所占比例达到 41%。

神经退行性疾病的特点是运动、感觉及认知功能的进行性退化，最终导致功能丧失、日益衰弱、依赖性增加。其病因至今尚未明确，也没有有效的治疗手段。多数研究都是为了更好地挖掘病因和开发新型药物。在寻求治疗方法的同时，为保证患者的生活质量，需要提供最优化的缓和医疗。

本章对常见的成人进展期神经退行性疾病的缓和医疗原则进行阐述，这些疾病包括多发性硬化症、运动神经元病、肌萎缩侧索硬化、帕金森病和亨廷顿病。儿童神经退行性疾病、脑血管病和阿尔茨海默病的缓和医疗原则分别在第 3、第 5 和第 9 章阐述。

## 二、特殊疾病状态

### （一）多发性硬化症

多发性硬化症是一种特异性影响脊髓、视神经和脑干的脱髓鞘疾病。在英国，患病率为（80 ～ 100）/10 万。该病的特点是神经系统脱髓鞘、炎症改变及胶质增生。发病年龄一般在 20 ～ 50 岁，平均年龄 29 ～ 30 岁。复发 - 缓解型多发性硬化症最常见，表现为发病间歇期神经系统功能有不同程度的恢复。约 1/4 的患者为相对良性病程，表现为病情轻度恶化后功能完全康复。剩下的约 10% 的患者发病后症状持续存在，病情进展迅速导致严重功能障碍。患者发病年龄越小，巴宾斯基征阴性，无运动神经和脑神经阳性体征，二次发病间歇期越长，无遗留缺陷，提示预后越好。

以视神经炎或横贯性脊髓炎为表现的患者往往疑诊为多发性硬化症。颅脑及脊髓磁共振成像（MRI）有助于该病的诊断和治疗监测。研究发现，99% 的确诊患者存在颅脑 MRI 的异常。临床疑诊多发性硬化症的患者行颅脑 MRI 可确定脱髓鞘改变，还可发现中枢神经系统其他部位的、尚无症状的病变，也可以监测疾病进展及对药物的反应。

多发性硬化症急性发作期往往应用大剂量类固醇类药物，然而，这类药物并不适合长期应用。临床试验显示免疫抑制剂如硫唑嘌呤、环孢素及环磷酰胺和血浆置换的治疗效果并不理想。抗炎细胞因子 β 干扰素的效果尚需进一步观察。一些研究发现它似乎能适当降低复发 - 缓解型多发性硬化症患者的复发率和疾病负荷。

## （二）运动神经元病 / 肌萎缩侧索硬化

运动神经元病 / 肌萎缩侧索硬化（MND/ALS）是一类进行性、致死性的神经退行性疾病。该病主要侵犯皮质脊髓束、脑干下运动神经元和脊髓。病因尚未明确，极少数患者为常染色体显性遗传。

该病发病率为（1 ～ 2）/10 万，患病率为（4 ～ 6）/10 万。在英国，每年有约 1200 例新确诊病例，有 6000 例病患每时每刻都在被病痛折磨。发病高峰在 60 ～ 70 岁，但从十几岁到几十岁都有发病可能。男女发病比例为 3 ∶ 2，但在老年人中该比例接近 1 ∶ 1。诊断依据是典型的上、下运动神经元损害表现，以及正常的感觉和括约肌功能。认知功能通常不受影响，但仍有约 2% 的患者可发展为痴呆症。20% ～ 50% 的患者，因为顶叶和颞叶功能障碍而出现神经心理特征性改变。

从出现首发症状至明确诊断历时较长，根据 O'Brien 的研究，平均需要 13.5 个月，更早期甚至有报道男性需要 22 个月，女性需要 24 个月才能确诊。患者往往有进行性肢体无力或延髓麻痹，部分患者可表现为呼吸衰竭。该病没有特异性的诊断指标，故在发病早期很难确诊。世界神经病学联合会于 1990 年根据上下运动神经元损害表现和疾病渐进性发展的情况制定了 EI Escorial 诊断标准（表 4-1）。电生理学检查可支持该标准，但并非确诊必需。

**表 4-1　EI Escorial 诊断标准**

| |
| --- |
| 诊断 MND/ALS 需要具备以下条件： |
| 1. 下运动神经元损害表现（可以包括临床正常肌肉的异常肌电图表现） |
| 2. 上运动神经元损害表现 |
| 3. 疾病渐进性发展 |
| 诊断分类： |
| 确诊 MND/ALS：3 个区域均有上、下运动神经元损害表现 |
| 拟诊 MND/ALS：2 个区域有上、下运动神经元损害表现，且上运动神经元损害体征在下运动神经元损害体征之上 |
| 可能 MND/ALS：1 个区域有上、下运动神经元损害表现，或者 2 ～ 3 个区域仅有上运动神经元损害表现 |
| 疑诊 MND/ALS：2 ～ 3 个区域仅有下运动神经元损害表现 |

续表

| 区域指的是脑干、颈、胸、腰骶神经支配区 |
| --- |
| 以下特点支持 MND/ALS 的诊断: |
| 1. 一处或多处肌束震颤 |
| 2. 肌电图提示神经源性损害 |
| 3. 运动和感觉神经传导正常 |
| 4. 无运动传导阻滞 |
| 以下临床表现不支持 MND/ALS 的诊断: |
| 1. 感觉障碍 |
| 2. 括约肌功能障碍 |
| 3. 视觉障碍 |
| 4. 自主神经功能障碍 |
| 5. 帕金森样锥体外系疾病 |
| 6. 阿尔茨海默病样痴呆症表现 |
| 7. 某些其他疾病可解释的相似症状,如淋巴瘤、急性感染、放疗后改变 |

　　一些患者应用抗谷氨酸制剂利鲁唑可在一定程度上减缓疾病的进展,但是并不能实现治愈。

### (三) 帕金森病

　　帕金森病(Parkinson's disease,PD)最早由詹姆斯·帕金森于 1817 年提出,其发病率约为 1/10 万,在 65 岁以上的群体中发病率可上升至 1/200。特征性病理改变是黑质致密部的色素神经元(多巴胺神经元)丢失,从而引起多巴胺的缺乏,导致以乙酰胆碱为神经递质的神经元过度发挥作用。退化的神经元中存在嗜酸性包涵体,即路易小体。尽管一小部分患者发病与遗传因素相关,但帕金森病的病因仍未明确。有研究发现,海洛因成瘾者注射 MPTP(1- 甲基 -4 苯基 -1,2,3,6- 四氢吡啶)可出现典型的帕金森病的症状和体征。帕金森病无治愈手段,当前的药物和手术治疗仅能改善患者的症状和功能状态。

　　临床特征如下:静息状态下中等幅度的震颤,典型的表现是双手静息性震颤(导致"搓丸样"运动);肌强直,以颈部及躯干肌肉受累为主,当合并手部震颤时,会产生"齿轮样强直"现象;运动迟缓,特别是启动动作延迟;缺乏包括眨眼和姿势调整在内的自发运动,特征是颈部、躯干及四肢的弯曲。帕金森病患者面部表情减少,瞬目减少,说话声音低沉。该病还可能导致抑郁、性格改变、睡眠障碍和痴呆症。

### (四) 亨廷顿病

　　亨廷顿病(Huntington's disease,HD)是一种影响运动、认知和性格的慢性进行性神经退行性疾病,为常染色体显性遗传病,男女患病率相等。患病率为(5 ~ 10)/10万,基因携带者约为 20/10 万。虽然幼年型在 20 岁之前就有可能发生,但发病年龄往往为35 ~ 40 岁。

临床特征为进行性恶化的不自主运动和运动障碍，以上肢及口面颊部舞蹈样动作最为常见。口面颊部不自主运动会影响关节活动以及咀嚼、吞咽功能。精神障碍也较为常见，表现为抑郁、躁狂、冷漠、反社会行为及精神分裂样精神病。精神障碍多先于运动障碍发生，认知障碍通常伴随运动障碍而发生，并呈进行性、持续性加重。

在过去的 15 年里，有 2 个标志性的发现使得亨廷顿病提前诊断成为可能。1983 年研究者发现亨廷顿病与第 4 号染色体上的限制性片段多态性相关，并由此提供了准确度高达98% 的临床前诊断标志物。1993 年，通过研究亨廷顿病患者的突变基因发现，第 4 号染色体上的 IT-15 基因存在多个三核苷酸的重复序列，由这些重复序列编码产生的蛋白质称为"亨廷素"，这一产物对于解释亨廷顿病的发病机制是个重大突破。这一发现使亨廷顿病不必通过家庭成员的基因检测，就可以进行临床前（包括产前）诊断。

但这些发现为高危人群带来了复杂的伦理、社会及个人问题。美国亨廷顿协会主席 Hayes 在《新英格兰医学杂志》的一篇社论中评论道："理论上讲，人们认为自己拥有完全知情权，但当我们做出诊断时，人们往往非常害怕检测结果是阳性的，我们当中又有多少人会选择被告知我们终将如何步入死亡呢？"并不是所有高危个体都热衷于亨廷顿病的临床前诊断，Adam 等报道指出，仅有 18% 的高危者参与了预测指标的测试项目。

## 三、针对诊断的沟通

通常这些疾病是由神经科医生进行诊断或至少是经过确认的。一旦确诊，无论患者及其家属感觉如何，他们均有知晓患者真实且详尽病情的权利，包括治疗方案、预后等。由患者本人掌控病情讨论的速度和深度，但医生必须明确一点，患者有说"不"的权利。其实关键问题并不在于是否告知病情，而是在于如何告知病情、讲多少、程度如何。

在告知病情的同时，也应该让患者及其家属表达他们的感觉和情绪。对于患者来讲，病情告知的方法和他们感知受支持的程度，对于应对疾病及后续进展问题意义重大。告知坏消息的过程并不是一次完成的，而是循序渐进的，在这个过程中，患者及其家属会进一步理解疾病的性质和影响。所有的神经退行性疾病都是功能、角色、独立性乃至生命渐进性丢失的过程。患者需要坚信，他们可以依赖他们的家庭以及专业照护机构的支持、照护和信任。

Johnston 等报道了一项横断面研究，主要研究在过去 6 个月确诊为 MND/ALS 的 50 名患者的经历。尽管该研究在设计上有所局限，研究者还是得出了如下结论。

1. 大部分患者对于 MND/ALS 的诊断抱有积极的态度，特别是刚刚确诊的时候。

2. 患者更喜欢在有他人陪伴的情况下通过直接的、同情的方式获知病情。

3. 乐于提出问题的程度和整体满意度有关，这可能是因为那些诊断差于预期的患者可以更好地了解他们当时被告知的情况。

4. 医生一般不会对该病给出太过乐观的结论，而有些患者却认为他们过度悲观。

5. 在诊断的同时，就应该告知患者现在应该做什么、后续应该做什么。

6. 没有证据显示沟通不良会引起患者的心境紊乱。

最后这条结论似乎和传统的看法不同，需要进一步评估。所有这些针对 MND/ALS 患者的结果可以扩展应用到其他进展性、退行性及不可治愈的疾病中。

## 四、症状控制

神经退行性疾病在很多医疗专家的眼里,是消极和沮丧的代名词。而这种态度可能会影响患者及其家属。事实上,当我们不能采取有效的措施阻止疾病进展时,往往就会被认为已无计可施。这种看法是片面的,令人痛惜。正是因为不能逆转或者延缓疾病的进展,我们才会想尽一切办法来减轻患者的痛苦,为他们提供恰当的心理及精神支持。

很多神经退行性疾病是相当罕见的。一个全科医生在他的执业生涯中接诊过 1 例或者 2 例 MND/ALS 患者就已经算多了,更多的医生是一个这样的病例也没有见过。因此,初级医疗机构的医护人员对于处理此类患者缺乏信心。然而,虽然这些疾病个案罕见,但这些疾病的并发症却十分常见。所有从业者都应该会处理这类患者常出现的症状,比如疼痛、呼吸困难、便秘和失眠等。当然,比较复杂的问题还需要专家的介入,比如如何使用肠内喂养系统进行营养支持,如何评估呼吸系统功能以便进行通气支持,等等。

O'Brien 等在 1992 年做过一个研究,将同一个安宁疗护机构的 124 名 MND 患者与癌症患者进行比较。研究发现,MND 患者疼痛发生率较癌症患者低(57% vs 69%),而失眠和便秘较癌症患者多(48% vs 29%,65% vs 48%),呼吸困难两组基本一致(47% vs 50%)。在转诊的时候,尽管有 71 名患者(57%)存在疼痛,但仅有 15 名患者(12%)在使用阿片类药物镇痛。在安宁疗护期间,对 109 名患者进行了至少一次的阿片类药物治疗。平均用药剂量为口服吗啡 30mg/d,平均用药时间是 58 天。这项研究证实了吗啡对于控制进展性 MND/ALS 患者人群的症状,如疼痛、呼吸困难和失眠,是安全有效的。所有的神经退行性疾病患者都应以控制症状为诊疗原则之一。

### (一)疼痛

约一半的多发性硬化症患者及至少 3/4 的 MND/ALS 患者都会出现疼痛。Moulin 研究发现,多发性硬化症患者的疼痛有三种情况:感觉迟钝性肢体疼痛、背部疼痛及腿部痉挛性疼痛。

骨骼肌疼痛常伴发痉挛、步态不稳和坐姿异常。继发于感觉神经斑块形成的伪神经根性疼痛可表现为阵发性面部疼痛,与三叉神经痛难以区分。而 MND/ALS 患者的疼痛,为痛苦、抽筋、烧灼感、电击样等难以用语言描述的疼痛。长时间无法活动产生的僵硬感令人烦恼,而且知晓自己无法活动这一事实本身就令人痛苦万分。在帕金森病患者中,大多数疼痛会影响下肢活动,而疼痛机制尚未明确。

患者一旦发病,需要尽早予以理疗和作业治疗。尤其重要的是,需要针对正确的姿势、被动运动及一些合适的工具提出专业的意见。抗炎药物对活动不能和僵硬引起的疼痛往往有效,通常这种情况下还会合用一些低剂量的阿片类药物。神经病理性疼痛则需要给予一些特殊药物,比如三环类抗抑郁药和(或)抗惊厥药。经皮神经电刺激(TENS)疗法在某些患者中也可以发挥作用。多发性硬化症引起的痉挛可以用巴氯芬、地西泮和丹曲洛林治疗。使用丹曲洛林的时候要警惕肝脏毒性。近期,口服替托尼定也开始用于治疗多发性硬化症引起的痉挛和脊髓损伤。初步的数据显示该药可以缓解痉挛,同时保持肌力。

### （二）吞咽困难 / 营养问题

大部分神经退行性疾病患者都存在吞咽困难问题，由此引起一系列症状和担忧，如流涎、害怕呛咳、消瘦、进行性加重的营养不良和吸入性肺炎。为了延长患者的生命，家属会尽力确保患者可以摄入较高的能量。实际上，在这种情况下，一餐就可能花费 2～3 小时，最终使得进餐时间变成一个充满对峙和沮丧的过程。

除了患者自身疾病相关的医疗和护理团队，还需要一支专业团队对患者的相关情况进行细致的评估，这个团队包括言语治疗师、理疗师（作业治疗师）、营养师和心理学家。为了使患者能比较长久地独立进餐，专家团队会提出一些专业的建议，比如正确的颈部姿势、吞咽技巧、使用恰当的餐具、自动机械手臂支撑和饮食调整。在一些安宁疗护中心，可以通过使用电视透视检查对吞咽反射进行更详尽的评估。这项技术可以采集口腔准备、口腔及咽部吞咽阶段的详细数据。

吞咽困难患者的治疗目标是尽可能长地维持患者独立进食及饮水的能力。如果患者经口摄入不足，需积极考虑肠内营养。尤其当患者存在以下情况时，应予以肠内营养：患者自觉饥饿或口渴，体重下降（下降超过平时体重的 10%），进食耗时较长，多次呛咳发生。

鼻胃管一般不适合长期肠内营养。推荐使用胃造瘘管，可通过内镜（经皮内镜胃造瘘术）、透视下或外科手术造瘘后置入。此外，也可以置入空肠营养管。若患者强烈要求，也可以继续经口进食少量食物。引入肠内营养系统的时机非常关键，如果太早，会过早地剥夺患者的一个重要功能，如拖延太久，患者会出现严重的营养不良，会错失手术的机会。

使用肠内营养系统的患者需要 24 小时的咨询服务支持。他们可以选择持续不断地输入营养物质，比如使用营养泵，当然也可以选择每隔几小时用注射器一次性注入 200～300ml 的食物。堵管比较常见，所以在注入食物后，需用水冲洗管道，若持续堵管，则可用温水冲管，或者用苏打水、稀释的菠萝汁或碳酸饮料冲管。

### （三）流涎

伴有延髓麻痹的患者通常难以吞咽自己的唾液，从而导致唾液从嘴角流出，引起局部疼痛和脱皮，这令人相当郁闷和尴尬。治疗方案主要是应用减少唾液分泌的药物，如抗胆碱能药物。这类药物的应用剂量需谨慎，避免过度口干或产生难以咳出的黏痰。也可以给予氢溴酸东莨菪碱贴剂或舌下含服，还可以用小剂量的三环类抗抑郁药物如阿米替林进行治疗。某些难治性病患也可以考虑局部放疗，但在治疗期间，同样很难把握治疗目的（减少分泌）和不良反应（严重口干等）之间的平衡。

### （四）呼吸困难 / 呼吸问题

呼吸系统并发症是神经退行性疾病患者常见的发病和死亡原因。无法活动、误吸、咳嗽反射差、肋间肌和膈肌功能渐进性减弱及营养不良等一系列问题，导致此类患者容易被感染。感染的临床表现可能较为隐蔽不易发现，所以需要临床医生对此保持高度的警惕。一旦考虑感染，某些患者就需要进行适当的抗生素治疗和理疗。

MND/ALS 患者常因出现急性呼吸衰竭或慢性呼吸衰竭急性发作而死亡。很多患者害怕谈到他们死亡的形式，害怕提及"窒息"。用这个词来描述 MND/ALS 患者的死因既不恰当，也不准确。没有典型吞咽困难症状的门诊 MND/ALS 患者很少出现急性呼吸衰竭。

在没有可逆因素如心力衰竭、感染等存在的前提下，出现静息性呼吸困难往往提示预后不良。可以通过调整体位、解释病情及心理安慰来减轻患者的症状，也可以用药缓解患者的焦虑并减少呼吸系统过度工作带来的负担。在这种情况下，应用小剂量的口服吗啡联合苯二氮䓬类药物可能有效。若患者无法口服，则可经皮下持续泵入药物治疗。应用氧疗或有技巧地放置风扇通风治疗，也可以使部分呼吸困难的患者获益。

关于通气支持的问题就相对复杂了。世界各地的做法并不相同，更多是受文化、风俗和传统的影响，而不是科学。在美国，有 10% 的 MND/ALS 患者在家接受呼气末正压通气（IPPV）模式的通气支持治疗。平均每年需要花费 150 000 美元。通常情况下，需要通过气管切开才能实现通气支持。不过，最近已实现经鼻 IPPV 模式的通气支持治疗。

有学者认为机械通气会导致患者整体生活质量逐渐恶化。然而，McDonald 等比较了18 名接受机械通气 1～120 个月的 MND/ALS 患者与 126 名无机械通气的患者的身体和心理状态。结果发现，两组患者在抑郁、绝望情绪、生活质量和幸福指数上没有差异。另一项针对应用 IPPV 模式患者的研究发现，90% 的患者对他们做出的选择感到欣慰，并表示仍会继续这样选择。然而，家庭照护者对此并没有多少兴趣，只有 50% 的人说可能会为自己选择这种方式支持治疗。

通气支持治疗给患者、家庭及专业照护人员带来了复杂的实践、伦理和社会问题。基于此，在任何治疗模式应用或拒用之前，都应进行充分的探讨。

### （五）构音障碍 / 构音不全 / 沟通困难

在缓和医疗中，患者和其照护者之间的良好沟通非常重要。但对于神经退行性疾病患者来说，他们可能无法清晰地表达，甚至有些时候，他们的讲话完全让人无法理解。因为沟通是双向的，在这种情况下，双方都是"瘫痪"状态，无法进行正常的交流，这个过程令人相当沮丧。

为了避免以上情况，需要言语治疗师和专业理疗师对患者进行早期评估。他们可以教会患者一些技巧，使得患者能从这种构音障碍的情形下尽可能获益。根据患者肢体活动程度和认知状态，教会他们使用各种沟通工具，比如画板和打字机，某些患者可能还需要声音合成器。

即使在没有任何清晰发音和完全不能使用任何辅助工具的情况下，患者至少也可以通过面部表情、扮鬼脸或其他肌肉的运动来表达他们的生理需求。家庭护理人员和护士往往需要花费很长时间来和这些患者进行沟通，因此通常能像专家那样解读患者的语音甚至最细微的行为指令。如果尽了最大努力，还是不能理解患者想要表达的意思，直接承认即可，不要假装你已了解。在这种情况下，可以让患者休息一会儿，然后再尝试和他们交流。

### （六）膀胱功能障碍

接近 50%～80% 的多发性硬化症患者会出现膀胱功能障碍，包括尿急、尿等待、尿频、尿潴留和尿失禁。逼尿肌过度活动是一种常见的终末期尿动力学模式。奥昔布宁可以治疗尿频和尿急。如果存在尿排空障碍，可以间歇留置尿管解决。

MND/ALS 患者括约肌功能常不受影响。然而，活动功能受损，有时也会引起失禁。

对特定环境的患者进行专业治疗评估是很有必要的。长期无法活动而较为衰弱的患者，常发生尿管感染，尤其是入量不足时。

### （七）抑郁／焦虑

进展性神经退行性疾病患者常会出现情绪障碍。Hogg 等发现，MND/ALS 患者日益增长的身体依赖性和抑郁相关联，言语障碍和焦虑相关联。至于多发性硬化症，有很多研究发现疾病进展程度与抑郁存在关联性。多发性硬化症发展过程不可预知，这会带来很重的心理负担。Tedman 等发现 40 名 MND/ALS 患者与 92 名多发性硬化症患者抑郁发病率和严重程度相似。MND/ALS 患者组中，疼痛严重程度和抑郁明显相关，但抑郁与功能状态无关联。多发性硬化症患者组中，日益增长的身体功能缺失和抑郁呈现轻度关联。

医疗卫生专业人员应该有神经退行性疾病患者可能合并抑郁等情绪障碍的意识，一旦诊断，应该采取适当的抗抑郁药物治疗。

## 五、团队合作

很明显，对进展性神经退行性疾病患者的照护需要一系列专业的学科、社区、医院和安宁疗护机构的参与。总的目标是确保患者在疾病的各个阶段都能达到并保持最佳的症状控制和功能状态。这必然需要大量的探索、保障和支持。志愿者团体在这个过程中用实际行动发挥了支持作用。

专业团队中的每一位成员都必须能胜任自己的工作，并且有团队合作的意识。他们必须能无条件地分享自己的专业知识，并且能意识到团队中其他成员的重要性。这需要有觉悟，能在恰当的时间将其他医护人员引入到照护过程中。同时，还需要建立和维持迅速、清晰且明确的沟通交流系统。而缺乏交流往往和专业竞争及嫉妒相关，这对照护工作的开展十分不利。在这种情况下，往往需要一个能统筹各方人员的领导者。

## 六、总结

在照护进展性神经退行性疾病患者时，我们必须关注哪些是可能的，哪些是可以实现的。为达到治愈的终极目标，需要进行更多的研究来明确这类疾病进展的病理生理基础。同时，患者及其家庭需要持续的照护和支持。我们绝不能告诉他们我们无能为力，总有更多的事需要我们去完成，这些事值得我们全力以赴。

（崔明新　沈　洋　译；石丘玲　朱　平　审校）

# 第 5 章
# 儿童和青年人

Ann Goldman 和 Ildiko Schuller

## 一、概述

很幸运，大多数孩子是在没有经历严重疾病的情况下长大成人的，然而，对于那些出生时就患有严重疾病，或逐渐发展成危及生命的疾病的群体来说，良好的支持和缓和医疗必不可少。与成人缓和医疗相比，关注患有致命性疾病的儿童的需求，并将儿童缓和医疗作为一种专业还处在初始阶段，但在过去 10 年中，该领域一直在迅速发展。本章将突出儿童照护的一些特殊问题、与成人照护的区别及其不断发展的服务模式。

## 二、哪些儿童需要缓和医疗

儿童和青年人的缓和医疗囊括了所有危及生命的疾病，这些疾病与预期造成成人死亡的疾病有很大不同（表 5-1）。它们涵盖了各种各样的病理问题，可能从出生到成年

**表 5-1　儿童中危及生命的疾病**

| 疾病类型 | 举例 |
| --- | --- |
| 恶性疾病 | 白血病、神经母细胞瘤 |
| 代谢紊乱 | 黏多糖病、脂质代谢紊乱 |
| 造血异常 | 再生障碍性贫血、范科尼综合征 |
| 免疫系统疾病 | 威斯科特·奥尔德里奇综合征、严重联合免疫缺陷综合征 |
| 神经系统疾病 | 巴滕病、脊髓肌萎缩、迪谢内肌营养不良、严重脑瘫 |
| 心血管系统疾病 | 先天性心脏异常、心肌病 |
| 呼吸系统疾病 | 囊性纤维化 |
| 消化系统疾病 | 慢性肝衰竭、短肠综合征 |
| 泌尿生殖系统疾病 | 慢性肾衰竭 |
| 先天异常和染色体疾病 | 18-三体综合征（爱德华综合征），13-三体综合征（帕托综合征） |
| 皮肤和皮下组织疾病 | 大疱性表皮溶解 |
| 肌肉骨骼疾病 | 系统性红斑狼疮 |

资料来源：OPCS Data 1995，DHS Publication 13。

早期的任何时候发生和发展，病程也可以从几天到几年不等。生命受到威胁或临终儿童及其家庭协会（Association for Children with Life Threatening or Terminal Conditions and their Families，ACT）与皇家儿科和儿童保健学院（Royal College of Paediatrics and Child Health，RCPCH）最近的报告确定了四大类疾病（ACT and RCPCH，1997），以助于对患儿及其家庭需求的考量（表 5-2）。

### 表 5-2 危及生命的疾病分组

1. 治疗虽然可行但可能失败的危及生命的状况：如癌症和不可逆转的器官衰竭，在预后不确定或治疗失败时需要缓和医疗

2. 预期会过早死亡（即生命受限）的状况：如囊性纤维化、肌营养不良和获得性免疫缺陷综合征，可能有以延长生命和使其能够参与正常的儿童活动为目的的长期强化治疗

3. 疾病进行性加重的状况：如巴滕病和黏多糖病，几乎完全为缓和医疗，可能延至多年

4. 严重的非进行性神经失能的状况：如严重的脑瘫，可能导致虚弱和易发生并发症

依靠诊断来决定一些儿童的缓和医疗的时机并不总是很明确的，由此提出了缓和医疗与治愈性治疗之间关系的模式图（图 5-1）。对于一些患儿来说，只在最终不可治愈时才开始缓和医疗，而在另一些患儿中，则可能从诊断时就开始了。在某些情况下，照护的重点是逐渐转向缓和医疗的。而在另外一些情况下，如 HIV/AIDS 或囊性纤维化，病情变化不那么明显，可以将高度技术性的有创治疗与缓和医疗整合在一起进行，在疾病的不同阶段由不同的治疗主导。例如，对于一些器官衰竭或囊性纤维化的患儿，为了获得器官移植或最终治愈，可能持续进行强化治疗。也有一些研究显示，专业人员和家庭对疾病使生命受限的本质还缺乏认知。

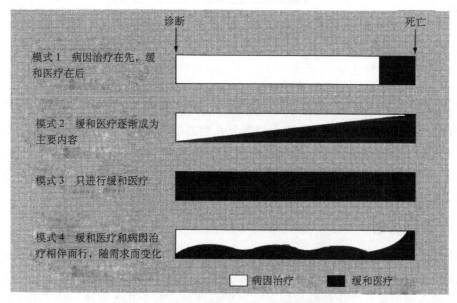

**图 5-1 缓和医疗和病因治疗关系的模式图**

在整个疾病过程中，缓和医疗和支持的需求强度可能会有所不同。除在预计诊断时间和疾病终末期外，缓和医疗在疾病的关键节点也同样重要。例如，患有囊性纤维化的儿童因感染住院，患有迪谢内肌营养不良的儿童无法再行走，或患有神经退行性疾病的儿童失去沟通能力的时候。

## 三、有多少儿童可能受到影响

与成人相比，死于致命性疾病的儿童很少，特别是因为这些儿童直到最近才被认为是一个紧密相连的整体，其死亡率和发病率很难被准确量化。最新的信息，包括来自志愿者团体的数据，表明 1 ~ 17 岁的患有生命受限疾病的儿童年死亡率约为 1/10 000，而发病率约为 10/10 000。这里以一个总人口 25 万、儿童人口约为 5 万的地区举例来展示这些数字。每年有 5 名儿童可能死于生命受限的状况：其中 2 人死于癌症，1 人死于心脏病，2 人死于其他生命受限的状况。约有 50 名儿童在任何时候都会有生命受限的情况，其中约一半需要缓和医疗。

## 四、他们面临什么问题

患病的儿童、青年人及其家庭面临的问题取决于多种因素（表 5-3），而且每种情况都是独特的，在制订个体化方案时要考虑所有方面。明确儿童目前的发育水平及持续发展至关重要，而且需要在照护管理中得以体现。儿童的生理发育会影响很多方面，如药代动力学、药物治疗和护理舒适度。同时，他们的认知和情感水平会影响对疾病和死亡的理解、沟通能力以及对独立的需求。

表 5-3　影响临终儿童及其家庭需求的一些因素

| | |
|---|---|
| 年龄 | 病程 |
| 认知意识 | 家庭结构 |
| 诊断 | 家庭理念和沟通形式 |
| 疾病轨迹 | 社会环境 |

与成人一样，儿童缓和医疗的重点是提高儿童的生活质量，但也强调整个家庭的需要。在儿童和青少年的生命历程中，致命性疾病的范围非常广泛，因此问题也是多种多样的。主要分为：症状的治疗和护理；对儿童和家庭的心理社会支持；对实际需求的关注，包括临时照护以及教育和精神支持。

### （一）症状评估

症状评估在儿童群体中可能会带来特别的问题。现在已经开发并验证了一系列用于评估不同认知水平儿童的急性疼痛程度的工具，但对于慢性疼痛仍需要更进一步的验证。儿童和家庭的心理因素、文化和精神问题也会影响评估。对于其他症状，除了用于评估化疗后恶心呕吐的工具可能被调整应用外，就几乎没有儿童适用的评估工具了。正式的评估工具也难以评估婴幼儿或严重神经残疾儿童的症状。在大多数情况下，需要结合各种方法，整合儿童的表现与父母和工作人员的观察结果来进行综合评估。

## （二）一些常见的问题

临床中所遇到的症状反映了不同的诊断及其病理生理学。对于进展期癌症的患儿来说，疼痛是一个非常重要的问题。其他可能还包括胃肠道症状、呼吸困难、贫血、出血和抽搐。相反，对于患有非恶性疾病的儿童来说，疼痛似乎是一种不那么突出的症状，当然也有部分可能是基于工作人员的假设和缺乏适当的评估。在神经残疾患者中，疼痛似乎与肌肉痉挛、关节疼痛和食管炎更为相关。

对于这些儿童来说，进行性肢体残疾是一个常见问题，可导致运动困难、共济失调（无法协调）、肌张力障碍（肌肉张力异常）和虚弱。这样情况的家庭可能需要进行如坡道、楼梯升降机、浴缸辅助设备和轮椅通道等适应性改造。伴或不伴有智力障碍的沟通和言语障碍很常见，也经常遇到喂养和营养问题，如吞咽困难、噎食、与管饲和胃结肠有关的决策以及给药困难等。

许多儿童由于行动障碍、肌无力和身体畸形会出现呼吸问题与频繁的肺部感染。囊性纤维化患者需要日常理疗、雾化和使用抗生素。他们可能会出现过量的分泌物，当吞咽困难和过度流涎或窒息时需要用药和吸痰（居家）。这是神经功能障碍和神经退行性疾病儿童长期的问题，也可能发生在其他儿童疾病的终末期。

癫痫是许多神经退行性疾病的一个日益严重且难以控制的问题，特别是巴滕病。行为问题可能是疾病的一部分，如黏多糖病 [ 特别是圣菲利波综合征（黏多糖贮积症Ⅲ型）]。对于许多儿童来说需要治疗临终焦虑和不安。睡眠障碍特别容易发生在患有黏多糖病和缺氧的儿童中。

另外，儿童还会发生与特殊疾病相关的问题。囊性纤维化晚期可能出现气胸，可以通过肋间引流术改善，偶尔也会进行胸外科手术，有时还可以进行胸膜固定术（胸膜融合）。在肝衰竭晚期，食管静脉曲张可能发展为门静脉高压，需要硬化剂治疗。慢性心脏病和心力衰竭至少应该进行短期的针对性治疗。肌营养不良患者出现呼吸衰竭时必须考虑通气支持。在等待器官移植时，致命性疾病的症状管理是患儿、家属和工作人员需要注意的一个重要问题。

在大多数情况下，需要密切关注日常护理的细节，以避免对患有慢性危及生命疾病的儿童造成不适。皮肤护理非常重要，活动能力丧失的儿童特别容易出现皮肤问题，需要经常翻身并使用特殊床垫。喂养不当、活动不足和一些药物会导致便秘，需要口服药物或灌肠。尿失禁是严重智力障碍和残疾儿童特别常见的症状。

## （三）症状管理

是否能为儿童提供有效的治疗取决于与儿童主要照护者（通常是父母）的合作。他们最了解自己的孩子，而且会承担大部分的照护工作，因此任何管理计划都必须与他们讨论制订，如果有可能，还要与患儿协商。许多症状管理药物的使用方法与成人类似，尽管所使用的药物在没有临床试验或药代动力学数据的情况下已经形成了大量的临床经验，但大多数情况下仍然没有被正式推荐用于儿童。通常服用大量药物对儿童来说很困难，而复杂的方案也很难实现，应该为儿童提供多种药物剂型以供选择。口服药物是比较常见的，但在临终阶段可能需要皮下或直肠给药作为替代途径。

## （四）心理社会问题

虽然相对较少的家庭面临着照护患有生命受限和无法治愈疾病的儿童的任务，但文献资料明确表明，这种经历给家庭带来了沉重的代价。一个长期患病和日益依赖的儿童对整个家庭的影响是巨大的，包括社会、经济、精神和身体健康等各个方面。随着病情的进展，父母和同胞所要承担的护理和个人照护的责任越来越重，情绪也会特别脆弱，因此，支持整个家庭是根本问题。这种支持应该从诊断之时就开始，贯穿整个病程，并可延续到患儿离世，父母丧子之后。

患儿本身也需要支持、获得信息以及有机会了解正在发生的事情，并能够以适合他们发育水平的方式表达感情。然而，对于许多患儿来说，他们最看重的是在尽量减少疾病和减少对专业人士的打扰下，尽可能长时间地维持正常生活。

随着疾病的进展，许多患儿会发现他们的生活越来越困难，提供适当的刺激、娱乐和教育也变得艰难。在 While 的研究中，发现 50% 的儿童需要轮椅，大量儿童需要特殊设备和家具。逐渐进展的残疾，再加上他们对死亡及其不可逆转性的逐步了解，以及越来越严重的孤立和孤独，导致他们感觉到苦恼和难以应对。对于患病的年轻人来说，当他们完成全日制教育、失业并看到有类似诊断的同龄人死亡时，这些问题就会尤其严重。

对家庭来说，照护患者的负担也造成了严重的心理社会问题，父母经常变得孤立和沮丧。在几乎没有喘息的照料中，他们会发现自己既精疲力竭，又感到焦虑、压力、抑郁和不适。生活在农村地区、贫穷的环境和失业会使情况变得更糟。

兄弟姐妹可能会缺乏关注，也会变得沮丧。在家里，他们可能接受不到恰当的照护。在患有危及生命的疾病且伴有行为问题的儿童的家庭，困难还会增加。家庭成员可能很难外出，邀请朋友回家也很尴尬。

许多个体疾病是遗传性的，因此一个家庭可能有一个以上的儿童受累，这时遗传咨询就很重要。孩子被诊断为遗传性疾病，以及遗传性疾病在整个家族中的再次出现会让父母感到心烦意乱和内疚。此外，由于这些疾病是非常罕见的，父母可能会感到自己非常孤立，这可能会加剧他们的痛苦。

## （五）现实问题

每天的现实生活任务和耗时的治疗会占用很多时间，不仅造成父母体力上巨大的消耗，也给家庭带来了相当大的经济负担。半数以上生命受限的患儿伴有残疾，残疾往往随着年龄的增长而增加。在 While 的研究中，一半以上的儿童在个人护理方面遇到困难，2/3 以上需要帮助喂养，1/3 需要在夜间帮助，失禁会带来额外的现实问题。

官僚主义以及资助、基本特殊设备或家庭内改造支持的延误是患儿家庭经常经历和抱怨的。在家中提供帮助和临时照护会带来巨大的变化，但寻找和安排这些帮助所带来的困难本身就会引起压力。往返医院和诊所的交通问题对于患有神经系统疾病、肌肉骨骼疾病和迪谢内肌营养不良的儿童尤为突出。

## （六）精神支持

虽然大家都认识到精神支持是照护的重要方面，但是很多专业人士感到做起来并不容易。精神支持很容易与宗教信仰的需求相混淆，也容易被忽视。

# 五、服务

最近有两份以儿童缓和医疗服务的发展和供给作为研究对象的报告明确指出，癌症儿童的缓和医疗模式已经相对成熟，但患有其他致命性疾病儿童的需求却没有得到很好的满足。目前已经建立了几种针对这些患儿的照护模式，也对未来需求达成了一些共识。然而，在国家范围内建立和提供所建议的服务，还有相当长的路要走。

为这些儿童和家庭提供照护是复杂的，涉及多学科，涉及社会服务和教育以及医疗卫生服务，还可能包括一些不同信托基金的投入。这不可避免地会导致协调和资金分配方面的问题，而这可能给家庭带来额外的压力。一些强烈推荐的事项如下：

- 每个地区配备一名协调员，负责监测病例并确保向家庭提供服务。
- 每个地区建立灵活的儿童缓和医疗服务。
- 为每个家庭配置一名负责人以协调服务。
- 扩大儿童社区护理服务。
- 在家中和儿童安宁疗护场所提供临时照护设施。
- 改善社区中与医疗和教育相关的专业资源。
- 构建三级儿童缓和医疗顾问网络。

尽管家庭面临的许多压力都来自于照护中的实际问题和资金问题，心理支持仍然是必要的。如果能为家庭提供更多的实际帮助，许多压力就会减少。志愿组织和自助团体可以为许多儿童疾病群体提供实际帮助和情感支持，应定期提供有关疾病的详细情况、关于儿童状况的书面资料以及关于疾病和管理的最新资料，这些知识可以帮助家庭增强对现状的控制感。

许多儿童在 4 岁前死于无法治愈的疾病，在青少年后期和成年早期这一数字再次增加。这些患者在青少年后期常常得到儿科医生的支持，但针对这一年龄组的医疗设施却减少了，而成人医生对这些儿童疾病的经验又较少。这些青少年无法再接受全日制教育，他们的孤立和心理问题逐渐增加。就像护理负担越来越重一样，找到合适的照护方法对家庭来说变得更加困难。因此，迫切需要为青少年和年轻人提供服务。

# 六、干预措施的有效性

与越来越多的关于需求评估的文献相比，评估现有干预措施的研究和文献要少得多。许多临床医生认为有效的常规使用的治疗和管理方法仅取决于个人经验，尚未得到正式评估。

造成这种研究缺乏的原因多种多样。因为每种疾病都是少见病，患者分散在不同地区的不同医疗机构进行治疗，因此在实践层面，很难形成临床经验和研究方案。当前，许多广泛应用于一般儿科的药物还没有得到正式的评估或许可，同时这些儿童的护理重点又是生活质量，人们就更不愿将临床试验的负担强加给这类患儿和家庭。另外，对制药公司缺乏针对少见病研究的经济激励也可能是其中的原因。

尽管对疼痛的药理学和非药理学的评估与管理主要基于儿童癌症领域，但这也是适用于这些患儿的最正式的研究。其他症状，如抽搐、喂养问题和残疾，在儿童中相对常见。对那些有致命疾病的儿童的治疗主要使用普通儿科现有的知识和研究，虽然相关，但缺乏对这些疾病特殊性的考量。

在心理干预方面，有大量关于整个疾病过程中的支持、沟通、应对技能和照护方面的描述性文献。与此相反，只有少数针对干预措施的正式定性及定量评估。最近，定性方法得到了越来越广泛的使用和重视。一项重要的观察结果提出，如果解决了实际操作问题和财政问题，家庭的心理需求就会减少，因此这是保证家庭能够在家照护子女的最有效的方法之一。

最近发表的《患有致命性疾病儿童的试点项目方案》提供了有用的评估信息。它是由英国政府于 1992 年发起的，由许多涉及不同照护方面的从业者承担。这份报告发现，为患有危及生命疾病的儿童建立一个全地区服务的最成功的因素之一是设立一个地区协调员，以确保照护这些儿童的多学科成员的合作。但是，尽管父母和专业人员都赞成设立此类重要人员，但仍然没有确定具体人员，其作用也没有被有效利用。该项目提出的其他有趣的问题还包括儿童社区护理服务的重要性，以及关于专科护士工作地点与资金之间关系的信息。

## 七、未来优先研究

进一步研究的优先事项是多方面的，为探究与各种疾病和各个年龄组有关的问题提供了方向。有必要对整个症状的生理和治疗干预进行研究，而且是同时针对成人缓和医疗和儿童特有的缓和医疗信息需求重叠部分的研究。另外，仍然需要开发更多的，特别是适用于慢性疼痛、疼痛之外其他症状和严重智力障碍及沟通困难儿童的评估方法。现阶段用于正式评估儿童及其家庭的生活质量，特别是恶性肿瘤学范畴以外的生活质量的信息极少。收集更多信息将有助于开展研究以评估缓和医疗的干预措施，并确定所提供服务的有效性，增加对于这些领域的研究将丰富关于儿童和家庭需求的现有信息。

## 八、对临床管理的启示

最需要改进的是为所有患有危及生命疾病的儿童提供更全面的服务，特别需要关注青少年和年轻人。联合工作组和试点项目报告概述了需要改进的各个方面，其中建议在每个地区由一名高级专业人员领导的灵活协调服务。这应该包括为每个家庭、社区儿童护理团队配备一名负责人，并增加获得职业疗法、理疗、社会工作和临时照护的机会，还应建立儿童缓和医疗专家三级网络，作为咨询、培训和研究的资源。

## 九、总结

儿童缓和医疗是一个相对较新的专业。目前对家庭和儿童的需求已作了比较明确的界定，但在改进症状管理和评价目前的照护方法方面仍有相当大的研究空间。在此已经向这些发展中的服务机构提出了建议，希望得到重视。

（周　翻　译；李　方　石丘玲　审校）

# 第 6 章
# 非癌症患者缓和医疗中的慢性疼痛管理

Eduardo Bruera 和 Catherine M. Neumann

## 一、概述

大部分缓和医疗方案是针对终末期癌症患者的生理和社会心理需求而建立的。一些研究发现癌性疼痛患者的治疗存在不充分的问题，专业医护人员在评估和管理癌性疼痛患者方面也缺乏足够的培训。为改进癌性疼痛患者的评估和管理，我们制定了一系列表现优异的评估体系和指南。

在过去 10 年间，通过疼痛专家和科学组织的强化教育，世界各地的癌性疼痛治疗模式都有了长足的进步。然而，针对非癌性疼痛患者评估和管理的研究却非常有限，有证据表明，这些患者的疼痛控制方法通常也是不恰当的。

本章的目的是为非癌性疼痛患者的评估和管理提供一些指南，并对在非癌症性疾病中更常见的一些疼痛综合征的护理特点和治疗模式进行综述，还将讨论一些未来可能的研究方向。本章主要针对疾病终末期的慢性非癌性疼痛，下背痛、慢性头痛或纤维肌痛患者的评估和管理通常不在缓和医疗的范畴，因此本章不做讨论。

## 二、评估

不恰当的评估是导致癌性疼痛治疗不充分的主要原因之一。有证据表明，缓和医疗的非癌性疼痛患者的评估也很不足。

### （一）疼痛的产生

图 6-1 总结了疼痛过程中的不同组成部分。疼痛的产生是痛觉（刺激传入神经，将疼痛信息传递到中枢神经系统）发生的过程（如骨折、局部肿瘤或者神经阻滞），它在不同个体之间以及在同一个体不同部位之间都存在显著差异。知觉是痛觉到达大脑皮质的过程，在不同个体之间也有显著差别（内啡肽或下行抑制通路会明显干扰对疼痛强度的感知）。不幸的是，这两个阶段均无法测量。最终，疼痛的表达成为唯一可测量的部分，也是治疗的靶标。然而，由于对疼痛含义、内部心理因素（如抑郁或躯体化）的认知不同，甚至文化上的差异，疼痛的表达也因人而异。

总之，虽然评估某些症状（如疼痛或恶心的强度）非常重要，但我们更应该认识到这种强度的表达与单一维度的糖尿病血糖控制值、高血压动脉压控制的意义完全不同。将疼痛表达的强度解释为仅仅是痛觉的表达就会否认痛觉的可变性，以及疼痛的感知和表达的巨大可变性。相反，疼痛表达的解读应该是基于一个多维度的框架。假设某患者的疼痛评分为 8 分（满分 10 分），它可能是痛觉本身及其他多种因素造成的——例如，躯体化（患者将他们的部分情感痛苦表现为躯体症状）、情绪问题、其他症状或轻度谵妄。对患者进行多维评估有助于理解这些因素对患者疼痛表达的影响，从而有助于制订治疗计划。在癌症患者缓和医疗中使用"整体性疼痛"的概念是有帮助的，其中包括躯体、情感、社会和心理问题层面。对疼痛强度纯粹的单维度解释将导致只要增加阿片类药物的剂量就能够有效控制疼痛的假象。这种过于简单的方法可能导致阿片类药物的大量使用、阿片类药物相关性毒性的增加以及对药物的过度依赖，而忽视其他非药物的症状控制方法。

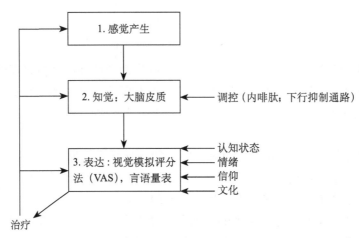

图 6-1    疼痛体验示意图

## （二）多维疼痛评估

图 6-1 确定了疼痛患者需要评估的维度，其中一些因素已经在癌性疼痛中被明确，并且可以通过分期系统定期进行多维评估。但是，还没有为非癌性疼痛开发类似的评估系统，而用于癌性疼痛的评估工具也没有在非癌性疼痛患者中得到验证。

有酗酒和药物滥用史的患者采用"药物治疗"（使用药物应对情感压力）的风险更高，这是阿片类药物剂量增加和阿片类药物相关神经毒性发生的主要因素。然而，当对癌症患者进行定期酗酒筛查并提供多维和多学科支持时，疼痛强度和阿片类药物总剂量与无酗酒史的患者并无显著差异。由于药物滥用可以明显提高艾滋病病毒传播的风险，因此这种筛查评估对于患有艾滋病相关性疼痛的患者尤为重要。

躯体化既可以是机体对情感障碍如焦虑或抑郁的一种应对反应，也可以因情感障碍而产生，也是癌性疼痛患者预后不良的独立危险因素。对情感障碍进行恰当的评估、利用药物镇痛和非药物干预以及为有躯体化病史的患者提供咨询，将有利于患者的症状控制和改善护理满意度。

认知功能衰退是非癌症患者终末期常见的并发症。认知功能衰退的存在使疼痛强度和其他维度的评估变得非常困难。此外，认知功能衰退还可能导致疼痛治疗药物使用的增加。因此，应使用"简易精神状态量表（MMSE）"等工具定期评估认知功能。对于患有严重神经系统疾病或痴呆症的不能正常交流的患者，可使用行为测量或进行第三方评估。不幸的是，由于患者状态的特殊性，这些工具无法按照传统的标准进行验证。

除了疼痛，缓和医疗的患者还存在其他不适症状。只控制疼痛而忽略其他症状包括淡漠、思维混乱或便秘可能导致病情加重。因此，有必要同时对多种症状进行评估。

### （三）多维评估工具

近年来，人们开发出一些工具包用以评估晚期癌症患者的疼痛和其他生理或心理症状，其中大部分是为终末期患者设计的。而这些工具包对其他非癌症缓和医疗患者的疼痛也可能是有用的。最近一项综述推荐了一些对正在接受阿片类药物治疗的非癌性慢性疼痛患者进行评估的方法，这些评估方法与癌症缓和医疗中使用的方法非常相似。

表 6-1 总结了一些在缓和医疗中非常有用的床旁评估方法。埃德蒙顿症状评估系统（ESAS）包括 9 个不同的视觉模拟条目，可以评估 9 种不同症状。对于无法进行视觉模拟评估的患者，可以用口头数字法或圆盘刻度数字法进行症状强度的评估。这样就可以对住院患者进行每日评估，也可以比较院外患者不同随访时间点的症状变化。以监测为目的，或者为大量认知受损或精神错乱患者提供照护，使用由护理人员进行评估的工具，如支持团队评估表（STAS），会更合适。

**表 6-1　缓和医疗评估方法**

♦ 疾病分期（姑息状态）

♦ 症状程度，即 STAS（Higginson，1993）；ESAS（Bruera et al，1991）

♦ 认知功能状态，即 MMSE（Folstein，1975）

♦ 药物滥用 / 饮酒史，即 CAGE（Bruera et al，1995）

♦ 体力状态，即 EFAT（Kaasa et al，1997）

♦ 精神 / 心理疾病史

♦ 社会 / 家庭问题

♦ 精神评估

## 三、管理

非癌性疼痛患者的镇痛治疗目标与传统的癌性疼痛患者的镇痛目标没有显著差异。理想状态下，在有效降低患者疼痛程度的同时，不应该出现或很少出现认知障碍或情感心理功能障碍等副作用，最终使患者生理和社会心理功能都得到改善。因此，定期监测多种症状的强度、心理社会问题和功能状态（最好使用工具量表并记录在病历中）是治疗成功的重要组成部分。

### （一）药物治疗

#### 1. 非阿片类镇痛药

许多研究者都回顾性分析了癌性疼痛和非癌性疼痛的镇痛方法。大多数研究均建议对轻度至中度疼痛的患者，可以首先使用非阿片类镇痛药 [ 如非甾体抗炎药（NSAID）]，但这些研究大部分是在艾滋病患者中进行的。而对于神经系统疾病和镰状细胞贫血，大多数患者在临终前都需要使用阿片类镇痛药。

非甾体抗炎药的缺点是存在"天花板效应"，并且有胃肠道、肾脏和血液系统的不良反应。这些不良反应主要与环氧合酶Ⅰ抑制剂有关。新一代作用于环氧合酶Ⅱ的非甾体抗炎药将很快应用于临床，这些药物毒性更低，单独使用或与阿片类镇痛药联用均有效。

### 2. 阿片类镇痛药

目前阿片类药物已经被应用于缓和医疗患者非癌性疼痛的治疗，大部分机构参照癌性疼痛建议的方法使用。但是，还没有相关指南指导使用阿片类药物对非癌性疼痛患者进行缓和医疗。

多位研究者回顾分析了阿片类药物在慢性非癌性疼痛中的应用。尽管大部分缓和医疗患者癌性疼痛和非癌性疼痛只需要使用数周或数月的阿片类药物，但很多慢性非癌性疼痛患者需要常年镇痛治疗，其中包括使用阿片类药物。这也使得人们越来越关注在这些患者中使用阿片类药物的不良反应。

**重要脏器毒性**

大量对美沙酮维持治疗患者和癌痛患者进行的纵向研究尚未获得阿片类药物对重要脏器功能损伤的一致性结果。

**持续存在的副作用**

在众多长期存在的不良反应中最受关注的可能还是阿片类药物引起的神经毒性。在最初阿片类药物滴定过程中，认知障碍和过度镇静是常见的不良反应，但这些反应在患者长期规律口服阿片类药物后大部分会消失，除非患者出现肾衰竭、脱水、感染或需要大量增加药物剂量等情况，而关于阿片类药物长期服用对认知影响的研究还非常有限。

**阿片类药物成瘾和滥用的风险**

医源性成瘾是长期使用阿片类药物治疗慢性非恶性疼痛的一个重要问题。而目前大多数研究表明，没有药物滥用史或严重精神或心理问题的患者不会对慢性阿片类药物治疗成瘾。

在慢性非癌性疼痛患者中使用阿片类药物镇痛的临床研究已经逐渐形成共识，但还不具有普遍性。表6-2总结了阿尔伯特医学院为非癌性疼痛患者使用阿片类药物制定的一些指南。但关于阿片类药物治疗非癌性疼痛的临床对照试验还比较少。Moulin等进行了一项为期6周的随机双盲交叉试验。在该项研究中，46名软组织或肌肉骨骼慢性疼痛的患者，随机接受吗啡60mg 2次/天或苯托品（有效安慰剂）1mg 2次/天的治疗，结果与安慰剂相比，接受吗啡治疗的患者疼痛减轻了，但心理或功能改善没有达到显著统计学意义。两组患者的认知功能和记忆方面变化也没有差异，并且没有出现心理依赖或成瘾的案例。作者得出的结论是，需要进一步的随机对照试验来确认口服吗啡在治疗慢性非癌性疼痛中的

**表6-2　阿片类药物治疗慢性非癌性疼痛指南**

◆引起疼痛的根本原因需仔细调查

◆是否存在药物滥用史或禁忌

◆前期是否已充分应用过非阿片类药物镇痛但效果不佳

◆医生是否有麻醉药品处方权

◆阿片类药物治疗仍是试验性治疗。有效治疗被定义为疼痛减轻同时不影响患者生活质量和脏器功能

◆需要定期监测药物镇痛效果、不良反应以及是否出现药物滥用症状

作用。Arkinstall 等进行了一项对慢性非癌性疼痛患者每 12 小时缓慢释放可待因的随机、双盲、安慰剂对照的临床研究，46 名患者入组，30 名患者完成了试验。接受可待因治疗的患者基于视觉模拟评分法和分类评估的疼痛强度均明显好于安慰剂对照组。最后作者认为使用可待因治疗可以降低疼痛严重程度和改善与疼痛相关的功能障碍。

总之，对于一些慢性非癌性疼痛的患者，应用阿片类药物镇痛治疗在一些非对照和对照临床试验中均被证实有效。然而目前尚不清楚具体哪些患者能够从中获益，一些潜在的长期认知方面的副作用，以及最佳的阿片类药物类型和剂量也不清楚。

与此同时，在一些国家如丹麦，阿片类药物的处方模式在过去 10 年中已经发生了巨大变化，90% 以上的阿片类药物处方是用于治疗非癌性疼痛。这些现状都迫使我们需要尽快进行相关临床试验并建立在非癌性疼痛患者中应用阿片类药物的指南。同时需要注意，阿片类药物的摄入量并不总是非癌性疼痛缓解的可靠指标。

**3. 辅助用药**

非癌性疼痛患者常存在神经病理性疼痛综合征，他们对阿片类镇痛药的反应较弱，很多患者可以从辅助药物中获益。表 6-3 总结了一些最常见的辅助用药。

**表 6-3 辅助镇痛药物（常用药物）**

◆ 三环类抗抑郁药（阿米替林）

◆ 特异性 5- 羟色胺再摄取抑制剂（帕罗西汀 - 氟西汀）

◆ 口服局麻药（美西律 - 氟卡尼）

◆ 抗惊厥药（卡马西平、苯妥英钠、氯硝西泮）

◆ 加巴喷丁

◆ 糖皮质激素（泼尼松、地塞米松）

◆ 巴氯芬

◆ $N$- 甲基 -$D$- 天冬氨酸拮抗剂（右美沙芬、氯胺酮）

◆ 可乐定

辅助药物对神经病理性疼痛的疗效差异很大，某些药物治疗癌性神经病理性疼痛疗效不到 20%，某些药物治疗疱疹相关性神经病理性疼痛的疗效可以超过 75%。但是对于一些特定的疼痛综合征，目前的随机对照临床研究还非常少，需要进行序贯临床研究，可以序贯两种、三种甚至更多不同的辅助镇痛药来确定哪一种是最有效且毒性最低的药物。大部分研究者推荐加巴喷丁、三环类抗抑郁药和美西律作为初始治疗的主要选择。

## （二）非药物性治疗

在缓和医疗中，非药物干预应始终被视为疼痛管理的一个组成部分。表 6-4 总结了最常推荐的一些方法。有一些方法是普遍适用的，例如为患者和家属提供恰当的咨询。其他方法，包括经皮神经电刺激或物理治疗，也可以在大多数患者中进行尝试，因为它们的副作用和费用相对有限。最后，对于那些药物治疗和非药物治疗无效的患者，还可以尝试一些侵入性治疗方法。虽然传统上这些方法被用于非神经性疼痛，但许多专家认识到，很多这些侵入性手术也可以帮助难治性神经性疼痛综合征的患者。

**表 6-4　非药物性治疗方法**

♦ 患者和家属咨询

♦ 经皮神经电刺激（TENS）

♦ 物理治疗——矫正器

♦ 放松

♦ 按摩

♦ 麻醉（阻滞——脊髓输注）

♦ 神经外科干预

## 四、非癌症患者的姑息性镇痛治疗

以下我们将总结非癌症缓和医疗患者中疼痛综合征的一些特征和治疗模式。

### （一）艾滋病

疼痛是艾滋病患者常见的并发症。在无症状感染期约 25% 的患者存在疼痛，而到了艾滋病晚期，超过 80% 的患者都合并疼痛。

表 6-5 列举了晚期艾滋病患者疼痛综合征的特点。像癌性疼痛一样，艾滋病疼痛可能是艾滋病病毒感染的直接后果，也可能与治疗有关，或者与感染和治疗都无关，在第 11 章中会有更详细的讨论。

大部分患者疼痛的机制为躯体痛和（或）内脏痛。一项研究发现，在 151 名合并疼痛的艾滋病门诊患者中，有 69 名（46%）患者至少存在一种神经病理性疼痛综合征，这些患者出现神经性病理性疼痛的频率似乎高于癌症患者。神经性病理性疼痛是一种复杂的疼痛综合征，常与阿片反应性降低相关。一项对 59 名男性和 59 名女性艾滋病患者进行的研究显示，头痛和肌肉骨骼疼痛在女性患者中出现的频率更高，而神经病理性疼痛在男性患者中出现的频率更高。

有证据表明艾滋病相关性疼痛经常得不到充分的治疗。Breitbart 等调查了 366 名门诊艾滋病患者，结果发现 226 名（62%）患者在 2 周调查期内报告了持续或频繁疼痛。根据疼痛管理指数评估，近 85% 的患者的镇痛治疗不够充分，只有 10% 的患者处方中含辅助镇痛药。妇女、受教育程度较低的患者以及注射药物为其艾滋病病毒传播危险因素的患者最有可能得不到充分的镇痛治疗。

**表 6-5　艾滋病疼痛综合征的特点**

♦ 39% ～ 90% 的患者会出现疼痛，晚期患者出现的频率更高

♦ 大多数患者有不止一个疼痛部位和（或）一种疼痛机制

♦ 近 50% 的患者存在神经病理性疼痛

♦ 躯体性疼痛最常见（71% 的患者）

♦ 直接由艾滋病引起的疼痛占 30% ～ 50%

♦ 与艾滋病治疗相关的疼痛不足 10%

♦ 30% ～ 40% 患者疼痛原因不清

**治疗注意事项**

很少有研究探讨不同的镇痛治疗对艾滋病疼痛的作用。大多数研究者认为阿片类药物是艾滋病疼痛的主要治疗手段。伴发性疼痛的存在可能需要谨慎的阿片滴定，并可能与阿片相关性神经毒性增加有关。由于几乎一半的患者合并神经病理性疼痛综合征，因此可能经常需要添加辅助药物。然而，这些药物通常与中枢副作用相关，由于认知功能障碍和痴呆症的频繁发生，这些副作用对艾滋病患者可能特别有害。

情感障碍和心理痛苦的反复多次出现导致的躯体化症状与药物依赖史相关的"化学应对"可能影响疼痛评估和阿片类药物疗效。频率、强度和功能干扰在有非法注射药物使用史和无此类使用史的患者之间似乎没有差异。然而，那些有注射药物使用史的患者更有可能接受不充分的镇痛治疗，更有可能报告较低水平的疼痛缓解和较大程度的心理压力。

最后，抗病毒药物、多种预防性抗生素和其他药物的应用可能增加了这些药物与阿片类药物、非甾体抗炎药或辅助药物之间的相互作用。表 6-6 总结了一些在艾滋病患者中进行适当的疼痛治疗所面临的挑战。

**表 6-6　艾滋病患者疼痛治疗所面临的挑战**

- ♦ 频繁的神经病理性因素
- ♦ 频繁的偶然事件
- ♦ 并发认知功能障碍 / 痴呆症
- ♦ 普遍存在的药物滥用
- ♦ 心理社会痛苦的高患病率
- ♦ 同时进行多种药物治疗
- ♦ 缺乏有效的疼痛治疗研究

## （二）神经系统疾病

在缓和医疗中，两种最常见的神经系统疾病是多发性硬化症和肌萎缩侧索硬化。

### 1. 多发性硬化症

疼痛是公认的多发性硬化症的共同特征。研究发现，55%（88/159）的多发性硬化症患者有急性疼痛，53%（45/85）的患者报告了慢性疼痛综合征。在这两项研究中，疼痛的频率在病程较长和神经症状严重的患者中更高。最常见的慢性疼痛综合征与感觉障碍（触觉受损）和肌肉痉挛有关。不幸的是，有证据表明这些患者也经常得不到治疗。这已在第4 章进行了讨论。

在多数情况下，这些患者接受非甾体抗炎药、阿片类药物和辅助药物的联合治疗，与治疗癌性疼痛类似。由于这些患者出现神经病理性疼痛的频率很高，因此辅助药物起了主要作用。一项纳入 25 例患者的开放研究和另一项纳入 15 例患者的双盲、安慰剂对照、非癌性疼痛研究表明加巴喷丁是一种安全有效的辅助药物。对于难治性疼痛，发现鞘内注射奥曲肽对 1 例多发性硬化症患者有用。由于尿路感染可增加四肢强直性痉挛的频率和严重程度，对于存在明显的或亚临床尿路感染的患者使用抗生素可作为有效的辅助镇痛方法。

最近的一项调查显示，多发性硬化症患者经常使用大麻或其衍生物来治疗与肌肉痉挛相关的疼痛。在调查中大多数使用大麻的患者都报告了显著的主观改善。然而，目前还没有关于这些药物的临床对照试验。

### 2. 肌萎缩侧索硬化

肌萎缩侧索硬化（ALS）（运动神经元病）是一种典型的运动神经元疾病，临床表现主要涉及运动系统（第 4 章）。在 20 世纪 80 年代，与 ALS 相关的疼痛被称为罕见病。然而，在 20 世纪 90 年代，研究者发现 ALS 患者中有 38/52（73%）和 71/124（57%）并发有疼痛。而这两份报告也表明，大多数患者直到病程很晚才接受阿片类药物治疗。在大多数情况下，阿片类药物治疗是安宁疗护小组开始给予的。疼痛综合征的类型尚未得到很好的归纳。然而，使用阿片类镇痛药的患者似乎有所改善：49 例 ALS 患者接受阿片类药物治疗后，36 例患者疼痛控制效果良好。

## （三）痴呆症

痴呆症是一种常见且日益严重的疾病，主要影响老年人（第 9 章）。由于渐进性认知功能障碍，患者逐渐丧失沟通能力，这引起了人们对痴呆症患者疼痛认识不足的担忧。许多研究者讨论了关于痴呆症患者疼痛评估和管理的问题。

交流障碍型痴呆症患者可能比其他非损伤型患者在回忆、解释和表达经历方面存在更多的障碍（第 5 章）。在评估痴呆症患者的疼痛时，一个主要的潜在混杂因素是记忆障碍，因为患者在某一时刻经历的疼痛可能在下一时刻已经被遗忘了。一项在 51 名对照和 44 名痴呆症患者中进行的全面研究指出，痴呆症不仅能够影响表达，而且能够影响疼痛的体验。两篇报道展示了交流障碍型痴呆症患者的疼痛报告缺失或减少，患者表现出的行为表明，疼痛感知减少是主要原因，而非表达减少，这将在第 9 章中详细讨论。

镇痛药物在痴呆症患者中的使用少于其他疼痛患者，这可能与痴呆症患者疼痛感降低或疼痛表达障碍有关，而癌痛患者阿片类药物剂量减少的一个主要独立危险因素就是年龄。与年轻患者相比，年老的患者只需较低的阿片类药物剂量就能达到类似的镇痛效果。年龄对阿片类药物使用的影响可以通过药代动力学研究（清除率降低），或年龄对疼痛的感知或表达可能产生的影响来解释。为了更好地阐述这一现象，还需要更多的研究。

由疼痛以外的因素而产生的激动行为可能会被误解为疼痛，并使用阿片类镇痛药进行治疗。这种现象已经在癌症相关性谵妄患者中观察到。疼痛自我报告的减少或缺失可能使如骨折、牙齿问题、尿潴留或其他急性并发症的诊断变得困难。使用阿片类药物治疗引起的摄入减少以及排便习惯的改变可能导致脱水和严重的便秘，从而导致活性阿片代谢产物的蓄积。最后，认知功能障碍的存在也显著增加了阿片类药物和大部分辅助镇痛药物使用时产生神经毒性的可能性。表 6-7 总结了与评估和管理晚期痴呆症患者疼痛相关的一些具体问题。

表 6-7    痴呆症患者在疼痛评估和管理中的问题

◆ 患者自己对疼痛或阿片类药物副作用描述不准确（无法表达疼痛）

◆ 对患者行为的错误诊断（诊断为疼痛过度或不足）

◆ 缺乏经过验证的可靠的评估工具

◆ 阿片类药物和辅助药物的神经毒性风险增加

◆ 对疼痛感知不敏感（痴呆）造成认知不足

### （四）镰状细胞贫血

镰状细胞贫血是一种遗传性血液疾病，在美国约有 5 万人受此病影响。第 10 章对这种疾病进行了详细的阐述。然而，镰状细胞贫血相关的一个巨大挑战是存在大量严重的急性疼痛周期，这就需要积极的口服或肠外治疗，而在急性疼痛期之后只需要低剂量维持治疗或停止镇痛治疗。患者在急性疼痛期间通常治疗不足。对于社会地位较低的患者，他们的疼痛治疗效果不佳的风险是最大的，这是因为他们更容易受疼痛周期性发作的影响，而他们的适应能力较差、个人应对疼痛的策略也不太有效。

虽然在欧洲和北美都有共识认为严重的镰状细胞贫血患者疼痛发作时需要使用阿片类药物镇痛，但大多数患者最初仍使用非甾体抗炎药（NSAID）。哌替啶（杜冷丁）是英国和美国最常用的阿片类药物，但是，由于其半衰期较短且神经毒性发生率较高，应避免在一些患者中使用。无论是间歇性注射还是持续输注，定期规律注射阿片类药物都可以有效地控制疼痛。一些患者还可以通过口服吗啡缓释剂进行有效治疗。根据急性疼痛的特点，一些术后疼痛治疗的技术，如术后患者自控镇痛法，已经在一些患者中获得了显著成功。

总而言之，有证据表明，在某些情况下，以间歇注射、连续输注、患者自控镇痛给药或口服缓释阿片类药物形式给予的阿片受体激动剂均可获得良好的镇痛效果。

镰状细胞贫血患者评估和管理已经取得很大进步，并显著延长了患者的生存时间。而对于由镰状细胞贫血导致的组织损伤而引发的慢性疼痛综合征的管理还需要进一步的研究（第 10 章）。

## 五、未来研究方向

♦ 目前我们对于大多数非恶性疾病缓和医疗的患者，其疼痛综合征的发生率、病理生理学改变、临床过程以及对药物和非药物镇痛治疗的反应的情况还知之甚少。而针对疼痛的强度、部位、机制和社会心理因素等问题设计简单的纵向研究可能有助于未来的研究和护理计划的制订。

♦ 严重痴呆症或严重神经功能减退的患者需要更可靠的评估工具。

♦ 为了更好地确定阿片类药物在这些患者疼痛治疗中的作用，需要进行随机对照临床试验，特别是在阿片类药物的最佳剂型和剂量尚未阐明的情况下。而由于产生中枢副作用药物的频繁应用、认知模糊、精神意识反应下降以及神经病理性疼痛导致患者阿片类药物反应性降低等原因，开展针对非癌性疼痛患者的研究非常重要。癌性疼痛患者的阿片类药物试验结果不能自动扩展到非癌性疼痛患者的缓和医疗中。

♦ 在某些情况下，辅助药物的作用或者能否作为阿片类药物的替代品也需要通过随机对照临床试验来确定。同样，很难将癌性疼痛研究和慢性非癌性疼痛研究的结果应用于非癌性疼痛的姑息性治疗中。

♦ 最后，特别需要关于姑息性非癌性患者疼痛管理的指南。这些指南可以侧重于不同的评估方法，而这些评估方法需要考虑患者的认知和精神运动障碍，也可以侧重于与阿片类药物相比，辅助药物的早期应用可能发挥更重要作用。理想情况下，这些指南应该有循证依据，制定指南的过程也将有助于缓和医疗团队进行方案规划和实施，并将确定未来研究应进行的具体领域。

# 六、结论

疼痛是非癌症缓和医疗患者一种常见的、严重的并发症。不幸的是，相较于癌症患者的疼痛综合征，非癌性疼痛患者疼痛的发生率、病理学基础以及临床过程的相关知识还非常有限。有证据表明，在姑息性非癌症患者中，疼痛往往未得到充分诊断和治疗。由艾滋病、痴呆症、晚期神经系统疾病等疾病所导致的认知障碍、精神运动障碍，使得疼痛的评估变得非常困难。有证据表明，在疼痛治疗方面，大多数患者可以从常规使用阿片类镇痛药中获益。然而，阿片类药物的最佳剂型和最佳剂量目前尚未明确。

姑息性非癌性疼痛患者神经源性疼痛的发生率较高，需要阿片类药物以外的治疗，通常需要进行辅助药物临床试验。在这类患者中，如何使用阿片类药物和辅助药物尚未得到很好的确认，因此迫切需要更多的临床研究。

（吴世凯　李　方　译；张宏艳　朱　平　审校）

# 第 7 章
# 慢性肝病与缓和医疗

M. A. Heneghan 和 J. G. O'Grady

## 一、概述

慢性终末期肝病历经数年不断进展，至终极阶段应适时考虑缓和医疗。在积极实施肝移植的国家，慢性终末期肝病患者的情况已经得到很大改善，许多患者不会出现本章提到的各种并发症。然而，在英国，相对于 1 人有机会接受肝移植，至少有 4 人死于慢性肝病。并且，世界上肝病发生率最高的地区接受肝移植的机会非常有限。

终末期肝病是世界范围内引起疾病并发症和死亡的重要原因，常导致一系列进行性加重的症状和体征，部分患者可能发展成为肝细胞肝癌。所有患者都会并发腹水、黄疸或肝性脑病，大多数患者到临终前会同时存在这 3 种并发症。即便在疾病最后阶段，良好的症状管理也必不可少。

本章概述了终末期肝病的流行病学，强调了世界范围流行最突出的状况，同时聚焦症状以及症状相关综合征的发病情况，并对患者照护和治疗策略进行了概述。这些策略在二级和三级转诊中心的安宁疗护与家庭照护中同样重要，特别注意到了缓和医疗日益活跃和多学科融合诊疗的大背景。

## 二、流行病学

慢性病毒性肝炎和酒精性肝病是慢性肝病的最主要病因，其余的慢性肝硬化由一系列相对罕见疾病引起，如自身免疫性肝炎、原发性胆汁性肝硬化、原发性硬化性胆管炎、药物性肝损伤、金属代谢相关性肝病和其他遗传性疾病。

1985 ～ 1990 年，对美洲、欧洲、非洲和亚洲 38 个国家的研究发现，肝硬化的中位死亡率为 10/10 万 [（3 ～ 40）/10 万]。考虑到患者的中位生存期约为确诊肝硬化后的 6 年，并且 40% 的肝硬化患者在疾病被发现之前死亡，因此该疾病的中位预期发病率为 100/10 万 [（25 ～ 400）/10 万]。英格兰 65 岁以下人群中，每年约有 2000 人死于肝硬化。在意大利，1988 年有 18 000 人死于肝硬化，提示该国的肝硬化患者约有 11 万。美国约有 300 万肝硬化患者，肝硬化位列第 11 位死亡原因。

据估计，全球有 2.5 亿人患有慢性乙型病毒性肝炎，其中绝大多数在中国和远东地区。尽管多数为急性自限性感染，但持续感染人群仍面临着巨大的健康风险。50% 的慢性病毒携带者因慢性炎症或继发肝细胞癌而过早死亡。与欠发达的东欧和第三世界国家相比，西欧和北美的慢性乙型肝炎病毒（HBV）感染相对少见。在英国，HBV 感染并不是慢性肝病的常见病因。相比之下，希腊、非洲和伊拉克的慢性肝炎和（或）肝硬化中，HBV 感染占比 25%～60%，中东地区慢性 HBV 感染的发病率为 10%～15%，发病率最高的是东南亚地区；我国台湾地区 70%～90% 的人口 HBV 标志物呈阳性，提示此类人群曾经接触过 HBV。

1989 年，病毒学家和肝病学家采用克隆和测序技术检测丙型肝炎病毒（HCV）是慢性肝病诊治的重大突破。随着 HCV 的发现，HCV 抗体检测技术得以发展，证实了大多数非甲、非乙型慢性隐源性肝炎是由这种病毒引起的。北美和西欧 HCV 感染率高达 2%，慢性 HCV 感染似乎遍及世界各地。80%～90% 的 HCV 慢性感染发生于注射行为后，其中20% 的感染者在 20～30 年后发展成肝硬化。据估计，仅此种慢性肝病的发病率和死亡率在未来 10 年内可能会增加 2 倍。

几乎所有欧洲国家肝病的流行趋势都与酒精消耗量相一致，人均饮酒量与肝硬化死亡率关联密切，甚至肝硬化死亡率已被用来衡量酗酒的流行程度。过量饮酒和酗酒会导致肝脏肿大和肝脏脂肪浸润，1/5～1/3 的人会出现更为严重的肝损伤，包括酒精性肝炎或肝硬化。在英国和欧洲，肝硬化导致的死亡率有所上升，还有许多肝脏硬化患者在其一生均未被发现。因此，所有类型的酒精性肝病的发病率都远远高于死亡率，但截至本书出版还没有确切的数据。

## 三、主要综合征和症状：发病机制与治疗策略

### （一）肝硬化引起的腹水和水肿

由于细胞外液调节的异常，肝硬化患者腹膜腔、胸膜腔和皮下组织通常会积聚大量液体，即腹腔积液（腹水）、胸腔积液和水肿。

肝硬化腹水的形成可能与肾功能改变有关，肾小管钠重吸收增加导致钠潴留，同时合并水潴留和肾脏血管收缩，细胞外液增加，最终导致腹水和（或）水肿。钠重吸收增加的主要原因是醛固酮增多和肾交感神经活动增强。

肝硬化引起肝内结构显著异常，肝内纤维组织沉积和结节形成导致血流阻力增加，进而肝脏和脾脏的血液循环紊乱。除了静脉血流显著增加导致门静脉高压外，动脉血流增加同样也会引起动脉扩张。所有这些改变通过增加体液滤过而导致腹水形成。

#### 1. 症状

肝硬化腹水和水肿患者的主要症状是腹胀和下肢胀引起的不适及呼吸功能和身体活动均受限，消化道症状以食欲缺乏和恶心常见，也可出现反流症状或烧心。严重时腹腔可积聚 10～15L 液体。可能出现疝囊口薄弱、阴囊水肿和腹壁静脉曲张等症状，右侧胸腔积液相对多见，而外周软组织水肿可能的原因是低蛋白血症。

肝硬化腹水和水肿患者的治疗目标是减轻患者的不适感，腹腔内液体量减少也可降低并发症的风险。

#### 2. 治疗

限制液体

腹水患者最适合的治疗方法取决于液体潴留的原因和疾病所处的阶段，诊断性腹腔穿

刺检查可明确血清 - 腹水的白蛋白梯度，理论上会对治疗有所帮助（表 7-1）。血清 - 腹水白蛋白梯度低的患者通常没有门静脉高压症，并且通常对限钠和利尿剂治疗无反应。相反，血清 - 腹水白蛋白梯度高的患者合并门静脉高压，通常对这些措施有反应。治疗此类腹水最关键的步骤之一就是治疗基础肝病。对于这类病例，戒酒至关重要，因为戒酒已经被证明可以使一些患者的门静脉压力正常化。

**表 7-1　美国肝病研究协会（AASLD）关于恰当管理肝硬化相关腹水的建议**

1. 戒酒
2. 限钠饮食，口服螺内酯和呋塞米
3. 血清钠含量低于 120mmol /L 时限制液体
4. 不建议卧床休息
5. 对有张力性腹水的患者进行单次 4～6L 腹腔穿刺术，随后进行限钠饮食和口服利尿剂治疗
6. 对怀疑用药依从性差和利尿剂耐药的患者进行尿钠排泄测定
7. 对利尿剂敏感的患者进行限盐饮食和口服利尿剂治疗，而非腹腔穿刺术

然而，戒酒不再适用于处于生命尽头的患者，酒精在一定程度上可以缓解垂死患者的痛苦。患者可能只是渴望自己喜欢的饮料的味道或者气味。对于家庭来说，由主治医生批准使用以前禁止使用的物品，比如酒精，就可能帮助他们面对即将到来的死亡。

*限钠*

限钠对腹水的管理至关重要，因为体内液体潴留量取决于饮食中摄入的钠和尿中排泄的钠之间的平衡。在没有任何其他治疗干预的情况下，将饮食中的钠含量降低到每天 40～60μg（1～1.5g 盐）会导致负钠平衡，可使轻度钠潴留患者的腹水和水肿消退。对于有中度至重度钠潴留的患者，这样的钠盐限制不足以实现负钠平衡，但可能会减缓液体积聚。这些患者可能对更严格的钠盐限制（每天低于 20μg）有反应。然而，这种严格的钠盐限制很难实现，而且还会损害营养状态。显然，与酒精问题一样，对于临终前对治疗无反应的晚期肝性脑病患者，限盐并不恰当。

*利尿剂治疗*

多年以来，腹水的药物治疗一直以使用利尿剂为基础。这些药物可通过减少钠的重吸收来增加尿钠排泄。肝硬化患者的利尿剂治疗主要选用螺内酯，单独使用或者联合使用袢利尿剂，通常是呋塞米。对于肠道水肿的患者，通常选用布美他尼代替呋塞米。阿米洛利是替代螺内酯的保钾利尿剂。

10%～20% 的腹水患者可能对利尿剂治疗无反应，或出现相应的并发症，从而影响这些药物的使用。

*治疗性腹腔穿刺术*

自古希腊时代起，人们就已认识到腹腔穿刺是控制腹水的有效手段，但直到 20 世纪 90 年代，通过对照试验才证明了这种方法的安全性。腹腔穿刺术已越来越多地用于治疗大量腹水的患者，许多随机研究比较了对严重腹水患者采用不同方式的腹腔穿刺术（一次性抽出全部腹水或每天抽出 4～6L 腹水）联合血浆扩容和利尿剂治疗的效果。研究表明，相比传统的利尿剂治疗，腹腔穿刺更加快速有效，而且并发症发生率更低。由于它不能改变已有的肾功能异常和肝硬化，因此在腹腔穿刺放腹水后应给予利尿剂来避免腹水的再

形成。

即使不经尿排泄钠，腹水也可以通过一周两次的腹腔穿刺来控制。腹水的钠浓度约等于血浆的钠浓度，在这些患者中为130mmol/L。因此，腹腔穿刺放6L腹水可去除780mmol的钠。患者每天摄入88mmol钠，非尿道排泄10mmol钠，但尿液中未能排钠，因此每天钠净平衡为+78mmol。因此，腹腔穿刺放6L腹水可去除10天的残余钠。但经尿排泄钠的患者应该减少腹腔穿刺频率。

关于治疗性腹腔穿刺的争议是关于胶体的补充。一项研究将接受治疗性腹腔穿刺的患者随机分为两组：穿刺后补充（每抽出1L腹水补充10g）或不补充白蛋白组。结果显示，未经补充白蛋白组患者的电解质、血浆肾素和血清肌酐的变化具有统计学意义。尽管如此，与补充白蛋白相比，其临床发病率或死亡率并没有增加。但另一项研究表明，部分血浆肾素水平升高的患者预期寿命会缩短。

### 3. 难治性腹水

难治性腹水是指在没有摄入前列腺素抑制剂（如非甾体抗炎药）的情况下，对限钠和高剂量利尿剂治疗无反应的腹水。对标准药物治疗无反应的肝硬化腹水占比不到10%。一旦确诊难治性腹水，必须采用其他策略，包括持续性腹腔穿刺引流、腹腔静脉分流术或经颈静脉肝内门体静脉分流术（TIPS）。

#### 腹腔静脉分流术

腹腔静脉分流术，如LeVeen或Denver术，是20世纪70年代广受欢迎的腹水生理性治疗方法。然而，由于易合并分流器闭塞、腔静脉血栓形成和腹膜纤维化等并发症，其应用逐渐减少，而且大容量穿刺存在显著的安全问题。放置分流器可缩短患者的住院时间，减少住院次数，降低腹水量。但对照试验显示，与常规药物治疗相比，其长期疗效较差，且无生存优势，加上上述并发症，使得这种治疗方法很少使用。但对于利尿剂抵抗、多发腹部手术瘢痕而不能进行连续治疗性腹腔穿刺术和不愿意与医生配合的患者，可以考虑行腹腔静脉分流术。

#### 经颈静脉肝内门体分流术

最新发表的研究回顾了经颈静脉肝内门体分流术（TIPS）在难治性腹水患者中的作用。与外科分流术一样，通过TIPS获得的门静脉压力降低有利于改善肾功能。此外，TIPS不会引起与手术治疗相关死亡和并发症。然而，分流器可能会阻塞，并且门静脉和体循环之间的血液分流会导致肝功能受损，从而引起肝性脑病。最近一项针对少数难治性腹水患者的研究表明，与接受腹腔穿刺联合白蛋白治疗的患者相比，接受TIPS治疗的肝功能差的患者病死率增加。因此，需要进行大规模的对照试验来确证TIPS是否对这些患者有效。目前，TIPS被美国国立卫生研究院共识指定为未经证实的难治性腹水的治疗方法。

### 4. 自发性细菌性腹膜炎

即使是接受缓和医疗的患者，一旦出现自发性细菌性腹膜炎（SBP）的临床表现（突然出现的发热伴逐渐加重或新发脑病，伴/不伴有腹痛）和多形核白细胞计数超过250mm$^{-3}$时，应当开始抗生素治疗。如果待腹水细菌培养阳性再开始治疗，可能会出现脓毒血症而危及患者生命。

当腹水细菌培养阳性、多形核白细胞绝对计数值大于250mm$^{-3}$，且无明确的腹腔内及外科手术引起的感染时，可诊断自发性腹膜炎。在明确腹水感染之前，必须进行腹腔穿刺及腹水常规分析。

在酒精性肝炎和终末期疾病患者中，没有细菌性腹膜炎也可出现发热、白细胞计数升高和腹痛。若腹水中性粒细胞升高则提示自发性细菌性腹膜炎。

对怀疑腹腔感染的患者，在药敏结果回报前应进行广谱抗生素治疗。头孢噻肟或类似的第三代头孢菌素是疑似自发性细菌性腹膜炎的首选治疗方法。因为它们覆盖了95%的菌群，包括三种最常见的分离株，即大肠杆菌、肺炎克雷伯菌和肺炎链球菌。自发性细菌性腹膜炎患者不需要进行腹水的随访分析。

大多并发自发性细菌性腹膜炎的患者会有典型的晚期肝硬化症状。抗生素治疗会显著减轻患者的临床症状，包括腹痛减轻、体温正常化和脑病的缓解。据报道，在无呕吐或休克的患者中，口服氧氟沙星在治疗自发性细菌性腹膜炎方面与静脉注射头孢噻肟等效。

**5. 总结**

肝硬化腹水患者的 2 年生存率约为 50%。此外，一旦患者对常规药物治疗无效，50%的患者会在 6 个月内死亡，仅有 25%的顽固性腹水患者能存活 12 个月。过去，腹水患者经常长期住院治疗。尽管理想的治疗目标是腹腔内不存在临床上可检测到的液体，但这不应该作为出院的前提条件。病情稳定的腹水患者，若治疗方案效果理想也可以考虑出院。但是，患者应在出院 1 周内在家中或在诊所中监测病情。图 7-1 显示了适用于家庭和医院环境的肝硬化患者的腹水管理的建议。

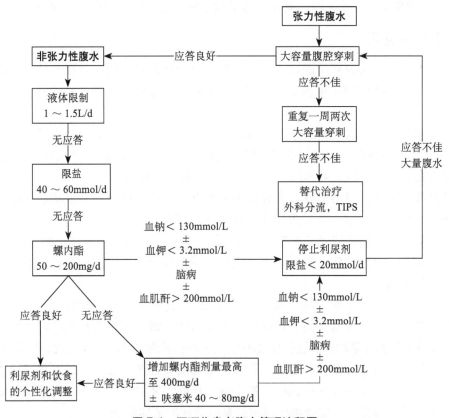

**图 7-1　肝硬化患者腹水管理流程图**

## （二）肝肾综合征

肝肾综合征（hepatorenal syndrome，HRS）是肝硬化常见且严重的并发症，其特征是肾功能受损、动脉循环障碍以及血管活性系统的激活。尽管肾脏结构正常，但在全身血管阻力降低的情况下，肾脏血管阻力显著增加。血管收缩的机制尚不完全清楚，但可能与血管收缩剂增加和血管扩张剂减少有关。

约10%的肝硬化住院患者会发生肝肾综合征。肝肾综合征分为两种类型。Ⅰ型的特征是肾功能快速进行性恶化，最初的24小时内血清肌酐增加1倍或肌酐清除率降低50%，且在不到2周的时间内降至20ml/min以下。此类患者的肾衰竭通常伴有进行性少尿，明显的钠潴留和低钠血症，并很快出现晚期肝衰竭迹象。约50%的患者中，Ⅰ型肝肾综合征可无任何诱因自行发生。另外，它可能与细菌感染，特别是SBP或无血浆扩容的腹腔穿刺有关。Ⅱ型肝肾综合征的特征是肾小球滤过率适度且稳定下降，不符合Ⅰ型标准。这些患者肝功能尚可，主要后果是利尿剂抵抗性腹水。HRS的诊断基于排除肝硬化患者可能出现肾衰竭的其他原因，包括肾前性肾衰竭、急性肾小管坏死和肾毒性药物，特别是非甾体抗炎药或氨基糖苷类药物的使用。

HRS患者的治疗选择有限且预后差，中位生存时间小于2周，与其他原因引起的急性肾衰竭相比，生存期更短。肾衰竭和肝衰竭等多种因素的综合作用可能是不良预后的原因。Ⅱ型HRS中位生存时间通常为数月，比Ⅰ型HRS时间长，但比没有肾衰竭的腹水患者要短。在家中发生HRS无疑是致命的，其发生通常预示着患者临床状况的迅速恶化。

## （三）肝性脑病

公元前5世纪，希波克拉底就认识到"那些因胆汁而发狂的人是狂乱的，恶性的，无法保持安静的"。尽管2500年前就描述过肝功能紊乱的患者有精神状态改变，但相关机制仍不清楚。

肝性脑病是由于饮食和肠道细菌来源的含氮降解产物经门静脉到达大脑。可能原因是肝衰竭，或者由于慢性肝病门静脉高压，血液直接由侧支静脉循环绕过肝脏直接进入体循环。大多数患者合并有肝细胞衰竭和门体分流，从而导致精神障碍。

慢性肝病患者精神障碍的发展会导致不同严重程度的中枢神经系统功能下降，但这是潜在的可逆性的代谢异常。大多数慢性肝病患者表现为亚临床脑病。驾驶和操作机械等日常生活活动的反应时间可能受到影响，并伴有脑电图或者心理测试异常。约30%的慢性肝病患者会出现显性肝性脑病，导致情绪、人格、行为改变及意识障碍。在一些患者中，会出现昼夜节律颠倒。

在正常情况下，由于血脑屏障的作用，大脑的生化和代谢环境相对不受干扰。研究证实，在晚期肝病中，中性氨基酸的血脑屏障转运增加，碱性氨基酸和酮体向大脑的转运减少。尽管氨和甲硫醇含量增加，但引起这种变化的潜在机制尚不清楚。最近，PET扫描显示，在慢性肝性脑病患者中，氨吸收进入大脑的速率增加。在这些患者中还发现了脑血流的区域性变化，其中糖代谢在皮质中减少，在小脑、丘脑和尾状核中增加。血流量和葡萄糖的变化可能不是其主要原因，而是与中枢神经系统功能的整体降低有关。

在脑病患者中，血氨水平经常升高，但并非总是升高。过去，氨一直被认为是脑病发生的最重要因素。在肝硬化患者中，肝细胞功能衰竭和血液分流会导致血液中氨浓度的升高，肝性脑病患者的脑电图活动与高氨血症动物的活动特征不同。可能是由于持续的高氨血症可促进其他神经毒素对中枢神经系统的协同作用，也使神经元对氨的急性增加更敏感。

与脑病发展有关的其他化合物包括极易挥发和有毒的含硫化合物，这些是肠道细菌的代谢产物。甲硫醇已被证明对血脑屏障有不良影响，并可能与氨起协同作用，酚类也参与其中。其他可能导致脑病发展的潜在候选物包括中链脂肪酸，如丁酸、戊酸和辛酸。

谷氨酸等神经递质也被认为是脑病发展的潜在重要因素。肝性脑病患者中细胞调节受损，研究者在肝性脑病患者的大脑和脑脊液中发现谷氨酰胺含量升高。

γ- 氨基丁酸（GABA）是中枢神经系统主要的抑制性神经递质。在健康人中，谷氨酸和 GABA 活性保持很好的平衡，这是通过 GABA 受体介导的。苯二氮䓬类调节这些受体的活性，与 GABA 结合在一个不同的但紧密相连的位点上。GABA 紊乱被认为与脑病的发展有因果关系。据报道，肝性脑病患者体内内源性苯二氮䓬水平会升高，苯二氮䓬拮抗剂已经用于一些患者的治疗。

肝性脑病发生的其他理论包括幽门螺杆菌产氨，同时在基底节 MRI 检查中发现锰的沉积。

**肝性脑病的治疗**

肝性脑病的治疗旨在减少胃肠道对潜在神经毒性物质的吸收，这可通过改变饮食和使用可能改变肠道菌群性质和代谢的药物来实现。尚未证实新药在临床试验中有益。

*减少神经毒素在肠道内吸收*

慢性肝病患者能量需求增加，但需要限制蛋白质摄入。每天 40 ～ 60g 蛋白质摄入是最适宜的。临床试验证实植物蛋白比动物蛋白耐受性更好，这可能与纤维含量更高有关。结肠中的膳食纤维容易在细菌作用下发酵，在高纤维环境中，结肠内容物酸化：pH 降低可能会减少肠道内氨基酸形成有毒的脂肪酸和氨。然而，患者的依从性差常常限制了这种饮食疗法的使用。

自 20 世纪 60 年代，不可吸收的双糖（如乳果糖和乳糖醇）已成为脑病治疗的一部分。通过改变肠道菌群对氨的吸收和代谢，可以减少神经毒性化合物的肠吸收，这些药物还可以减少肠道经过时间，改变肠道酸度和菌群。乳果糖刺激氨与细菌蛋白结合从而减少氨的可吸收量，还可以通过干扰谷氨酸的摄取及代谢来抑制肠黏膜中氨的产生。不可吸收的双糖治疗可能会引起一系列副作用，包括肠胃胀气、腹部绞痛和疼痛，一些患者可能需要中止治疗。

1982 年，乳糖醇（β 半乳糖苷 - 山梨醇）首次用于治疗肝性脑病，现已发现和乳果糖一样有效。对所有比较两种药物疗效的随机对照试验进行荟萃分析，表明乳糖醇可能会产生更少的胃肠道副作用。任何确诊或疑似肠梗阻患者均不能使用这些药物。

直到最近，口服抗生素才在慢性肝性脑病的治疗中广泛应用。早期研究表明，口服新霉素在治疗慢性肝性脑病方面至少和乳果糖一样有效。而一项对照研究表明，与安慰剂对照相比，新霉素治疗并无临床益处。另外，新霉素的口服给药剂量中有高达 3% 被全身吸收，因此会导致氨基糖苷类的毒副作用，如肾毒性和耳毒性。因此，不建议慢性肝性脑病患者长期口服氨基糖苷类药物。有证据表明，抗生素与不可吸收的双糖类药物联合使用可能对单用乳果糖无反应的患者有一定作用。然而，一项在80名患者中进行的对照试验发现，乳果糖 - 新霉素联合治疗效果并不比安慰剂好。尽管甲硝唑可能对某些患者有益，但肝性脑病患者不建议常规口服抗生素。

**基于消除含氮废物的治疗**

苯甲酸钠已用于治疗先天性尿素循环酶病。从有缺陷的尿素循环到马尿酸盐的合成，尿中氮的排泄增加。印度一项大型前瞻性对照试验显示，在改善精神状态和脑电图方面，苯甲酸钠（每天2次，每次5 mg）与乳果糖等效。除了作为乳果糖的廉价替代品外，苯甲酸钠的另一个优点是可以在必要时静脉给药。

1- 鸟氨酸 -1- 天冬氨酸能够促进肝细胞谷氨酰胺的合成，目前已经引起重视。尽管需要证实其临床疗效，但发现肝硬化患者的血氨水平已经降低；在改善脑病的临床等级方面，口服鸟氨酸至少与乳果糖一样有效。

除了药物治疗，便秘、胃肠道出血、电解质紊乱和感染等诱发因素的控制也是治疗肝性脑病的关键。此外，鉴于神经递质在病理生理中的潜在作用，停用镇静剂、催眠药和阿片类制剂是必要的。

## （四）黄疸和瘙痒

胆汁淤积性肝病所致瘙痒的有效治疗仍然是一个难题。瘙痒会显著影响患者的生活质量，导致睡眠欠佳，甚至会使患者产生自杀念头。传统疗法和一些新疗法的作用有限，通常不足以充分缓解患者的症状，目前一些治疗方法试图从瘙痒症的科学基础出发来解决这一问题。

恶性疾病患者黄疸发作通常预示着临床病程的迅速恶化。然而，对于没有肝细胞癌的肝硬化患者，应采取积极方法进行症状评估。对于某些患者，瘙痒的对症治疗可能是唯一可实现的目标，而对于另一些患者，积极治疗则会提高生存质量，延长寿命，这需要胆道内镜医师、放射科医师和内科医师之间的多学科联合，确定最佳治疗策略。在非恶性肝病的患者中，黄疸是该病自然病史的一部分，如原发性胆汁性肝硬化或原发性硬化性胆管炎。因此，明确黄疸的主要病因以及可治疗的疾病，在治疗不理想的情况下减轻患者及其家属的不安至关重要。

黄疸根据肝前、肝内及肝外性病因进行分类（表7-2），大多数接受缓和医疗的患者应在早期确定黄疸的病因。

表 7-2　黄疸的分类和病因

| 肝前性 | 肝内性 | 肝外性 |
| --- | --- | --- |
| 吉尔伯特综合征 | **肝炎** | **恶性疾病** |
| 溶血性疾病 | 病毒 | 胰腺癌 |
| 血肿 | 酒精 | 壶腹肿瘤 |
| | 自身免疫 | 胆管癌 |
| | **胆汁淤积性肝病** | 淋巴结病 |
| | 原发性胆汁性肝硬化 | 肝外胆道压迫 |
| | 原发性硬化性胆管炎 | **良性疾病** |

续表

| 肝前性 | 肝内性 | 肝外性 |
| --- | --- | --- |
| | **缺血** | 胆石症 |
| | 肝动脉血栓 | 胆总管囊肿 |
| | 左心衰竭 | 慢性胰腺炎 |
| | **静脉流出受阻** | 胆道狭窄 |
| | 充血性心力衰竭 | |
| | 静脉闭塞性疾病 | |
| | 巴德 - 基里亚综合征 | |
| | **浸润性疾病** | |
| | 恶性肿瘤 | |
| | 淋巴瘤 | |
| | 戈谢病 | |
| | **其他** | |
| | 药物 | |
| | 全肠外营养（TPN） | |
| | 脓毒血症 | |

瘙痒是一种着急抓挠的感觉，主要是由于肝外胆道系统梗阻。最常见的理论是胆盐沉积在皮肤神经末梢引起瘙痒。事实证明在皮肤上施用胆汁盐可以诱发瘙痒。间接证据表明，瘙痒症患者胆汁酸盐通常会增加，而消胆胺降低血清胆汁盐水平与瘙痒症的缓解有关。此外，胆道外引流可缓解胆道梗阻患者的瘙痒。目前尚不清楚哪种胆盐最能引起瘙痒，因为在疾病不同状态下胆汁酸的相对比例差异很大。血清胆汁盐浓度相对较低的患者可发生瘙痒，而胆汁盐水平升高的患者瘙痒也可缓解。

有学者认为瘙痒与对肝细胞的直接作用有关，而不是对皮肤神经末梢的作用。胆汁酸盐的沉积可能会导致肝细胞释放一种引起瘙痒的物质。众所周知，胆汁酸盐具有去垢作用，可改变膜动力学。但瘙痒症的性质和部位尚未明确。

已有证据表明，胆汁淤积症引起的瘙痒与中枢神经系统内源性阿片类物质介导的神经传递——神经调节的加强相关。有三方面的证据支持这一假设。首先，吗啡或其他阿片类激动剂给药会引起瘙痒，特别是如果该药物是中枢给药而不是外周给药；其次，胆汁淤积综合征与阿片能张力增加现象一致；最后，通过肠胃外使用阿片类物质拮抗剂纳洛酮可以改善胆汁淤积性瘙痒症。但是，大多数阿片类药物拮抗剂都是通过肠胃外给药，而对于黄疸患者这些药物最佳给药途径是口服。两项使用口服纳美芬的研究发现纳美芬是有效的。从长远来看，这种药物似乎很有用。已经发现其口服给药毒性低且生物利用度好，比纳洛酮更能有效地拮抗阿片类受体，半衰期为 8.6 小时。这种效力至关重要，因为内源性阿片类物质导致胆汁淤积性瘙痒的可能性似乎越来越大，与外源性阿片类药物相比，逆转内源性阿片类药物的作用似乎需要更大的拮抗作用。口服纳美芬为寻找胆汁淤积的有效疗法提供了新的动力，该药可能会进行随机双盲对照试验。其他可能引起胆汁淤积性瘙痒症的物质包括组胺、降钙素、前列腺素、P物质和神经酮。

### 1. 黄疸和瘙痒症的治疗

有几种策略已被用于黄疸的治疗，可以分为一般性、局部性和特异性疗法。如果存在局灶性狭窄，如继发于胰腺癌、胆管癌和恶性疾病的胆道梗阻患者，手术搭桥或者非手术经皮胆道造影或内镜支架植入可实现胆汁引流。对于没有胆道狭窄证据的胆汁淤积性黄疸患者，瘙痒的控制更加困难。

一般措施：凉爽的温度和空调环境可以减少瘙痒的感觉。降温导致的排汗减少也会降低瘙痒阈值。治疗瘙痒症的局部措施包括应用润滑剂如燕麦浴和油浴，或者收敛剂如炉甘石洗剂。炉甘石制剂通常在液体或石蜡制剂中，是炉甘石、氧化锌、甘油和柠檬酸钠的混合物。局部使用皮质类固醇也可能有作用，但不建议使用，尤其是预计将进行长期治疗的情况下。许多局部抗组胺药可用于治疗瘙痒症，在出现过敏性皮疹的情况下效果最好。这些药物包括美吡拉敏、苯海拉明和安唑啉，可能适合某些患者。

全身性药物：抗组胺药相对无效，其使用的原理部分是其镇静作用。最常用的是氯苯那敏（扑尔敏）或异丙嗪。较新的，镇静作用不明显的抗组胺药，包括阿司咪唑或氯雷他定，其价值未经证实。抗组胺药可引起头痛、精神运动障碍和抗毒蕈碱作用，如尿潴留、口干和视物模糊。已发现有些抗组胺药，如$H_2$受体拮抗剂西咪替丁，对瘙痒患者有用。但其他$H_2$受体阻滞剂如雷尼替丁或尼扎替丁不具有西咪替丁的药物代谢抑制特性。吩噻嗪类药物如曲米帕明（三甲丙咪嗪）和丙氯拉嗪（甲哌氯丙嗪）也已被推荐为止痒疗法，且似乎是通过中枢而非外周作用来发挥作用的。不建议常规和广泛使用抗精神病药，因为其副作用较大。

其他可用于治疗瘙痒的药物包括考来烯胺，它与胆盐结合发挥作用，防止胆盐重新吸收，从而加强在粪便中的消除。考来烯胺应在餐前和餐后1小时给药，以便药物到达十二指肠时胆囊排空，维持剂量通常为12g/d，更高剂量的考来烯胺可能通过降低胆汁酸的肠腔浓度损害维生素A、维生素D、维生素E和维生素K的吸收。因此，需要长期治疗的患者可能需要补充维生素，还应注意与其他药物的服用时间隔开。

熊去氧胆酸已被发现对继发于原发性胆汁性肝硬化的瘙痒症患者有效，这可能是由于利胆作用或胆汁酸减少。尽管在药物诱发的胆汁淤积和原发性胆汁性肝硬化患者中，熊去氧胆酸的使用与胆红素等生化改善相关，但尚未被证明可作为止痒药物。矛盾的是有些研究表明熊去氧胆酸可能引起或加重瘙痒。

利福平（300～500mg/d）已用于治疗继发于原发性胆汁性肝硬化和其他胆汁淤积性疾病的瘙痒和慢性胆汁淤积，通常在7天内发挥作用。利福平的药物作用机制尚不清楚，可能与其抑制胆汁酸摄入肝细胞，从而阻止其他瘙痒诱导因子的释放有关。另外，利福平的作用机制与肝酶诱导相关，潜在的副作用包括胆结石形成、药物相互作用和耐药菌出现。但其长期作用尚未评估。

其他已使用的药物还包括甲基睾酮，每天25mg，舌下含服，7天内起效。

### 2. 治疗策略

瘙痒严重时应局部措施与全身药物治疗相结合。一种策略是每天3次服用4g考来烯胺，然后根据需要添加抗组胺药或吩噻嗪，如有需要可添加西咪替丁。由于夜间瘙痒更严重，镇静剂可能有用。镇静类抗组胺药如氯苯那敏会有所帮助。但是其他镇静药应慎用，因为可能会诱发脑病。与黄疸有关的阻塞性疾病都应予以治疗和缓解。已在黄疸患者中尝试的其他药物包括熊去氧胆酸、低剂量丙泊酚和昂丹司琼。

阿片类拮抗剂在治疗瘙痒症方面具有广阔的应用前景。随着可获得的试验数据，它们可能会得到更大的应用。诸如血浆置换术之类的治疗在某些顽固性瘙痒患者中暂时有效。然而，这种治疗方式成本高昂且费时费力，对于接受缓和治疗的患者来讲有些过度治疗。

### （五）以出血为终末事件

肝硬化死亡病例中有 1/3 是由食管或胃底静脉曲张导致的上消化道出血。尽管进行了治疗，首次出血的死亡率仍高达 30% ～ 40%，而再次出血死亡率更高。相比非门静脉高压性出血 8% 的死亡率，该来源的出血更重。患者通常会反复大量呕血或便血几百毫升。这些事件对患者和他们的家人来说都是痛苦的，许多情况下，需要与患者及其家属仔细讨论他们的想法和担忧。

虽然内镜治疗如套扎或硬化疗法仍然是治疗的首选方法，但这种干预不适用于临终患者。如果出血未得到治疗或缓解，1 ～ 2 小时患者就会死亡。如果已经发生警示性出血，可注射二乙酰吗啡，这将大大减轻患者及其亲属的不适。

### （六）抑郁症和慢性肝病

最近有报道称，与非抑郁患者相比，等待肝移植的抑郁患者（根据 Beck 抑郁量表评估）的生活质量、适应能力和 Karnofsky 得分明显较差。尽管肝移植后抑郁症患者和非抑郁症患者的存活率没有差异，但是抑郁症患者等待移植期间死亡的可能性比非抑郁症患者高得多。因此，很明显，抑郁症在终末期肝病患者中的发病率可能被低估了，考虑到大多数终末期肝病患者不适合进行肝移植，这种低估就更严重了。因此，对患有明显抑郁症的患者进行治疗是合理的。

### （七）生活质量问题和慢性肝病

尽管关于死于终末期肝病并发症患者后期生活质量的相关文献不多，但早在肝移植发展过程中，人们就认识到生活质量在等待肝移植的过程中很重要。最近的一项荟萃分析发现，移植后与移植前相比较，患者的生活质量、性功能、日常活动、社交能力和整体生活感知能力的改变具有统计学意义。大多数研究都证明了移植受者的身体功能和整体生活质量方面优于疾病对照组。

人们逐渐认识到，即使在等待肝移植的患者中，紧张、焦虑、情绪低落和沮丧的感觉也是很普遍的。同样有趣的是，在等待肝移植的慢性肝病患者亚组中，HCV 感染患者的抑郁倾向更大。此外，即使没有肝硬化，生活质量评分的降低也是显而易见的。显然，新的治疗方式需要评估患者的生活质量。尽管美国国立卫生院将 TIPS 归为"未经证实"的治疗方案，但仍有研究支持 TIPS 治疗后患者生活质量提高。

## 四、总结

慢性终末期肝病发展历时多年，其晚期阶段依赖缓和医疗。尽管肝移植已经大大改变了疾病的进程，但即使在英国，相对于进行 1 例肝移植，至少有 4 人死于该疾病。常见的症状和体征包括腹水、黄疸、瘙痒和肝性脑病。食管胃底静脉曲张出血约占所有死亡原因的 1/3。这些症状的管理、提高生活质量的策略、患者及其家庭的支持尚未在疾病的晚期进行充分评估，这应该成为未来研究的重点。

（靳雪源　刘红虹　译；秦　苑　张宏艳　审校）

# 第 8 章
# 肾脏疾病的缓和医疗

Lewis M. Cohen，Gary S. Reiter，David M. Poppel 和 Michael J. Germain

## 一、概述

器官移植（或）血液透析……正改变着濒死患者的特征和濒死期的持续时间，强化了与危重患者公开讨论对于临终和死亡的话题及其精神卫生价值的认识，这一切都已渐渐拉开了帷幕。

(Herman Feifel，Weisman，1972)

死亡的艺术就是生活的艺术。

(Sherwin Nuland，1993)

肾脏病学与缓和医疗之间正处于相互探索的边缘，探索中发现两者具有一些共性和互利的领域。肾脏病学家正积极讨论着关于停止透析治疗的有关问题。回顾性和前瞻性研究、团队和专家组的讨论以及各种诊疗指南，都正在形成一种临床模式，该模式应该也同样适用于要终止其他类型生命支持治疗的情况。终末期肾病（ESRD）患者随着年龄增长，合并多种疾病和不适症状，并且预期寿命大大缩短，而缓和医疗能为这些患者提供很多帮助。

本章将着重介绍美国肾脏病学的实践，重点关注那些维持血液透析或腹膜透析的患者。虽然本章节因缺少综合缓和医疗和肾脏病学的文献而受限，但不断发展的学科间的日益融合和潜在的协同作用推动着这些研究的发展。

## 二、为什么要开展肾脏疾病的缓和医疗

肾衰竭是由各种疾病引起的不可逆的双肾损害和肾小球滤过率（GFR）下降所致。一旦 GFR 降到 10ml/min 以下，尿毒症症状随之出现，常见有恶心、呕吐、厌食、疲倦、瘙痒、虚弱、性功能及性欲减退等。如果不进行透析或移植，随着 GFR 进一步下降，患者将陷入昏迷甚至死亡。

透析患者见证了现代医学奇迹般的成效和非常实际的局限性之间的矛盾。虽然透析通过肾脏替代治疗维持了生命，但是导致肾衰竭的潜在的系统性疾病通常会继续进展。例如，一个 ESRD 合并糖尿病的患者可能通过透析存活多年，但他还是会出现失明、截肢、神经性疼痛和其他严重的并发症。在这种情况下透析维持了生命，但不一定满足患者对生活质量的期望。在一些调查研究中，几乎 2/3 的 ESRD 患者认为他们的生活质量不太好。过了某个节点，治疗就可能变成一种无尽的折磨。这部分患者应当很容易被识别，他们可作为专业缓和医疗干预的对象。越来越多的人意识到，危重疾病患者在整个疾病过程中都可以

从缓和医疗中获益，这一观点会在本章内容及相关表格中有所体现。

## 三、哪些人群受影响

1973 年，《美国终末期肾病医疗保障制度》（US Medicare ESRD Program）的创立使得几乎所有患者都能接受透析治疗。随后，接受透析支持治疗的患者数量开始稳步增长并趋于老龄化。对一些病情较重患者的接受度也有所提高，这些患者的肾脏疾病是由更严重的合并症引起或与之相关。这些因素同时影响着患者的生活质量和寿命。

根据 1997 年和 1998 年的美国肾病数据库的报告，1996 年底，接受血液透析或腹膜透析的患者总数为 283 932 人，年发病人数为 73 091 例。通过收集的数据来看，患者的平均年龄每年都在增长：平均年龄由 1986 年的 56 岁增长到了 1995 年的 60 岁，增长最快的是年龄最大的一组；1996 年 46% 的患者在 65 岁或以上，20% 的患者超过 75 岁。1996 年数据显示患者的合并疾病包括糖尿病（42%）、冠状动脉疾病（35% ～ 40%）、充血性心力衰竭（30% ～ 40%）、高血压（25%）、外周血管疾病（20% ～ 23%）和脑血管疾病（12% ～ 16%）。

美国每年透析患者的死亡率约为 25%，这个数值高于艾滋病或大多数癌症患者。心血管并发症至少占死亡人数的一半。透析患者的预期寿命是年龄和性别相匹配的普通人群的 16% ～ 37%。一个 45 岁透析患者的死亡风险是未接受透析的同龄人的 20 倍。虽然透析治疗的技术不断改进，但患者的 5 年生存率依然较低。1980 年透析患者的 5 年生存率只有 27.5%，而 1990 年透析患者的 5 年生存率也仅为 29.4%。2/3 的血液透析患者年龄在 55 岁或以上；55 ～ 64 岁患者的 5 年生存率为 33%，而 65 ～ 74 岁患者的 5 年生存率降至 21%。

在 ESRD 人群中，充血性心力衰竭（CHF）是一个严重的危险因素；在加拿大，罹患 CHF 的透析患者的中位生存期仅为 36 个月，而无 CHF 的透析患者则为 62 个月。无论是转诊透析的患者，还是他们的转诊医生，通常都不知道这些可怕的统计数据。

## 四、存在哪些问题

ESRD 的症状可分为与透析或尿毒症直接相关的症状，以及导致肾衰竭的潜在系统性疾病的合并症状。低血压、痉挛、头痛和濒死感在 30% 的透析治疗中发生，然而 80% 的这些症状仅在 20% 的患者身上发生。长期透析的患者会主诉睡眠障碍、瘙痒、疲乏、不宁腿、记忆障碍和口渴。

性功能障碍在男女患者中都很常见，65% ～ 70% 的男性出现阳痿，50% ～ 80% 的女性出现性欲减退或高潮延迟，90% 的女性出现月经紊乱。接受透析的女性患者很少能妊娠到足月。

钙过敏症是透析治疗新发现的并发症。这种并发症的发生率虽小但在不断增加，它会引起皮肤和皮下脂肪疼痛性坏死，往往造成无法控制的大而深的溃疡。

透析患者存在各种心理和认知症状。透析的前期往往是令人崩溃的。透析的过程漫长而无聊，活动受限，有时甚至令人恐惧。患者的个人生活遭到各种方式的干扰，包括监测食物和液体摄入量、复杂繁多的用药方案、就业能力的改变，以及对娱乐活动和日常生活的严重干扰。许多患者因血液透析血管通路的植入物和腹膜透析造成的腹部膨隆等引起身体外观缺陷而缺乏自尊，阳痿和停止排尿会进一步损伤男性患者的自尊心。

5%～25% 的 ESRD 患者会发生抑郁。许多肾衰竭的症状，如疲劳、睡眠障碍、厌食及性功能障碍也被列在 DSM Ⅳ 重度抑郁症标准中。由于各种症状的重叠，医生有可能无法识别和治疗 ESRD 患者的抑郁症。肾脏疾病发病前的抑郁发作或自杀企图，以及情感障碍家族史，有助于该类患者抑郁症的诊断。从问诊开始也是有帮助的，如"你是否在大部分时间里会感到意志消沉？"。

## 五、治疗上应考虑哪些因素

ESRD 患者的缓和医疗需要患者、家属和医疗团队间的协作，要对症状和生活质量进行持续的评估。ESRD 患者会经历心理、社会和精神方面的痛苦。一旦认识到自己的预期寿命会因 ESRD 而大大缩短，患者可能会产生生存危机感。这种危机感可能会令人相当不安，但如果从生命转折的角度来看，它可以让患者有机会与亲朋好友一起完成人生最后阶段的重要事项。

治疗 ESRD 的全身症状需要考虑某些药物的药代动力学改变，具体参考表 8-1 和表 8-2。

众所周知，睡眠障碍难以治疗。常用的催眠药应当与依赖于良好睡眠习惯的基本行为疗法相结合（避免在床上阅读和看电视，如果 15 分钟没有入睡就起床等）。同时，对睡眠呼吸暂停综合征的识别和适当的治疗也很重要。

表 8-1　ESRD 症状的药物治疗方案及药物的药代动力学改变

| 药品名称 | 剂量<br>（肾功能正常） | % 常规剂量<br>（ESRD 患者） | 补充剂量<br>（血液透析后） | 备注 |
| --- | --- | --- | --- | --- |
| **镇痛药** | | | | |
| 麻醉性镇痛药 | | | | |
| 可待因 | 30～60mg q4～6h | 50% | 不明 | |
| 芬太尼 | 25～300μg q72h | 50% | 无 | |
| 哌替啶 | 50～100mg q3～4h | 50%～75% | 无 | 注意：活性代谢物去甲基哌替啶在 ESRD 患者体内蓄积可能引起癫痫发作，ESRD 患者应避免使用 |
| 硫酸吗啡 | | 50% | 无 | 活性代谢物在 ESRD 患者体内蓄积 |
| 　静脉注射 | 1～20mg IV q1～2h | | 无 | |
| 　口服即释制剂 | 10～20mg q2～4h | | | |
| 　口服缓释剂 | 15～300mg q12h | | | |
| 非麻醉性镇痛药 | | | | |
| 对乙酰氨基酚 | 650～1000mg q6h | 减少给药间隔至 q8h | 1/2 剂量 | |

续表

| 药品名称 | 剂量<br>（肾功能正常） | % 常规剂量<br>（ESRD 患者） | 补充剂量<br>（血液透析后） | 备注 |
|---|---|---|---|---|
| 布洛芬 | 800mg q8h | 不变 | 无 | 大部分非甾体抗炎镇痛药物不需要调整剂量，但应慎用，因为会增加尿毒症出血和胃肠道副作用的风险 |
| 双水杨酯 | 1500mg q8 ～ 12h | 50% | 500mg | |
| 辅助用药：三环类抗抑郁药，抗心律失常药，抗癫痫药 | | | | |
| 　阿米替林 | 10 ～ 100mg qhs | 不变 | 无 | 直立性低血压见于三环类抗抑郁药 |
| 　卡马西平 | 100 ～ 1200mg q24h | 不变 | 无 | |
| 　地昔帕明 | 12.5 ～ 150mg qhs | 不变 | 无 | 镇静效果不如阿米替林 |
| 　多塞平 | 10 ～ 75mg qhs | 不变 | 无 | |
| 　加巴喷丁 | 300mg q 8 ～ 24h | 300mg qod | 300mg | |
| 　美西律 | 100 ～ 300mg q6 ～ 8h | 不变 | 无 | |
| 　苯妥英钠 | 300 ～ 400mg q24h | 不变 | 无 | |
| 糖皮质激素 | | | | |
| 　地塞米松 | 0.75 ～ 16mg q24h | 不变 | 无 | |
| 　氢化可的松 | 20 ～ 500mg qd | 不变 | 无 | |
| 　泼尼松 | 5 ～ 60mg qd | 不变 | 无 | |
| **消化系统用药** | | | | |
| 止吐药 | | | | |
| 　西沙必利 | 5 ～ 10mg qid | 不变 | 无 | |
| 　氟哌啶醇 | 0.5 ～ 1mg qhs ～ bid | 不变 | 无 | 可能有镇静作用 |
| 　甲氧氯普胺 | 5 ～ 20mg qid | 50% | 无 | |
| 　丙氯拉嗪 | 5 ～ 10mg PO qid<br>25 mg PR bid | 不变 | 无 | |
| 消化不良用药 | | | | |
| 　西咪替丁 | 400 ～ 800mg qhs | 25% ～ 50% | 无 | |
| 　法莫替丁 | 20 ～ 40mg qhs | 10% | 无 | |
| 　兰索拉唑 | 30mg qd | 不变 | 无 | |
| 　奥美拉唑 | 20 ～ 40mg qd | 不变 | 无 | |
| 　雷尼替丁 | 150 ～ 300mg qhs | 25% | 37.5 ～ 75mg | |
| 　硫糖铝 | 1g qid | 避免使用 | | 含铝 |
| **心理治疗用药** | | | | |
| 抗抑郁药（三环类见上文） | | | | |

续表

| 药品名称 | 剂量<br>（肾功能正常） | % 常规剂量<br>（ESRD 患者） | 补充剂量<br>（血液透析后） | 备注 |
|---|---|---|---|---|
| 氟西汀 | 20～60mg qam | 不变 | 无 | |
| 劳拉西泮 | 0.5～2mg bid～tid | 不变 | 无 | |
| 咪达唑仑 | 1.25mg sq/iv<br>滴定至起效，<br>0.4～4mg/h | 不变 | 不变 | 对晚期谵妄有效 |
| 苯巴比妥 | 50～100mg bid～tid | 不变 | | |
| 硫喷妥钠 | 20～200mg/h IV | 75% | 无 | 治疗严重的晚期谵妄 |
| 吩噻嗪类 | | | | |
| 氯丙嗪 | 300～800mg q24h | 不变 | 无 | 对晚期谵妄可以 PO/PR<br>或 IV |
| 异丙嗪 | 20～100mg q24h | 不变 | 无 | |
| **止痒药** | | | | |
| 抗组胺药 | | | | |
| 阿司咪唑 | 10mg qam | 不变 | 无 | |
| 苯海拉明 | 25～50mg qid | 不变 | 无 | |
| 羟嗪 | 25～100mg qid | 不明 | 不明 | |
| **心脏病用药（心绞痛和充血性心力衰竭）** | | | | |
| 氨氯地平 | 5～10mg qam | 不变 | 无 | |
| 阿替洛尔 | 50～100mg q24h | 25% | 25～50mg | 在 ESRD 患者体内蓄积 |
| 卡托普利 | 12.5～50mg q8h | 50% q24h | 血液透析后剂量 | 增加血清地高辛水平 |
| 地高辛 | 0.125～0.5mg qam | 10%～25% | | 放射免疫分析可能会高<br>估数值 |
| 地尔硫䓬 | 90～300mg qam | 不变 | 无 | |
| 依那普利 | 5～20mg q12h | 50% | 血液透析后剂量 | |
| 异山梨醇 | 10～20mg tid | 不变 | 血液透析后剂量 | |
| 利诺普利 | 5～40mg qam | 25%～50% | 血液透析后剂量 | |
| 美托洛尔 | 50～100mg bid | 不变 | 血液透析后剂量 | |
| 纳多洛尔 | 80～320mg q24h | 25% | 40mg | |
| 硝酸甘油 | 多种不同的剂量和使<br>用方法 | 不变 | 无 | 不同途径剂量取决于口<br>服、舌下含服或皮下<br>注射 |
| 普萘洛尔 | 80～160mg bid | 不变 | 无 | 可能有代谢物蓄积，<br>ESRD 患者有低血糖<br>报道 |

续表

| 药品名称 | 剂量<br>（肾功能正常） | % 常规剂量<br>（ESRD 患者） | 补充剂量<br>（血液透析后） | 备注 |
|---|---|---|---|---|
| 抗生素类等 | | | | |
| 阿昔洛韦 | 5mg/kg q8h | 2.5mg/kg | 血液透析后剂量 | 对 ESRD 患者有神经毒性 |
| 氟康唑 | 50 ～ 200mg qam | 25% | 血液透析后剂量 | 外阴阴道念珠菌感染可使用 150mg 剂量 |
| 伊曲康唑 | 100 ～ 200mg qam | 不变 | 无 | |

注：所有上述药物和剂量都为口服，除非额外说明，q24h 指每日用药总剂量，通常分次给药；qd 通常指每日一次，但有时分次给药；PO. 口服；qhs. 睡前；qid. 每日四次；tid. 每日三次；bid. 每日两次；sq. 皮下；IV. 静脉注射；PR. 直肠给药。

资料来源：摘自 Swan S, Bennett W(1997). Use of drugs in patients with renal failure. In:Schrier R, Gottschalk C(eds). *Diseases of the Kidney*, vol.l(6th edn). Boston, New York, Toronto, London:Little, Brown, pp. 2968-3005.

表 8-2    ESRD 躯体症状的治疗建议

| 症状 | 治疗 | 剂量 | 备注 |
|---|---|---|---|
| 痉挛 | 奎宁 | 260 ～ 325mg PO prn | 症状出现前给药。每日不超过 3 次 |
| | 肉碱 | 1000 ～ 2000mg IV 透析期间 | 也适用于肌肉病变、心肌病、难治性尿毒症 |
| 下肢不宁综合征 | 氯硝西泮 | 0.5 ～ 2mg Hs prn | |
| | 卡比多巴 - 左旋多巴 | 25/100mg Hs prn | |
| | 培高利特 | 0.05 ～ 0.2mg qd | |
| | 普拉克索 | 0.3mg qd | |
| 瘙痒症 | H$_1$ 受体拮抗剂：氯马斯汀 | 2.68mg bid prn | 试用任意 H$_1$ 受体拮抗剂 |
| | 润肤霜：水化尿素霜 | | |
| | 活性炭 | 6g qd × 8 周 | |
| | UVB 灯 | | |
| | 静脉注射利多卡因 | 100mg IV 透析时 | 潜在的癫痫发作可能 |
| | 酮替芬 | | 肥大细胞稳定剂 |
| | 恩丹西酮 | 4mg bid | 费用高 |
| | 血浆置换术 | 3 ～ 4 次置换 | |
| 透析相关性低血压或持续性低血压 | 根据透析而改变洗澡、温度、钠、超滤膜 | | |
| | 米多君 | 1 ～ 10mg tid prn 或透析前 | 口服 α 肾上腺素激动剂 |
| | 舍曲林 | 25 ～ 50mg 透析前 | |

性功能障碍一直是临床研究的热点。当男性体内游离睾酮较低时，结合球蛋白增多，睾酮清除率增加，因此睾酮治疗无法令性功能恢复正常。使用氯米芬（克罗米芬）、育亨宾、促红细胞生成素和甲状旁腺切除术后，阳痿偶尔会逆转。也有研究采用心理治疗、行为疗法和手术，包括使用人工泵或植入硅胶棒等外科手术。最近，有报道提出西地那非可能对部分患者有效。

有数据表明，长期"改良"的透析不仅能提高清除率，还能延长患者的生存期。在一项研究中，衡量透析清除率的 $Kt/V$ 值，当该值从 1.18 升高到 1.46，尿素减少率从 63% 提升到 69.6% 时，患者粗死亡率从 22.5% 降到了 18.1%。在另一项研究中死亡率下降的幅度更大，年总死亡率从 22.8% 降低到了 9.1%，同时住院天数也成比例减少。

遗憾的是，透析治疗的一些已知或可能的并发症，如睡眠障碍、性功能障碍、痉挛、疼痛性神经病变在这些人群中很常见，并且对血液透析标准的修改未能很好地控制这些并发症。缓慢的夜间血液透析和持续的腹膜透析或许能缓解大部分透析特有的症状，但很多与 ESRD 相关的合并症并不能通过透析逆转，仍然会不断恶化。

## 六、停止透析

在美国的 ESRD 人群中，老年慢性病患者所占比例越来越大，而且很多患者的病情进行性发展且无法治愈。与此同时，人们更加尊重患者的自主权，并降低了加速死亡的医疗决策门槛。毫不奇怪，停止透析支持治疗已经成为一个重要选择。

1994 ~ 1996 年 USRDS 的数据显示，约 1/5 的患者在死亡前停止透析。停止透析也是普利策奖获得者、小说家 James Michener 最近广为人知的决定。与停止透析相关的因素包括糖尿病、种族（高加索人）、痴呆症和恶病质。年龄是另一个重要的因素，超过 65 岁的患者中有 40% 已经停止透析支持治疗。据报道，亚组人群停止透析的发生率已高达 66%。

Neu 和 Kjellstrand 对停止透析的患者开展了一项意义重大的回顾性研究。研究显示，1966 年到 1983 年，明尼苏达州一项大样本调查发现 1766 名患者中有 9% 停止了透析支持治疗，这占所有 ESRD 死亡人数的 22%。虽然在这些数据发表时很多人对停止透析支持治疗的高发生率感到惊讶，但这些统计数据现在已经在全国范围内得到验证，而且有些中心的发生率更高。

最近，对美国和加拿大共八个州的患者开展了一项研究，旨在探索停止透析支持治疗相关的社会心理问题、伦理问题，以及由此产生的死亡质量相关问题。从最后一次透析开始算，这些患者中位生存时间是 6 天，其中 3/4 的患者在停止透析治疗后 10 天内死亡。

评价患者死亡质量时应对停止透析治疗后患者生存时间、疼痛和痛楚以及心理社会因素进行综合考虑，将近一半（48%）受调者的死亡质量被评定为"良好"，38% 的受调者的死亡质量评定为"一般"，14% 的受调者的死亡质量评定为"较差"。研究者认为，很多不太令人满意的死亡可以通过应用现代缓和医疗而得到改善。

停止透析可以缩短绝症患者的痛苦时间，也可以让他们有条不紊地结束生命。停止透析本身不会有任何的疼痛或不适。虽然体液增加可能产生肺水肿和呼吸窘迫，但根据我们的经验，这种可能性较小。对于这些不常见的病例，可采用分离超滤，去除液体而不再进行毒素清除的治疗。此外，吗啡和镇静剂可用于缓解呼吸窘迫。

一个经常被忽视的干预措施，就是对生活质量可能不会从治疗中获益的慢性病患者不开始（或暂停）透析治疗。一些美国的肾病学专家给几乎所有患者都进行了单独的透析试验，他们认为如果患者不能明显从中获益，那么可以停止这种治疗。

启动标准在英国、日本和其他国家限制了实施透析，但该标准在美国并未生效。然而，美国医学委员会已经认识到有必要制定有关合理开始和停止透析治疗的临床实践指南。目前国家肾病基金会已经发布了列有详尽项目的关于开始和停止透析的指南。美国肾病学会肾内科医师协会也出版了以卫生保健政策和研究方法为模型的循证指南。

## 七、未来优先研究

肾病学专家开始抛开对死亡的否认，共同努力将缓和医疗的创新内容融入临床实践之中。虽然 1994 年在 ESRD 的治疗上投入了 111.3 亿美元，但很少能帮助患者维持全职工作，而且很多患者都有潜在的需要治疗的身体和心理症状。相较于肿瘤和 AIDS 的症状管理，同样的研究方案也可应用于 ESRD。对于这部分人群，需要对更多的药物方案进行系统的研究和整理。虽然睡眠紊乱和性功能障碍并不致命，但它们从根本上影响了患者的生活质量，这在 ESRD 患者中十分常见，并需要进一步关注。我们已经有数名患者在长期经历钙过敏的折磨后决定停止透析，这种情况也需要进一步研究。在对患者进行血液透析或腹膜透析时，需要更多的社会心理方面的投入，这一点应得到验证。相关临床指南正在编制中，这些指南需要更严格的验证和对比。

## 八、对临床管理的启示

约 10 年前，当我们第一次开始研究停止透析时，新英格兰有 10% 的终末期肾病患者的死亡是在透析终止之前。然而，到 1996 年，报告给新英格兰 ESRD 网络的死亡病例中，有 1/4 以上的患者是透析治疗终止前死亡的。这反映了透析工作人员的观念正在发生变化，他们越来越愿意倾听患者的意见，承认他们自主决定的权利。但是，这也反映了面临透析限制条件的这些老龄化、慢性病患者的群体压力。所以，这些限制条件需要我们更积极、更坦诚地面对。

同样的，肾病学实践依赖于旨在指导和确保质量评估及质量改进的方案。鉴于在透析治疗中取得的一些进步，比如更好的透析设备、控制贫血和肾性骨营养不良的药物治疗，目前的方案主要集中在优化生化指标和生理指标方面。这些已被广泛采纳的方案是改善医疗疗效的必要条件，并且随着治疗方案的改进，不断推陈出新。透析治疗团队通常都会采用方案中的路径。

需要制定新的肾脏疾病缓和医疗方案，以确保对医务人员进行高级护理规划的原则和实践教育，缓解患者生理和心理症状，并为家属提供居丧和长期支持服务。满足患者及其家属需求的方案可以与解决生化和生理质量保证的方案一起实施。透析查房可以通过纳入症状评估措施来改变。发病和死亡研讨会不必仅局限于手术科室，也可引入透析中心。这些定期会议可以集中讨论每起死亡病例的情况，如果还可以提供有关安宁疗护的家庭观点，将进一步丰富讨论的内容。我们有机会去探索如何实现"善终"的承诺，我们确信 ESRD

将对缓和医疗的艺术和科学性提出互利的挑战。

由于跨学科团队协作的广泛开展以及治疗方案的广泛采纳，我们非常乐观地认为缓和医疗将很快融入到肾脏疾病的透析治疗中。透析通常以团队为基础进行，肾病科医生、护士、社工和营养师协同合作提供治疗。透析团队完全适合采用缓和医疗中常见的跨学科团队模式，该模式能够提供有效的症状管理和生活质量评估。团队间的紧密工作性质，以及医务人员、患者和家属间形成的亲密关系，有助于共同寻找透析所带来的"生命过渡期"的意义。

# 九、致谢

感谢药学博士 Nancy Jordan 协助制作药物相关表格，感谢 Penelope Pekow 博士协助数据分析，感谢 Anne Woods，LICSW 在文章编辑上的帮助及研究工作中的合作。感谢"美国死亡数据项目""学院学者计划"对 Cohen 博士的支持。感谢 Greenwall 基金会对透析终止研究的支持。感谢开放社会基金会对透析终止研究的支持。感谢 Robert Wood Johnson 基金会优秀的生命终末期项目对肾脏病缓和医疗倡议的支持。

（赵　翌　李　倩　译；闵　婕　李小梅　审校）

# 第 9 章
# 痴呆症患者的缓和医疗

Patricia Hanrahan，Daniel J. Luchins 和 Kathleen Murphy

## 一、概述

本章将介绍痴呆症的流行病学、痴呆症对缓和医疗的需求以及痴呆症患者及其照护者的常见问题，并对痴呆症患者在终末期以缓和医疗替代传统照护的重要性进行讨论，确立了专业照护和家庭照护者认为终末期痴呆症患者适合缓和医疗的观点，回顾了有关老年痴呆症患者安宁疗护的相关研究以及为该弱势人群提供缓和医疗和安宁疗护试点的研究结果。该研究主要是从美国的角度出发，并在适当时引用了其他研究。

## 二、缓和医疗需求

随着人的寿命的延长，痴呆症的发病率和患病率逐年增长。据估计，痴呆症是人群的第四大死因，尽管部分痴呆症患者会死于其他原因。由于死亡证明书通常将疾病的并发症列为死亡原因，而不是痴呆症本身，因此难以确定由痴呆症引起的确切死亡率。但是，有关痴呆症患病率的信息使我们对该病终末期可能需要缓和医疗的患者数量有了相当好的估计。

### 流行病学

痴呆症发病的显著特征是几乎呈指数增长的发病率以及与年龄增长相伴行的患病率的升高。痴呆症的年发病率，从 65 岁到 89 岁几乎每 5 年增长 1 倍，从 65 ～ 69 岁的 7/1000 到 86 ～ 89 岁的 118/1000。从 65 岁到 95 岁的患病率图表也显示出接近 2 倍的增长，约 1/3 的痴呆症患者为 85 岁以上，约一半的 95 岁以上老年人患有痴呆症。

伴随着人口老龄化，死于痴呆症将成为老年人结束生命最普遍的方式之一。痴呆症通常不被认为是一种绝症，并且作为死亡原因被严重低估，它可能已经是老年人死亡的主要原因之一。例如，阿尔茨海默病在填报死亡证明时被报告不足。据估计，死于阿尔茨海默病的人数约为通过死亡证明书确定的病例数的 5 倍。最新估计表明，约有 7% 的死亡是由阿尔茨海默病导致的。由于血管疾病导致的痴呆症也可能是死亡的常见原因，因此痴呆症导致的死亡范围甚至更大。鉴于工业化国家中的人口老龄化，终末期痴呆症患者对缓和医疗的需求量很大。由于该人群传统上没有被纳入安宁疗护计划，因此，安宁疗护需要对终末期痴呆症患者的照护有更多的认知。

# 三、重度痴呆症患者的问题

当痴呆症进一步发展，多种类型的问题也随之而来，包括由痴呆症引起的财力缺乏、由功能障碍引起的医疗并发症、行为问题及照护者的负担。

## （一）痴呆症引起的损害

痴呆症引起的损害包括所有或大多数日常活动的功能障碍、严重的认知功能下降和丧失从事有目的活动的能力，在全球退化量表中可以找到更多的相关描述。

## （二）常见医学并发症

与痴呆症功能障碍有关的常见医学问题在一项涉及参加安宁疗护的 47 名患者的研究中进行了评估。入组时，86% 的患者存在一种以上的并发症：大部分有吞咽问题（72%）、压疮（70%）和吸入性肺炎（55%），还有脱水（57%）、营养不良（50%）和尿路感染（37%）。与老年有关的其他疾病也可能出现，如骨关节炎和心血管疾病。这些发现与一项包括 170 名只有最后 1 年生命的痴呆症患者的照护方面的回顾性研究报道相似。常见症状包括精神错乱（83%）、尿失禁（72%）、疼痛（64%）、情绪低落（61%）、便秘和食欲减退（57%）。尽管癌症患者也存在类似问题，但老年痴呆症患者经历这些困难的时间更长。

## （三）行为问题

行为问题在痴呆症患者中很常见，并随着疾病严重程度的增加而增加。经常报道的行为问题包括冷漠、去抑制、徘徊、激动、攻击性和暴饮暴食。上述问题在慈善机构中普遍存在：长期照护机构 65% 的痴呆症患者存在行为综合征，40% 的护理院痴呆症患者中存在妄想和抑郁，高达 73% 的痴呆症患者有妄想症。在痴呆症的整个病程中都可能发生幻觉和妄想，并可能和攻击性、激动、徘徊等行为问题有关。随着痴呆症的发展，冷漠和去抑制的行为越来越普遍，精神药物和行为干预联合使用有助于控制这些症状。

## （四）照护者的照护

大量研究表明，家庭照护者在照料过程中承担着相当大的负担，并且自己有患精神疾病尤其是抑郁症的风险。痴呆症的病程可能持续 2 ～ 10 年，由于用尽了公共和私人保险所提供的有限福利，美国家庭在获得所需的诸如家庭照护和临时照护等服务时经常会遇到经济问题。在对痴呆症患者家庭照护者的个案分析中，一位丈夫阐述了自己和他患有严重痴呆症的妻子同样需要安宁疗护服务，他很绝望，经济和身体方面都已耗竭。安宁疗护服务，着重于照护者 - 患者的双重需求，对晚期痴呆症患者的家庭尤为重要。照料者检查清单是评估照护痴呆症患者的客观和主观负担的有用工具。

## 四、为痴呆症终末期患者提供适合的医疗

### （一）缓和医疗

缓和医疗的益处是可以舒缓死亡过程，就像应用于其他终末期疾病一样，可应用于晚期痴呆症患者。痴呆症患者通常死于疾病的并发症，如吸入性肺炎。某些晚期痴呆症患者处于植物人状态，其他患者至少是间断性地清楚他们所处的环境，能够感受到由痴呆症并发症引起的疼痛和不适。病情最严重的患者处于全球退化量表的第七阶段。在这一阶段，患者在日常生活中的所有活动或大部分活动都是依赖于他人的，他们无法进行有目的的活动，每天只能说几句话，他们通常也不认识自己的亲人。尽管患有无法治愈的疾病，但在美国，重度痴呆症患者在临终时常在急诊病房接受积极的治疗而非缓和医疗。此外，尽管许多痴呆症患者死在护理院，但在这些环境中，很少有人提供哀伤辅导和丧亲服务。

为了确定缓和医疗和安宁疗护是否对终末期痴呆症患者有效，我们对医生、痴呆症患者的家庭成员以及美国的老年病学专家进行了调查。超过 1400 人回复了调查问卷，应答率为 61%，一个连续的照护是从第 1 级开始的，也就是最积极的治疗，到第 5 级仅提供缓和医疗。第 5 级是指专注于使患者舒适和控制疼痛，而排除心肺复苏、急性病药物治疗和管饲。这种最不积极的第 5 级是大多数老年医学内科专家（61%）、其他老年医学专家（55%）和家庭成员（71%）的首选。极少数的人，约从 1.6% 到 4.1% 不等，赞成高度积极的治疗，即尽一切努力延长生命。家庭和专业照护人员对安宁疗护在终末期痴呆症中的作用也相当积极。90% 的家庭成员和 91% 的专业受访者认为安宁疗护适合终末期痴呆症患者。这些发现与其他类型样本的相关研究相一致，有很大一部分人更倾向于在严重痴呆症的情况下进行缓和医疗。

这项研究的另一个重要发现是，相对较少的受访者知道为痴呆症患者提供的安宁疗护计划，91% 的专业人士和 68% 的家庭成员了解癌症患者的安宁疗护计划，而对于痴呆症患者，这一比例只有 22% 和 15%。这种对安宁疗护的积极态度和缺乏现有安宁疗护计划知识表明，安宁疗护的需求没有得到满足。造成这个问题的原因将在本章后面部分进行讨论。

### （二）提供缓和医疗和安宁疗护服务的可行性

一系列试点研究表明，对于严重痴呆症患者而言，通过安宁疗护项目提供缓和医疗是一个可行的选择。例如，在与 Meridian 安宁疗护医院的合作中，我们为终末期痴呆症患者建立了一个小型试点项目，该项目在两年内为 11 名患者提供家庭照护。在此期间，11 名患者中有 8 人死亡，中位生存期 5 个月，平均生存时间 7 个月。死亡患者的平均存活时间为 3 个月，范围为 2 天至 1 年。3 例存活患者平均住院时间为 16 个月。晚期痴呆症长期住院患者小亚群的研究，与来自一个公立安宁疗护机构以及一个只为痴呆症患者提供安宁疗护机构的研究一致。

5 个关于 Meridian 安宁疗护医院患者的案例研究表明，提供的服务种类和患者及家庭照护者的需求之间有很好的契合。总的来说，照护人员对安宁疗护所提供的照护非常满意。对于家庭照护人员而言，非常重要的服务包括休息、教育、咨询和丧葬服务。此外，从照

护者的报告可以看出，患者自己也受益于家庭提供的熟练和个体化的缓和医疗。这里所提到的获益包括安宁疗护医生和护士的家访、缓和医疗、病例管理的居家健康照护、在家庭环境中提供服务以及工作人员高质量的照护。

研究人员将美国两家退伍军人事务部医院向痴呆症患者提供缓和医疗的特别照护单元（DSCUs，n=68）与提供传统服务的长期照护单元（TLTCs，n=35）进行了比较。DSCUs的重点是保持患者的舒适，而不是试图延长生命。在大多数情况下，提前代理计划限制了医疗干预。TLTCs 没有这样的系统计划。DSCUs 患者的不适程度低于 TLTCs。DSCUs 3个月的平均住院费用比 TLTCs 低 1477 美元。成本分析侧重于医疗保健的组成部分，根据是否提供缓和医疗还是积极治疗而会有所不同，例如药物、放射检查和实验室检查的费用。如人们所料，DSCUs 中接受缓和医疗的患者在这段时间内死亡的比例（n=53，78%）高于TLTC 组（n=12，34%）。

## （三）安宁疗护的可及性

尽管现有的研究支持缓和医疗和安宁疗护对于终末期痴呆症患者的可行性，但我们的调查发现，很少有专业人士和家庭照护人员了解为痴呆症患者提供安宁疗护的服务项目，表明此类需求未得到满足。为进一步研究，我们对美国国家人口普查中国家安宁疗护组织（National Hospice Organization）下属的所有 1694 家安宁疗护机构的反馈信息进行了分析，应答率为 70%（1184 个项目）。我们的主要问题是安宁疗护机构中没有其他终末期疾病（如癌症）的痴呆症患者的数量，换言之，他们的主要诊断是痴呆症。在 1990 年，尽管应答的医院为 138 503 名患者提供了服务，只有不到 1% 的人被主要诊断为痴呆，却没有其他终末期疾病。然而这组内有 80% 的患者处于痴呆症终末期，提示这是安宁疗护服务提供系统的一个主要缺口。

安宁疗护中心的工作人员被问道，与其他患者相比，他们在为痴呆症患者提供服务的过程中出现了哪些问题。在他们看来，主要的障碍是难以预测痴呆症患者的生存时间。在美国，联邦医疗保险安宁疗护福利的纳入标准要求预计 6 个月内死亡。因为痴呆症患者的生存时间从 2 年到 10 年不等，所以很难预测 6 个月死亡的预后。这个问题突显了研究终末期痴呆患者死亡预测因素的必要性。

## （四）痴呆症患者的安宁疗护进入标准

除了 Volicer 博士及其同事在研究安宁疗护机构方面的开创性工作（1993）外，对影响晚期痴呆症生存时间的因素知之甚少。为了满足指南的要求，我们建立并测试了一套晚期痴呆症患者的安宁疗护准入标准，其中包括晚期痴呆症的临床特征和并发症表现（表9-1）。在 Meridian 安宁疗护医院的一个小型试点项目中进行了标准测试，随后在另外 8 家安宁疗护机构中重复。在此项研究进行过程中，国家安宁疗护组织（NHO）制定发布了相关指南，因此，在我们的研究样本中回顾性应用了 NHO 指南。NHO 指南平行于我们的指南，但增加了对医疗并发症更为详细的描述，以及建议功能评估分期（FAST）的第7C 阶段可作为入院的适当分界点。以对 47 名患者的研究经验，我们检验了这些改进的含义。

**表 9-1　终末期痴呆症患者的安宁疗护准入标准**

Ⅰ. 严重的认知功能下降表现

    A. 可能有以下情况（如果知道）

       精神状况得分低（MSQ 或 MMSE 得分≤ 1 分）

    B. 由严重的认知能力下降导致的所有下列损害

       无自制

       吃饭需要帮助

       行走需要帮助

       洗澡和梳洗需要帮助

       非常有限的语言或无法进行有意义的交流

       不能从事有目的的活动

Ⅱ. 严重并发症

    目前或近期具有以下一种或多种损害病史

       吞咽困难

       吸入性肺炎

       脱水

       营养不良

       严重尿路感染

       压疮性溃疡

       败血症

       其他严重并发症

## （五）生存预测因子

    我们的安宁疗护入院标准预计痴呆症终末期中位生存时间 4 个月、平均生存期 7 个月，38% 的患者存活 6 个月以上。在一项对主诊为痴呆症的联邦医疗保险安宁疗护受益人的国家研究中，报道的中位生存时间为 2.5 个月，35% 的患者生存期超过 6 个月，我们的结果与之相似。

    功能评估分期评分和移动性评级与生存时间显著相关。然而，41% 的人不能在 FAST 上进行评分，因为他们的疾病进展不符合评分的顺序要求。能在 FAST 上评分且达到 7C 级的患者中，他们的平均生存时间为 3.2 个月，而那些能评分但未达到这个分级的患者的平均生存时间是 18 个月，而疾病进展未按顺序的患者其平均生存时间是 8.6 个月。这表明，使用依赖于 FAST 的 NHO 标准可以识别死亡率极高且生存时间短的亚组（表 9-2）。虽然 FAST 可以确定一组适合安宁疗护的候选者，但仅仅依靠这一措施可能会减少许多患有严重痴呆症患者获得安宁疗护的机会。

## （六）缓和医疗元素与生存期

    积极性较低的照护计划似乎导致较短的生存时间，照护计划中包括使用药物治疗急性疾病患者的生存时间比没有使用这些药物的患者长。然而，在一项包括 45 名患者的类似研究中，抗生素的使用并没有产生任何不同的结果，这可能是因为使用抗生素本身就是积极照护的一部分，这可以解释二者的不一致性。此外，鼻饲管延长了那些尚未达到 7C 阶段患者的生命，但在严重受损的患者中并非如此。最后，使用 Foley 导管似乎缩短了生存时间，也许是因为增加了尿路感染的可能性。

以上发现表明，在处理晚期痴呆症的并发症方面需要更充分的临床选择点。例如，晚期痴呆症轻度受损患者中，发热与较短的生存时间有关，然而在严重受损的患者中没有差异。表 9-3 说明了美国痴呆症患者发热时的可用选项，以及在做出决策时需要考虑的因素。发热可能由多种感染引起，如肺炎和尿路感染。发热的治疗可以从包括大量的急诊积极治疗，到伴随缓和医疗的有限的家庭治疗。以这种方式检查临床选择点的价值在于，它阐明了可用的治疗／选择以及这些选择的后果。

**表 9-2　确定痴呆症患者预后的 NHO 医学指南**

Ⅰ.功能评估分期

　A.达到此处所述痴呆症严重程度的患者预后可能为 2 年

　B.达到或超过功能评估分期量表第 7 阶段

　C.具有以下所有特征

　　1.在没有人帮助的情况下无法穿衣

　　2.不能正常洗澡

　　3.大小便失禁

　　4.不能进行有意义的说话或交谈

　　5.在没有帮助的情况下无法行走

Ⅱ.医学并发症

　A.在过去一年中记录的严重程度足以就医的合并症状

　B.与痴呆症相关的合并症

　　1.吸入性肺炎

　　2.肾盂肾炎或其他上尿路感染

　　3.败血症

　　4.压疮性溃疡

　C.吞咽困难或拒绝进食，严重到患者无法摄取足够的液体或热量来维持生命（接受管饲的患者必须记录营养状况损害）

Ⅲ.FAST 量表中的第 7C 阶段可能是合适的入院界限（附录 9.1）

　此阶段的患者通常具有：

　A.在一天中无声或限于一个单个的可被理解的单词

　B.日常生活中所有活动都需要依赖他人，包括运动

表 9-3　临床选择节点的说明：发热

| 可能原因： | |
|---|---|
| 呼吸道感染，包括肺炎 | 较少见感染（心内膜炎、CNS） |
| 泌尿生殖道感染 | 感染性压疮 |
| 腹腔内进展 | 药物反应 |
| （胃肠炎、憩室炎、阑尾炎等） | 其他非感染性因素（肿瘤、血管炎） |

**电话评估（生命体征、相关症状、已进行的处置等）**

当前事件的严重性、是否需要特定资源

当前照护计划下的照护目标

痴呆症严重程度（分期）

合并症情况：数量、严重程度、对预后和生活质量的影响

患者 / 家属倾向

| 行动 / 地点 | 急诊 / 医院 | 办公室 / 诊所 | 居家 | 居家 / 限制 | 安宁疗护机构 |
|---|---|---|---|---|---|
| X 射线检查 | + | + | +/ − | − | − |
| 实验室检查 | + | + | +/ − | − | − |
| 住院 | + | +/ − | +/ − | +/ − | − |
| ICU/ 通气 | + | +/ − | − | − | − |
| 抗生素 | IV | PO | PO | PO/IM | |
| 水化 | IV | PO | PO | PO/clysis（输液） | − |
| 供氧 | + | + | + | + | + |
| 解热药 | +/ − | + | + | + | + |
| 吗啡 | − | − | +/ − | + | + |
| 镇静剂 | − | − | − | +/ − | + |

# 五、未来优先研究

　　为那些尚未达到 FAST 第 7 阶段定义的终末期状态痴呆症患者提供安宁疗护和缓和医疗的方法迫切需要被开发和评估。这可能包括处于第 7 阶段早期的患者，以及疾病没有以线性方式进展的患者和一些处于第 6 阶段的患者。处于第 6 阶段的患者会出现严重的认知功能减退，并出现明显的功能损害，精神状态的评估显示出严重的下降。日常生活活动的问题包括穿衣和洗澡存在困难，以及尿、便失禁。家庭成员和患者的预先医疗指示可以提供关于患者现阶段生活质量的重要信息。我们还没有系统地研究处在第 6 阶段痴呆症患者对缓和医疗的态度，然而，证据表明，许多家庭成员认为他们的亲属在这一阶段的生活质量相当差。这就对在这种严重恶化的情况下延长寿命的观点提出了质疑。在第 7 阶段，死

亡多缘于痴呆症的并发症。

　　由于提供给痴呆症患者的缓和医疗和安宁疗护服务非常稀少，因此很少有机会对其有效性进行研究，但此类研究仍需进行。并且，除安宁疗护外，还需要制定和评估其他缓和医疗模式。例如，在护理院和医院建立缓和医疗病房，在家庭保健机构内开展缓和医疗项目。这将创造一种将缓和医疗纳入主流医学的能力。最后，对于晚期痴呆症的其他合并症（如糖尿病、心血管疾病和癌症）的缓和医疗以及预防性照护（如乳房 X 线片和流感疫苗）的临床选择点需要进一步制定和评估。

# 六、附录 9.1

## 功能评估分期

**（检查痴呆症患者的最高连续水平）**

1. 主观上和客观上都没有不适。

2. 抱怨忘记物体的位置，主观工作困难。

3. 对同事来说工作能力下降很明显。到新的地点旅游有困难。组织能力下降。

4. 执行复杂任务的能力下降，如为客人安排晚餐、处理个人财务（如忘记支付账单）、营销困难等。

5. 需要帮助选择适合当天、当季或不同场合穿着的衣服。否则，在无人监督下，患者重复穿着相同的衣服。

6.

A. 过去几周内，偶尔或频繁在未经协助或提示下穿着不合适的衣服（例如，可能会把外衣穿在睡衣外面，或穿错鞋，或扣衣扣有困难）。

B. 过去几周内偶尔或频繁不能正常洗澡（例如，难以调节洗澡水的温度）。

C. 过去几周内偶尔或频繁地无法处理如厕问题（例如，忘记冲厕所，不能正确擦拭或适当地处理卫生纸）。

D. 过去几周内偶尔或频繁发生尿失禁。

E. 过去几周偶尔或更频繁出现大便失禁。

7.

A. 说话能力限于在一天的时间内或在一次密集的面试中使用约 6 个或更少的可被理解的单词。

B. 说话能力限于在一天的时间内或在一次密集的面试中使用单个可被理解的单词。

C. 丧失行走能力（没有他人帮助无法行走）。

D. 在没有相应帮助的情况下无法坐起来（例如，如果椅子上没有侧面的扶手，个人就会摔倒）。

E. 丧失微笑的能力。

F. 丧失独立抬起头的能力。

\* 主要根据从知识渊博的信息提供者和（或）此类人获得的信息进行评分。

（张勃然　石瑞君　译；陈小燕　朱　平　审校）

# 第 10 章
# 镰状细胞贫血

Polly Edmonds

## 一、概述

镰状细胞贫血（sickle cell disease，SCD）是一类血红蛋白疾病，其特征是慢性溶血（红细胞破坏）、间歇性血管阻塞。患者的症状特征和严重程度存在显著性差异。目前 SCD 是英国第二常见的遗传性疾病，每千名新生儿患病率为 0.23，并且与显著的发病率和死亡率相关。本章将回顾 SCD 的病理生理改变和当前的管理策略、筛查预后不良的患者，以及缓和医疗在这些患者疾病管理中的作用。

## 二、病理生理学

SCD 是涉及 11 号染色体上 β 球蛋白基因位点异常的一组疾病。正常的成人血红蛋白是由 2 条 α 球蛋白链、2 条 β 球蛋白链和一个含铁血红素单位组成。SCD 患者的 β 球蛋白基因的点突变发生在 6 号位点，由缬氨酸取代了谷氨酸。如果这种遗传异常来自于双亲，将产生纯合子 SCD（HbSS），导致不能合成正常的成人血红蛋白，而只有胎儿镰状血红蛋白。如果遗传了单镰状基因而另一个基因正常，则产生镰状细胞携带状态（HbS 性状），杂合个体在任何环境下都是健康的。英国镰状细胞携带者的概率在西非族裔高达 1 : 4，在非洲加勒比移民中为 1 : 10（Department of Health，1993）。其他临床显性疾病包括伴有镰状 β 球蛋白基因和血红蛋白 C（血红蛋白 SC）的复合杂合状态或镰状 β 地中海贫血。

缬氨酸取代谷氨酸在血红蛋白分子表面形成疏水区，当分子处于缺氧状态时，疏水区会发生聚合，结果红细胞失去可塑性和弹性，导致红细胞膜受损，形成异常的、不可逆的镰刀状改变。此外，还发现部分代偿性慢性溶血性贫血。

## 三、哪些 SCD 患者可能从缓和医疗中获益

在美国，患有纯合子镰状细胞贫血的男性和女性的平均预期寿命分别为 42 岁和 48 岁，缩短了 25 ~ 30 岁。在英国的一个中心，死亡率为每 128 人 / 年随访中有 1 人死亡。SCD 最常见的死亡原因是肺部并发症、脑血管意外、感染、急性脾隔离症、慢性器官损害和器官衰竭。早期死亡的预测因素是低胎儿血红蛋白（HbF）、肾功能不全、急性胸痛综合征（ACS）频繁发作和白细胞计数升高。在 > 20 岁的患者中，频繁（每年 > 3 次）的疼痛危象发作与死亡率的增加相关。

在镰状细胞贫血合作研究（CSSCD）中，只有 18% 的死亡发生在有明显器官衰竭的慢性患者中，如肾衰竭、充血性心力衰竭或慢性卒中。1/3（33%）的患者死于镰状细胞危象，最常见的是疼痛危象、ACS 或急性卒中。CSSCD 还报道，只有 5.2% 的 SCD 患者每年经历 3～10 次疼痛发作。因此，适合由缓和医疗专家进行干预的患者数量可能相对较少。

## 四、SCD 临床并发症

SCD 临床表现存在极大的变异性，造成这种情况的原因尚不清楚。SCD 的临床结果主要与溶血或血管阻塞有关。SCD 累及器官的情况见表 10-1。

表 10-1 SCD 各年龄组器官累及情况

| 年龄段 | 器官累及：血管阻塞 | 慢性溶血 |
| --- | --- | --- |
| ＜ 5 岁的儿童 | 指炎<br>急性脾隔离症 | |
| ＞ 5 岁的儿童 | 影响躯干的疼痛发作<br>获得性肺炎链球菌感染<br>卒中 | 再生障碍发作：细小病毒感染<br>生长延迟 |
| 成人 | 影响长骨的疼痛发作<br>肝隔离症<br>急性胸痛综合征<br>肠系膜综合征<br>阴茎异常勃起<br>蛛网膜下腔出血<br>视网膜病变<br>股骨头缺血性坏死<br>慢性肾衰竭<br>慢性镰状肺 | 贫血<br>黄疸<br>胆结石 |

## 五、SCD 临床并发症的处理

### （一）感染

SCD 患者特别容易因脾功能亢进并发肺炎球菌、沙门菌、嗜血杆菌和细小病毒 B19 感染。镰状细胞贫血合作研究组在一项随机前瞻性试验中发现，与安慰剂相比，每日口服青霉素可预防 84% 的脓毒血症。每日口服青霉素与预防措施的引入降低了与肺炎球菌感染相关的感染率和死亡率。英国已经采用了儿童接种的肺炎球菌和乙型流感嗜血杆菌（Hib）疫苗。人细小病毒 B19 感染是导致 SCD 患者发育不良危象的主要原因，可导致血红蛋白突然急剧下降，一种针对细小病毒 B19 感染的疫苗正在研制中。

## （二）急性胸痛综合征

急性胸痛综合征（ACS）是 SCD 发病和死亡的重要原因。镰状细胞贫血合作研究组对 3751 例患者进行了前瞻性随访，在 939 例患者中观察到 1722 次急性冠脉综合征。成人急性冠脉综合征的表现和临床病程较严重。成人表现为呼吸短促、发热和剧烈疼痛，并且更有可能有多灶性肺小叶病变和严重缺氧。总死亡率为 1.8%（1741 次发作中有 32 例死亡），成人的死亡率是儿童的 4 倍（4.3%，271 例患者的 419 次发作中有 18 例死亡，而 695 例儿童患者中发作 1322 次，其中有 14 例死亡，死亡率为 1.1%）。致命病例通常发展为快速肺衰竭，而存在肺脂肪栓塞（PFE）已被认为与更严重的疾病和死亡风险相关。

ACS 也是一种常见且严重的术后并发症，预防因素包括保证手术室的温度、适当的疼痛控制、手术后早期下床和避免过度水合。在手术后立即换血并没有比标准输血显示出优势。

## （三）脑血管疾病和卒中

卒中是 SCD 的常见并发症，也是导致发病和死亡的常见原因。在 HbSS 患者中，镰状细胞贫血合作研究组报道的患病率为 4%（发病率为 0.61/100 人年），而卒中发生在所有常见基因型中，儿童和老年患者发生缺血性卒中的风险最高，而出血性卒中在 20 ~ 29 岁年龄组中最常见。在所有年龄段中，出血性卒中后 2 周死亡率为 26%，缺血性卒中后无死亡。对于梗死性卒中患儿，强化康复和输血是标准治疗，运动功能可以恢复，但通常会遗留严重的认知障碍。大多数复发性卒中的发作可以通过慢性输血来预防，虽然最佳的输血频率还不明确。输血在出血性卒中中的作用尚不确定。

## （四）髋关节缺血性坏死

SCD 是儿童期髋关节缺血性坏死最常见的原因，可导致明显的身体损伤和慢性疼痛，经常发展到需要髋关节置换术。保守疗法通常无效。据报道，核心减压可以改善疼痛和减缓早期缺血性坏死的进展。

## （五）疼痛危象的处理

在 SCD 患者的护理中，疼痛是最常遇到的临床问题。镰状细胞贫血合作研究关于疼痛和 SCD 的报告观察到，39% 的患者没有疼痛，但 1% 的患者却发作 > 6 次 / 年。在这项研究中，每年平均 3 ~ 10 次疼痛发作的患者占所有疼痛危象的 1/3。疼痛危象的频率是疾病严重程度的标志和其他并发症的预测指标，从而确定患者有早死的风险。

# 六、SCD 疼痛的心理社会意义

血管阻塞性镰状细胞贫血疼痛危象是由组织缺氧和骨髓缺血性坏死引起的。90% 以上的 SCD 患者住院是因为疼痛危象，但几乎所有的镰状细胞贫血疼痛危象都是在社区内处理的。在一项研究中，儿童和青少年在 30% 的时间内报告有疼痛，因疼痛而缺课可占 21% 的学时。Fuggle 等报道称，镰状细胞贫血疼痛导致缺课的风险增加 7 倍以上，并且将严重破坏社交和娱乐活动。对成人的研究表明，这一群体有重大的适应困难，包括对死亡的焦虑增加、社会支持网络的中断、残疾、对镇痛药的依赖以及与保健提供者的冲突。

## 七、非药物干预

SCD 患者在家中通过各种非药物治疗方法处理大多数疼痛危象，包括放松、局部温暖和水化。McCrae 和 Lumley 提出，消极思考、被动应对和躯体意识等因素与较高程度的疼痛报告有关。与其他患者相比，使用自我催眠和认知行为疗法的患者有可能降低心理压力水平和减少住院次数。

## 八、非阿片类和弱阿片类镇痛药

许多患者在家中使用简单的镇痛药来缓解疼痛，如对乙酰氨基酚、非甾体抗炎药（NSAID）和弱类阿片镇痛药。根据世界卫生组织（WHO）关于癌症疼痛的控制原则（WHO，1986），建议这一类患者循序渐进地使用合适的镇痛药物。至关重要的是，这些患者应规律使用非阿片类和弱阿片类镇痛药，而不是按最佳镇痛所需的剂量使用。

人们对在疼痛危象中联合使用镇痛药很感兴趣，特别是与潜在的阿片类药物效果有关。一项随机双盲的研究观察，给儿童和青少年静脉注射大剂量甲泼尼龙，证明了短程使用甲泼尼龙可以减少严重疼痛的持续时间和住院患者镇痛药的用量，给这类患者长期使用高剂量糖皮质激素的风险尚不确定，但骨质疏松和缺血性股骨头坏死令人担忧。在一项对 21 名疼痛危象患者使用酮咯酸治疗的随机对照试验中，酮咯酸组需要的阿片类药物比安慰剂组减少 33%，镇痛效果优于仅使用阿片类药物，但这些结果没有被重复。使用非甾体抗炎药必须谨慎，因为这类药会加重低血容量患者的肾负荷。

## 九、强阿片类镇痛药：限制使用的因素

在英国，强阿片类镇痛药通常用于住院患者的疼痛危象，但仍存在争议。一个错误的看法是认为大量 SCD 患者疼痛是由于哌替啶、吗啡等吸毒成瘾，Shapiro 报道 9% 的美国血液学学者和 22% 的急诊医师认为 > 50% 的成人镰状细胞贫血患者强阿片类药物成瘾；Waldrop 和 Mandry 还发现，卫生保健专业人员高估了镰状细胞贫血患者的阿片依赖。在对大量需要服用强阿片类药物镇痛的患者进行的研究中，对于之前没有药物依赖史者成瘾见于 < 1% 的患者。在加勒比和非洲，镰状细胞贫血危象中使用强阿片类药物的情况比英国和美国要少，原因尚不清楚，但可能是接受治疗的患者不同。例如，西非镰状细胞血红蛋白病和轻度表型镰状细胞贫血的患者更有可能存活到成年；在英国，这些患者也很少需要强阿片类镇痛药。虽然通常在家里使用温和的镇痛药处理涉及四肢的危象，但英国老年患者的临床经验表明，危象更经常累及躯干、肝脏、肺部和肠道，并因严重疼痛而需要住院治疗。有证据表明，卫生保健专业人员存在对 SCD 的疼痛低估和治疗不足。

卫生保健专业人员对觅药行为的恐惧以及他们对最佳疼痛管理策略的认识匮乏，可能导致镰状细胞贫血疼痛危象患者的治疗延迟和镇痛不足。

## 十、疼痛危象时强阿片类药物的肠外给药

在英国，镰状细胞贫血疼痛的治疗一般开始于急诊科，并在病房中继续维持。对于收治的镰状细胞贫血疼痛危象患者，标准的管理应该是定期或持续地静脉给予强阿片类药物。吗啡是强阿片类药物的首选，镰状细胞贫血危象伴发疼痛，经患者自控镇痛（PCA），镇痛效果优于间歇性阿片类药物治疗。PCA 在英国已经被越来越多的人采用，而且看起来安全且耐受良好。在镰状细胞贫血危象中，有因使用吗啡而出现明显的临床呼吸抑制的病例报告，但这种情况极为罕见，通过正确地给药和监测就可以避免。

在英国，既往使用哌替啶来处理疼痛危象的情况已经有所改变。哌替啶没有吗啡的优势，这两种药物的作用和副作用相似，哌替啶的作用时间较短，其代谢物去甲哌替啶的蓄积可导致 1% ~ 12% 的患者中枢神经系统兴奋。据报道，有一例镰状细胞贫血患者在服用高剂量哌替啶后死亡。此外，反复皮下或肌内注射哌替啶会引起局部刺激和纤维化。在英国有一种共识，对于镰状细胞贫血疼痛，哌替啶比吗啡更不安全和低效。

## 十一、口服强阿片类药物缓解疼痛危象

关于在疼痛危象中使用口服吗啡的报道越来越多，包括在门诊开始或持续应用吗啡治疗。在一项对 9 名患者的研究中，口服吗啡方案的使用可以显著减少急诊就诊次数，降低总的急诊处置时间及住院比例。Brookoff 和 Polomano 报道了一种治疗镰状细胞贫血疼痛的策略，就像癌症疼痛一样。疼痛危象发作的患者在急救室静脉注射吗啡，那些疼痛在 4 ~ 6 小时获得实质性缓解的患者，给予 1 ~ 2 周的口服控释吗啡（用即释吗啡控制爆发痛），然后出院回家。该方案使因镰状细胞贫血疼痛住院的人数减少了 44%，住院总天数减少了 57%，在院时间减少了 23%，急诊就诊人数减少了 67%。虽然这项研究没有设置对照，但没有关于吸毒或觅药行为的报道，而且门诊吗啡治疗方案似乎是安全的。有作者评论说，该疗法导致患者到其他当地医院寻求非口服阿片类药物。一项随机试验表明，在对儿童疼痛危象给予静脉注射负荷剂量的吗啡后使用口服控释吗啡维持，其疼痛控制效果与分次口服和静脉注射吗啡没有差异。在伦敦西南部的一个试点项目中，12 名因 SCD 而出现严重疼痛的患者被转介到一个社区缓和护理小组，以审核因镰状细胞贫血疼痛使用镇痛药物的情况，以及在危重情况下社区对自行口服阿片类药物的支持情况。结果通过在社区应用强阿片镇痛药，23 人次疼痛危象的发作得以有效缓解。因疼痛危象入院的人数从干预前一年的 26 人减少到 15 人，住院天数从 346 天减少到 177 天。患者每年因疼痛危象入院的中位数从 3 次减少到 1 次。在这些经过精心挑选的患者中，没有发现任何觅药的行为，而且由社区缓和医疗团队进行日常监测的门诊治疗方案似乎是安全的。

## 十二、SCD 治疗进展

### （一）输血

输血在 SCD 中用于预防卒中和 ACS。输血可改善卒中、生长障碍、疼痛和 ACS。持续输血数年可发生血色素沉着病，并可通过使用去铁胺和单采术加以控制。

## （二）化疗

在一项对患有 SCD 的成年患者进行的大型双盲随机研究中，羟基脲有效减少了每年镰状细胞贫血危象的发作次数、ACS 的发作和输血的需求。羟基脲可增加 HbF 的合成，而 HbF 对镰状细胞血红蛋白的聚合有抑制作用。但该药物在 SCD 中的长期安全性尚不清楚。

## （三）干细胞移植

干细胞或骨髓移植为 SCD 患者的治愈提供了机会，迄今已报道 100 多名儿童病例。移植术后总生存率为 90% ～ 95%，排斥反应发生率为 10% ～ 15%。由于缺乏 HLA 匹配的兄弟姐妹，对合适儿童的识别受到限制。胎盘（脐带）血可能是移植干细胞的另一种来源。

# 十三、SCD 的缓和医疗服务

长时间以来，尽管发展多专业团队管理住院的镰状细胞贫血患者已被持续倡导，但缺乏有效性的证据。Yang 等报道称，在美国，SCD 综合护理诊所登记的患者需要急救和住院的患者数显著减少，医疗成本也降低。Butler 和 Beltran 证明，一个以社区为基础的成人镰状细胞贫血支持小组提高了参与者对 SCD 的认识，医患关系得到改善，并帮助解决了心理社会适应问题。Sergeant G 和 Sergeant B 还建议，拥有富有同情心和知识渊博的工作人员的日托中心，能够实施非药物和药物治疗，对患者的预后是有益的。尽管大多数 SCD 患者大部分时间都在社区中度过，但很少有团队跨越社区医院界面，这种现象令人惊讶，因为 SCD 是一种慢性疾病，在上学、工作机会和财务方面对患者的生活方式有重大影响。

一项针对癌症患者的专科缓和医疗的系统综述得出结论，与传统护理相比，这种服务提高了满意度，并发现和处理了更多的患者和家庭需求。此外，缓和医疗的多学科人员工作减少了患者在医院的时间，从而降低了护理的总成本。到目前为止，对 SCD 患者进行缓和医疗的经验仅限于轶事报道，主要涉及患者复杂的生理疼痛和心理社会问题。虽然这些因素在缓和医疗中并不罕见，但 SCD 的慢性过程，尽管预期寿命有限，意味着现有的缓和医疗服务可能不能满足这些需求，迫切需要发展和评估为 SCD 患者提供的服务。这些最初可能针对的是那些疾病更严重和预后更短的服务迫切需求者。以下将讨论基于现有服务或开发新服务的若干选择。

**1. 开展普遍的镰状细胞贫血疾病服务**

以多学科团队协作为基础，包括医生、专科护士、社会工作者、作业治疗师、物理治疗师、牧师和整形外科医生等。镰状细胞贫血的特殊并发症与这些患者复杂的生理和心理社会需求有关，这表明应鼓励建立跨越初级和二级护理界限的团队，并注重对患者的整体护理。

**2. 发展镰状细胞贫血疾病护理专家**

这是一种以前在缓和医疗、肿瘤学、胸科医学和糖尿病等专业发展起来的模式。护理专家的作用包括改善患者和医疗团队之间的沟通和提供教育。Lorenzi 的研究证明，疼痛危象护理教育和疼痛护理指南的实施可以提高护理的技能，尽管这种干预并没有提高工作满意度。镰状细胞贫血疾病护理专家可以与缓和医疗专家团队密切合作，为有复杂需求的患者发展症状控制和心理社会支持方面的专业知识。

### 3. 制定有效的医院和社区疼痛管理方案

在社区中管理所有镰状细胞贫血危象的发作显然是不现实的，而且可能不安全。虽然大多数疼痛危象的发作已经在社区得到控制，但有一小部分患者的频繁发作和复杂疼痛需要大量的医院资源。较有主动性的患者人群更可能从社区比较积极的镰状细胞贫血疼痛管理中获益。类似于许多住院病房的镰状细胞贫血疾病管理计划或护理路径的使用，可以转移到社区，并实施程序，以确保镇痛剂的使用是适当的，并确定潜在的生命威胁事件，如ACS。

### 4. 扩展现有的缓和医疗服务

目的是照护有早死危险的 SCD 患者。大多数 SCD 患者没有明确的进展期，有更多症状的成年患者早死的风险增加，但是很难确定哪些患者会从缓和医疗服务中获益最多。毫无疑问，具有复杂疼痛和心理需求或慢性器官衰竭的患者群可能会受益于短期干预，但现有的缓和医疗服务不太可能一直持续管理这组患者，没有明确的终点。

## 十四、结论

SCD 是一种常见疾病，主要影响来自非洲 - 加勒比地区的患者。疼痛危象是最常见的并发症，但由于对镇痛剂使用的相关恐惧和处方用药不充分，疼痛控制效果往往不佳。对于这组患者的缓和医疗需求还没有明确的定义，但毫无疑问，预后差和频繁发作疼痛危象的患者人群可能受益于某种形式的缓和医疗专家干预。未来迫切需要重新研究，以便更早地定义这一群体的需求，以及最有效地提供他们所需要的服务类型。

（秦　苑　译；靳雪源　张宏艳　审校）

# 第 11 章
# 艾滋病病毒（HIV）感染和艾滋病（AIDS）

Gabi Brogan 和 Rob George

在我看来，存疑是 20 世纪人类生存的核心条件。我们要面临的是学习如何在我们手中将那些笃定的事情推翻和击碎。

(Salman Rushdie，1989)

## 一、概述

在本章，我们将重点关注英国 HIV/AIDS 患者的照护工作。我们目前的认知是：在可预见的未来，HIV 是致命性的，HIV 仅通过体液或性传播（译者注：现认为主要通过性接触、血液、母婴进行传播）。我们不讨论发展中国家的情况，是因为发展中国家的发病率较高，与英国的情况不一样，发展中国家至少有 3340 万人感染 HIV 或患有 AIDS。在非洲，每年有超过 170 万年轻人感染 HIV，在亚太地区则有 70 万人（源自联合国 AIDS 数据地图 www.unaids.org）。在这些发展中国家，治疗上的进展还用不到患者身上，导致疾病持续进展，唯一能做的治疗就是照护，因此缓和医疗是当务之急。在本章，讨论缓和医疗在英国 HIV/AIDS 治疗中的角色将成为核心内容。

我们认为，在工业化世界中，虽然随着时间的推移，HIV/AIDS 的治疗实践会不断发展，但是这些患者始终需要专业的缓和医疗。此外，缓和医疗专家从照护 HIV/AIDS 患者中汲取的经验和教训，将为我们开展其他疾病的缓和医疗提供宝贵的经验。

## 二、HIV/AIDS 的变化

我们首先回顾一下 HIV/AIDS 在过去 10 年中的变化，首先是传播方式的变化，其次是新疗法的效果。

### （一）流行病学

AIDS 发现于 20 世纪 80 年代初。到 1988 年，英国已开展了针对 AIDS 患者的缓和医疗服务，米德尔塞克斯（Middlesex）医院组建了第一个社区 HIV 缓和医疗团队，位于东伦敦地区的米尔德梅（Mildmay）教会医院建立了第一家 AIDS 宁养院。至 1994 年，已有 6 个住院病区专门收治濒死的 AIDS 患者，许多收治其他疾病的宁养院和专业的缓和医疗服务机构愿意接收转诊的患者。尽管经常需要动用大量行政力量和劝说医疗机构为 AIDS 患者提供缓和医疗服务，而且许多单位为开展此项工作而感到羞耻，但现在已有 80% 以上的缓和医疗机构可以为 HIV/AIDS 患者提供服务。至少在高发地区，这些患者享有了传统上为癌症患者提供的各种专业缓和医疗服务的全部特权。

与欧洲其他地区一样，得益于良好的健康教育，英国的 HIV 感染者人数并不多，未达到预计的感染率。至 1997 年底，英国有 15 074 人感染了 HIV 并得到照护，这些感染者通常生活在城市地区，尤其是伦敦。但是，这些数字背后的人口学特征，正随着时间的推移而发生变化，这预示着 HIV 感染人数也会随之发生变化。

最初，HIV/AIDS 患者主要集中于男同性恋者、被 HIV 污染血液感染者及注射吸毒者。例如，1986～1997 年，AIDS 男同性恋者患病比例由 94% 下降到 58%，但在同样的年代，注射吸毒者比例从 2% 增加到 8%，而异性传播比例从 3% 增加到 31%。

在新增病例中，大多数是居住在避难所的非洲黑种人，约占新发病例的 18%，是仅次于男性同性恋者的最大群体。英国很可能跟美国一样，AIDS 已成为一种贫穷的疾病，影响处于较低社会经济阶层的人、难民、吸毒者和性工作者。如果真是这种情况，患者的服务需求也需随之改变。例如，同样是 AIDS 患者，非洲难民妇女与中产阶级男性同性恋者完全不同。伦敦大都市的服务业雇用了携带 HIV 的助产士、医疗保健访问者及族裔工作者等。应注意的是，HIV 感染可能造成这些少数群体被普遍污名化。

其他有关社会习俗的研究表明了另一种令人不安的趋势。在 20 世纪 90 年代初期，对 HIV/AIDS 的恐惧迫使人们采取更安全的性行为，但现在这一做法已经在一些群体中消失了。目前十几岁的男同性恋者再次成为新增感染者的主要群体。血清流行病学数据表明，在大城市的性病门诊，HIV/AIDS 的发病率已经在 1991～1995 年达到最低点后转为持续攀升。在伦敦的部分地区，产前筛查的血清阳性率为 1∶200。现在，伦敦普遍采用的是被视为具有成本效益的自愿产前检查。简而言之，HIV 感染可能会在整个社会中增加，而不仅仅是边缘化群体，而我们对此可能一无所知。

## （二）治疗

治疗上的进展对 HIV 感染的临床进程产生了巨大的影响。最初，HIV/AIDS 被认为是一种以免疫力"高"和"低"为特征的疾病。随着免疫力的逐渐下降，患者因持续的、不断变化的机会致病菌感染和恶性肿瘤而受到死亡威胁，这些也作为患者快速死亡的一部分原因，几乎无一幸免。显然，HIV 感染者的缓和医疗需求难以被治疗急性病的医生所接受，因为他们认为 HIV 是一种感染，是可以治愈的，但是，HIV 感染者的需求正逐渐被认同。到了 20 世纪 90 年代初，虽然我们已经可以治疗 AIDS 的一些并发症，但治愈还只是一种希望。逆转录酶抑制剂齐多夫定的出现意味着病毒复制有可能被抑制，这让人看到了控制 AIDS 的可能性。然而，尽管对于一些患者疗效显著，但随后就出现了耐药性，而且药物的副作用也很明显。目前已经明确的是 HIV 对中枢神经系统具有明显的作用，痴呆症被视为其远期危害。因此，尽管对机会性感染的预防越来越有效，患者的预后正在改善，但患者仍然必须面对死亡和濒死阶段。

自 1996 年开始，随着逆转录酶和蛋白酶抑制剂联合疗法的广泛采用以及预防措施的改善，临床情况发生了巨大变化。抗病毒治疗对病毒载量的抑制作用越大，疾病进展的可能性就越低。生存率逐步攀升，住院床位使用率逐步下降。1996 年至 1997 年，英国的 AIDS 死亡人数下降了 44%。尽管高活性抗逆转录病毒疗法的成本很高，但却是可以考虑的治疗方法了，可以想象的是新疗法能重建免疫，达到"控制"或"治愈"的效果。现在，临床医生和患者可以期待通过治疗延长患者的生存期，并将 HIV 感染视为门诊治疗为主的疾病。到 2001 年，HIV/AIDS 患者中接受 HIV/AIDS 治疗的人数比 1996 年前增加了 50% ~ 100%。目前，参与治疗 HIV/AIDS 的临床医生再次对患者"放弃"治愈性治疗而感到不安。即使对于目前治疗情况良好的患者来说，未来仍不确定，特别是随着病毒耐药性的不断产生。当治疗失败时，可能会恢复到疾病的早期表现，甚至会产生更具攻击性的毒株。

抗病毒新药也可能是"双刃剑"。它们具有明显的近期和远期副作用，并且无法很好地作用于中枢神经系统，患者的依从性也是一个问题。可以想象，我们自己"制造"了一批因神经退行性后遗症和医源性并发症而日益致残的患者。

总之，我们现在看到的是英国 HIV 的变化和不可预测的过程。有些患者直到疾病晚期才会出现严重的症状和并发症，有些患者通过维持免疫功能得以在感染后几年，甚至几十年内都没有症状，当然也有些患者可能会遭受虚弱不适或频繁出现急性事件。HIV 还不只是一种门诊疾病，患者必须持续获得全方位的照护。需要缓和医疗的大多数患者，通常是那些得不到其他家庭成员照护的患者，比如那些晚期患者，他们对缓和医疗服务的需求最迫切，需求的内容也最复杂。

## 三、HIV/AIDS 的缓和医疗：一种持续存在的需求

现在我们来谈谈缓和医疗的变化。由于在其他领域已经介绍了临床细节，因此本章不再进行回顾。

### （一）症状控制

以最小的症状负担来保持生活质量是患者应对这一预后不确定疾病的基本原则。研究中强调的主要症状是疼痛，其他症状包括呼吸困难、恶心、胃肠道不适、疲劳和体重减轻，这些与其他疾病并无不同之处，但以下四点是 HIV/AIDS 缓和医疗所面临的特殊挑战：

1. 即使对于终末期的患者，新出现的症状也值得研究，因为许多易于治疗的情况可能表现得很不典型。

2. 有些症状可能通过有效治疗潜在的并发症而得以控制。

3. 为了避免出现某些症状，许多预防用药可能会延续终身。

4. 对于一些患者来说，联合抗感染治疗可能会给他们带来沉重的症状负担。

一旦 HIV 患者接受某种形式的治疗，就要有专业的缓和医疗服务，至少能提供以咨询为主要内容的服务。

### （二）晚发现的患者

一些患者在病程中较晚被发现。机会性感染和结核病会导致预后不良。来自非洲次大陆的大部分患者都属于这类患者。令人不安的是，他们的病程和预后仍然与 20 世纪 80 年代的 AIDS 患者相似，他们对缓和医疗的需求同样也很高。

### （三）长期生存者

AIDS 患者生存期的改善使远期并发症，包括恶性肿瘤和神经退行性疾病（如痴呆症）成为一个重要的临床问题。尚无研究指导临床医生用最佳方法解决这些问题，但是由"治疗"疾病导致远期并发症的概念并非 HIV/AIDS 所独有，这与患有血液系统恶性肿瘤的儿童和青少年经过化疗和（或）放疗"治愈"后在成年早期出现第二肿瘤的情况类似。

### （四）神经退行性变

进行性多灶性白质脑病（由机会性 JC 病毒引起）的发生率可能高达 8%。HIV 脑病是 HIV/AIDS 患者中最常见的中枢神经系统并发症，这对患者本人、照护者 / 患者家庭和社会成本具有深远影响。患有神经系统并发症的 AIDS 患者每人的年住院日几乎是没有神经系统并发症患者的两倍。他们所面临的问题是进行性神经系统功能障碍的患者所遭受的同样问题，不断增加的功能障碍和依赖性可能会持续数年，他们在这个不可预测的漫长过程中需要高水平的护理。对这类患者的缓和医疗，与所有濒死的患者一样，目的是改善生活质量、维护尊严与安详离世。HIV 可能会为我们提供一个试验平台，以检验我们对此类人群的照护模式。

### （五）恶性肿瘤

患者继发恶性肿瘤的种类越来越多，不同肿瘤的病程和对治疗的反应差别很大。例如，联合抗逆转录病毒疗法的直接结果是导致卡波西肉瘤发病率的下降，而其他疾病（如淋巴瘤）的发病率却有所上升。有趣的是，淋巴瘤的进展和鳞癌的更高发病率似乎与我们目前的免疫标志物无关。

### （六）丙型肝炎

显然，在已经受到 HIV 感染严重影响的某些人群中，尤其是在注射吸毒者中，也发生了迄今为止一直隐藏的大规模丙型肝炎病毒（HCV）感染的流行。HIV 和 HCV 都呈阳性的患者预后更差。与单纯 HCV 患者相比，这类患者肝损害更严重，肝纤维化和肝硬化进展速度更快。许多 HIV 治疗药物都有引起肝脏炎性反应的风险，并可能加重病情。HCV 感染很可能是 HIV 吸毒者不可预测的临床过程中的重要不良预后因素。

### （七）长期抗逆转录病毒治疗

许多患者已经接受抗逆转录病毒治疗数年，随着新疗法的发现和预后的改善，患者有可能接受跨越数十年的治疗方案，因此，治疗的副作用会很多，而且可能很严重。除肝炎、胰腺炎和痛性周围神经病等急性副作用之外，蛋白酶抑制剂还容易引起非胰岛素依赖型糖尿病、甘油三酯的大量升高和外周脂肪营养不良。体型变化的副作用发生在 50% 的患者中，其特征是面部、四肢和上半身躯干的脂肪减少以及向心性肥胖。这些特征通常比较显著，并且会对人体外貌产生重大影响。这些对代谢的不良影响已被证实，已有血管造影证实冠状动脉疾病的报道。HIV 感染幸存下来的患者可能是以中长期的并发症为代价，如糖尿病、冠心病，以及心理、社会和精神问题。

HIV/AIDS 患者的专业缓和医疗涉及年轻人的死亡照护。AIDS 患者的平均死亡年龄为

37.5 岁，而癌症患者为 66 岁。AIDS 是一种性传播疾病，因此始终是对年轻人具有重大心理 - 情绪、精神和社会影响，是一种令人不悦的象征性疾病。这些问题和死亡一样，在很大程度上都是不确定性问题，将一直是 HIV/AIDS（译者注：原著中为"HIV"）治疗的一部分。

以同性恋者群体为代表的白种人中产阶级群体往往自信而有见识，要求在他们的照护中保持自主权和伙伴关系。难以应对躯体病情的恶化是这一群体的一个主要特征，患者通常选择积极治疗，直至死亡。我们建议减轻患者的"宿命感"，因为宿命感一方面表现为渴望活下来，另一方面却不能接受疾病的不良预后，这些矛盾的想法导致患者可能会突然从积极治愈的心态转变为要求"安乐死"。针对这些问题的沟通是非常艰难和令人不愉快的，需要发挥缓和医疗专业团队的优势。

HIV/AIDS 患者也经常被生存问题困扰，这种疾病的演变规律经常导致那些有宗教信仰的患者在濒死时出现疑虑、困惑和恐惧。一项研究表明，死亡恐惧更多见于那些对感染有负罪感或将其视为惩罚（来自于上帝的或是一般性惩罚）的患者中，不太可能和这类患者探讨是否进行心肺复苏或生前预嘱。

来自非洲的患者呈现的是完全不同的问题，我们并不熟悉这类患者的世界观，应对他们面临的任何问题时我们都会缺乏能力。这可以很极端地表现为一个非常理性的患者在使用灵性的语言（谈论灵魂、魔鬼等）表述痛苦的时候，被误诊为精神病，并转诊到精神科进行治疗。这些是缓和医疗专家所擅长的问题，而不是 20 世纪后期的医学科学问题。当然，这些问题也是濒死阶段年轻患者的普遍问题，HIV/AIDS 患者只是以这种鲜明的方式表达了出来。

上述这些引领我们进入下一部分：HIV/AIDS 教会我们的是什么。

## 四、管理 HIV/AIDS 的经验教训

### 处理不确定性

HIV 感染不断挑战着缓和医疗的定义，挑战着急性病治疗和缓和医疗的分界点，因为在疾病过程中"治愈"和"缓和"的成分是共存的。HIV 感染本身有一部分已经可治愈，这使人们对这部分患者是否需要缓和医疗感到疑惑。最极端的观点认为，专业的缓和医疗对于早些年发生的 HIV 感染非常有帮助，但是现在不再有用，因为 HIV 感染现在可以说是一种长期、稳定的甚至是可以治愈的疾病。因此，谈论死亡和垂死过于消极；如果缓和医疗执意要做些什么，那就应该主要集中在心理支持、依从性和对抗病毒疗法导致的副作用的管理上。

我们更倾向于视这种观点为一种充满希望的想法，而不是一种现实情况。尽管如此，它的确说明了缓和医疗专科医师与患者及其临床医生一起工作的必要性，因为他们要应对治愈过程中的临床不确定性。类似治愈与姑息治疗一直贯穿癌症治疗的过程，并且也是其他慢性病，如血液病、肾脏病和心脏病治疗中面临的问题。

HIV 感染是缓和医疗的一个重要领域，缓和医疗在其中要拥有自身的专业范围并广泛应用，这是因为社会偏见倾向于将这一疾病与死亡和濒死相关联。缓和医疗专家以不确定

性管理者而不仅是死亡专家的姿态呈现，可能是更富有成果和更务实的。

除男同性恋者外，HIV/AIDS 患者往往来自社会上处于边缘化的群体：从事性行业的人（及其使用者），注射吸毒者，以及来自 HIV/AIDS 流行和异性性传播地区的难民。这些少数群体的特征是，很晚才就医，并且不能适应传统的照护。HIV 治疗相关经验告诉我们：我们不能认为所有患者对治疗或治愈都秉持相同的观念或信念。

因此，我们不能以相同的方式对待他们，也不能提前假设什么是优逝，什么是一个家庭或紧密社会群体的构成要件。但是，我们可以肯定地说，多学科协作的缓和医疗比治愈性医学能更好地完成这项任务。

通过这些经验，AIDS 还使我们直面保密、知情同意、自主和公正等现实性问题，会影响医疗资源分配的方式，以及缓和医疗和治愈性疗护如何共同发挥作用等。毫无疑问，患者需要先提出需求才能使其需求得到满足。这里有个来自于其他疾病的教训，将患者群体作为科学研究对象，通过游说慈善和合法的资源才得到服务和参加临床研究。

总而言之，我们认为专业缓和医疗应在 HIV/AIDS 患者的治疗中始终占有一席之地，但是照护这些患者所面临的挑战将会在缓和医疗的学科发展和成熟过程中留下自身印记。其他需要缓和医疗的群体也面临着同样的问题，即处理不确定性，满足早逝者的需求以及确保社会和文化平等。

# 五、关于未来

## （一）不确定性对资源的影响

HIV/AIDS 在决策、资源配置和提供服务等方面存在重大困难。HIV 感染的临床表现将继续以不确定性和多变为特征。生活方式、种族、社会污名化、年轻人对死亡的厌恶，以及标榜能够完全治愈疾病的先进治疗等因素带来的影响都为提供适当和有效的治疗带来了挑战，这在缓和医疗和急性疾病的治疗中都是如此。

在许多方面，我们将应对 HIV 视为 20 世纪末期的医学范例。消费主义的婴儿潮一代认为科学将根除疾病的思想证实是不可行的，但是仍然有人宣扬只要有资金用于研究和治疗就有成功的希望，1999 ～ 2000 年，英国用于治疗和治愈疾病的拨款超过 2.33 亿英镑。新增药物和设备将带来更大的资金问题，疾病治疗与缓和医疗会出现资金竞争。

在英格兰和威尔士，生存率的提高和住院患者数量的减少使中央财政在 1996 ～ 1997 年的年度拨款削减了 7.7%。然而，这一疗效改善是通过新的联合疗法取得的，这些疗法有其自身成本：联合疗法的成本约为每名患者每年 1.23 万英镑，近期估算 HIV 感染儿童的终身治疗成本约为 17.83 万英镑。

尽管关于 HIV 的预算数额已经很大，但在撰写本书时，预计卫生当局还将在现有预算范围内为不断增加的新药优先提供资金，因为联合疗法可使死亡率下降，意味着不得不将其费用列为预算中的高度优先选项。此外，也要考虑到感染患者增加的可能性（1995 ～ 1997 年为 9%），所以在资金方面必须要有所准备。显然，对新疗法的资金支持将优先于缓和医疗。

## （二）不确定性对缓和医疗服务的影响

由于资源有限，尚不能满足 HIV/AIDS 患者的基本需求，缓和医疗服务团队发现他们自身很脆弱。例如，1998 年，一个大型居住社区的服务中心及安宁疗护机构就因为需要服务的人数迅速减少而关闭了（第 18 章）。为了生存，缓和医疗服务必须保持灵活性和适应性，Mildmay 就是一个很好的例子。Mildmay 是第一家 HIV 感染者安宁疗护机构，该机构是为应对 HIV 感染的妇女和儿童人数增加的现状而开设的，它可以满足 HIV 感染者父母和孩子的需求，并开设了一个家庭护理中心。

在伦敦市中心，我们能为英国最为重要的一个 HIV 中心提供专业的缓和医疗服务。我们也服务于当地社区，该社区有许多难民、吸毒者和性工作者。在 20 世纪 80 年代中期，我们为 HIV 感染者专门开设了缓和医疗服务。随着时间的流逝，这显然变得没有必要了，因为现在，作为缓和医疗专业团队一员的一名 HIV 患者临床护理专家已经能够充分满足 HIV 患者的服务需求，该团队的专家能为中间型患者提供全科和专科的咨询服务与技术支持。对于有症状的或晚期疾病患者，我们能提供门诊和住院会诊服务，社区工作也已经纳入缓和医疗服务范围。5 年前，HIV/AIDS 患者占缓和医疗服务病例总数的 40%，此后已降至 10%。尽管患者提出了更为复杂、紧迫的心理和社会需求，但这些工作并未超负荷。尽管预计随着时间的流逝，病毒的抗性和医源性问题会逐渐解决，但我们会确保我们的布局足够应对需求。

近 10 年来，专业的缓和医疗服务在症状控制、社会心理支持、灵性问题以及对濒死的 HIV/AIDS 患者的照护中起着重要作用，这些服务将继续提供给后续患者。我们认为我们可能将很快遇到更多的"复杂"案例，如症状控制困难的患者、具有不同精神和文化信仰的移民以及具有复杂心理社会背景的患者。这可以通过邀请其他卫生专业人员会诊来完成，而不是建立全面的多学科团队。在某些特定的区域，专业的 HIV/AIDS 缓和医疗服务是适宜的（如 Mildmay 安宁疗护中心专为女性和儿童提供服务），其他地区的专业缓和医疗服务应该有储备能力，能够满足增加的患者需求，除非出现出乎意料的大流行。

我们认为，尽管有一些 HIV/AIDS 患者将继续需要住院的安宁疗护服务，但大多数患者则更喜欢在自己家中接受治疗。居家服务及支持设施的匮乏，加之病情可能迅速变化、情感上和体能的消耗都可能使居家治疗变得困难。因此，安宁疗护机构仍然要有一个能提供 24 小时服务和症状控制的单元，以为照护者和患者提供喘息的机会。未来需求将难以预测，如果需求下降，停止服务则很容易，但是如果停止后需求重新出现，要想恢复这一服务就很难了。

缓和医疗服务需要持续应对不断变化的情况。例如，我们很可能会看到更多长期生存的患者、更多的药物治疗并发症，以及由此而至的更多呈慢性病程的患者和失能者，这需要大量的照护工作和资源。上述这些对患者、照护者，以及对社会的影响不会一直被忽视，因为资源的不平等利用已经受到重视。从短期来看，可以暂时将 HIV/AIDS 患者的缓和医疗纳入一般性的缓和医疗服务之中，但从长远来看，这样就不可行了。

## 六、结论

英国的 HIV/AIDS 情况使我们所有人感到惊讶，因为其流行超出了我们的预期，也不是想象中的难以治疗。这一领域正在迅速变化，这种变化的速度和方向是不确定和不可预测的。这使卫生专业人员和受疾病影响的人群都产生了一定程度的困惑。因此，在这一领域开展工作既充满挑战又令人兴奋，也充满了不安全感。现在，我们可以将 HIV/AIDS 视为一种伴有急性可治疗合并症的慢性致死性疾病，对患者，患者的家人和朋友，临床医生，以及对全社会都会产生影响。

专业缓和医疗服务在 HIV/AIDS 治疗中的作用已逐渐改变。目前我们需要如下支持：

1. 在围绕治疗与停药的益处和负担的艰难决策中，对我们的同道予以支持。

2. 确保药物治疗和控制病毒复制不以不可接受的生活质量损失为代价。

3. 为不同文化显现的复杂问题、疾病晚期及末期患者提供持续性的缓和医疗。

最好通过多学科协作模式完成上述任务，且必须符合当地的实际情况。

专业的缓和医疗服务必须在 HIV/AIDS 的治疗中保持有意义的存在，帮助解决冲突，告知坏消息，以及缓解在面临不确定性时展现出的紧张局面。毫无疑问，全部时间都用于生命末期照护的缓和医疗专家将再次接到患者的求助。我们应当尝试通过应用我们的技能来简化工作，这些技能包括应对不确定性、痛苦和冲突，而不仅限于应对死亡。我们还要确保将我们以前学到的经验教训转化到实践中去，并应用到那些需要但还没有从缓和医疗服务中获益的患者身上。

（周　翾　王　飞　译；李小梅　审校）

# 第 12 章
# 护理院的缓和医疗

Ian Maddocks 和 Deborah Parker

## 一、概述

目前世界上几乎所有地区老年人口的比例都在增加，以家庭为单位向老年人提供支持的传统护理方式开始不再适应当前日益增长的社会需求。在发达国家，家庭护理方式逐渐被机构护理所取代。这导致即使政府有所限制，护理院的床位数量仍在迅速扩张。即使在将赡养老年人视为家庭重要责任的亚洲，单靠家庭使老年人获得充分的照护也是非常困难甚至是不可能的，这种情况在繁忙拥挤的城市尤其突出。本章以澳大利亚为例，回顾护理院在社会上扮演的角色，比较护理院和安宁疗护机构之间，面对的客户群体和提供照护的差异，探讨护理院居住者对缓和治疗的需求及新型照护模式。

## 二、护理院的新角色

越来越多的人在护理院去世，我们中的很多人也都将在护理院度过余生。近几十年来，护理院的作用在不断演变。原因在于住院诊疗费用越来越受关注，医院床位严重短缺，促使医院缩短患者住院时间，以便将照护服务留给急症病例，并积极地将不适宜在大医院做全面检查和积极专科治疗的人员转移到其他护理机构。

以前，护理院床位数不断增加，医疗花销也随之不断增长，政府对这种情况感到担忧，便开始寻求减缓其增长趋势的措施。因此，近 20 年来，护理院越来越难进，必须是病情更严重或者更加虚弱的患者，才有可能住进护理院。私立护理院和安宁疗护机构一样，被赋予了更多照护临终患者的责任，同时支持照护和医疗照护患者的额外需求也有所增加。近年来，澳大利亚从美国引进了案例混合融资等成熟的方法来核算医疗成本和限制医疗开支，进一步促使公立和私立医院将患有慢性、进展性疾病，或处于疾病终末期的患者转诊到安宁疗护机构和护理院。

在南澳大利亚，在护理院去世的患者比例从 1960 年的 1% 上升到 1990 年的 20%。英国的这一比例从 1969 年的 5% 上升到 1987 年的 14%。与此同时，住进护理院的患者的疾病种类也开始转变，退行性疾病和慢性疾病逐渐被如癌症等恶性程度更高的疾病所取代。1990 年，南澳大利亚从护理院转诊到安宁疗护机构的癌症患者的比例为 20%，1993 年为 45%。

同时，随着安宁疗护计划越来越多地接收非恶性疾病患者，人们对缓和医疗方法对癌症以外疾病的应用价值有了更多的认识。1992 ～ 1993 年，转诊到阿德莱德（Adelaide）

南方社区安宁疗护计划的患者中，共有 58 例慢性肺病、肾衰竭和慢性心力衰竭病例，占总转诊病例的 7.7%，1995～1996 年则有 113 例此类病例，占所有转诊病例的 12.6%。这些变化鼓励安宁疗护机构和护理院更加积极地分担照护临终老年人的责任。

## 三、护理院和安宁疗护机构的重要区别

尽管安宁疗护机构和护理院都提供临终患者的护理，但这两个机构在提供的服务、可以获得的资源，以及所服务的对象方面仍然存在很大差异。安宁疗护机构的患者大部分的疾病诊断为发生于任何年龄阶段的癌症。安宁疗护护理工作需要由拥有专业知识和技能的注册护士完成，他们在工作人员中所占比例高。安宁疗护机构的"整体护理"中包括患者的亲属和朋友，护理工作延伸至丧亲期。

护理院注重对老年人的监护（通常有入院年龄标准），并鼓励和协助老年患者完成日常生活中的各项活动。最常见的疾病诊断是痴呆症、心血管疾病、血液病和肌肉骨骼疾病。护理工作由注册护士和护工共同完成，"照护工作单元"由住院医生负责，但几乎没有为亲属的丧亲关怀提供支持。

Abbey 认为，护理院受"正常化"的理念的影响，鼓励患者持续活动，拒绝不必要的功能限制，这给护理院工作人员的日常护理实践带来了困难。例如，体弱的老年痴呆症住院患者在接近死亡的情况下，是否应该通过每天洗澡和坐在椅子上继续"正常化"？Abbey 提出，要想让护理院的居民得到适当的缓和医疗，就必须对文化和政策进行重大变革。

## 四、护理院对缓和医疗的贡献

护理院对"姑息性"护理及对其特殊专业知识的需求很难量化。1990 年的一项调查发现，南澳大利亚护理院负责人估计，约 3% 的居民需要他们所理解的姑息性护理。而最近一项南澳大利亚调查显示，这一需求量实际上更高。护理主管参与了 Maddocks 等在澳大利亚范围内的调查，估计全澳洲约 6% 的居民有姑息性护理需求，Clare 和 DeBellis 得出结论，这一比例可能高达 9.5%。

### 服务人群比较

将接受缓和医疗的患者与护理院居住者进行对比的公开研究数据相对较少。关于缓和医疗服务人群的研究主要集中在接受不同服务类型的临床特征和社会人口学特征方面。

Amar 对美国随机抽样的 50 名安宁疗护患者和 50 名护理院患者进行了比较。安宁疗护的患者更年轻，有自主意识和兴趣爱好，且大多患有癌症。而护理院的住院患者有自主意识和兴趣爱好者只占 4%，大多数人患有心脏病、肺部疾病或痴呆症。作者认为，如有护理院参与，美国的安宁疗护项目将有以下两项获益：第一，安宁疗护项目会为大量的服务需求少的患者提供服务；第二，转至护理院的患者将获得持续的安宁疗护服务支持。护理院与安宁疗护机构保持联系有助于自身经营，有助于增加护理院工作人员的专业知识。安宁疗护协议承担与患者最终诊断相关的药物、医疗和伤口处理及辅助治疗等费用。在澳

大利亚，没有向护理院提供缓和医疗照护的财政激励，因而加强与缓和医疗团队的联系更多的是出于公平和生活质量的考虑，而不是出于经济考虑。英国也是如此。

Maddocks 等将澳大利亚阿德莱德南部接受全面缓和医疗服务的 104 名 70 岁及以上老年人与 87 名入住护理院的老年人进行了对比研究。护理院的居民往往年龄较大并且丧偶，诊断为癌症者仅占 1%，而诊断为痴呆症的占 22%。护理院新入院者只有 3% 了解缓和医疗服务。他们接受的保健服务主要包括如物理治疗、足病治疗和职业相关治疗等保养性护理。相比较而言，缓和医疗的服务对象相对较年轻，多为男性，并且已经接受多种社区健康服务，79% 诊断为癌症，没有诊断为痴呆症的患者。10 个有记录的最常见症状中，两组都有疼痛和意识障碍（表 12-1）。疼痛是缓和医疗服务对象最常见的症状，是护理院居住者位居第四的常见症状。意识障碍的排名正好相反，在护理院居住者中居首位，而在缓和医疗服务对象中排第四。接受缓和医疗人群的常见症状包括虚弱、呼吸困难、食欲减退、体重减轻、恶心、咳嗽、呕吐和嗜睡。而护理院居住者则更常见尿失禁、皮损 / 压疮、行动困难、焦虑、瘫痪、躁动、共济失调、便秘。

在此对比表中，缺少对缓和医疗服务尤为重要的癌症诊断数据和护理院居住者痴呆症发生率的数据。不过，在得出进一步结论之前，需要更广泛地推广这项工作。我们认为，缓和医疗提供者在照护癌症临终患者时所积累的知识和技能能否直接用于护理院中临终老人的护理，需要谨慎评估。

**表 12-1　南部社区安宁疗护患者与护理院居住者临床记录的十大常见症状**

| 南部社区安宁疗护患者<br>(*n*=104) | 症状<br>(%) | 护理院居住者<br>(*n*=87) | 症状<br>(%) |
|---|---|---|---|
| 疼痛 | 70 | 意识障碍 | 81 |
| 虚弱 | 64 | 尿失禁 | 79 |
| 呼吸困难 | 43 | 压疮 | 71 |
| 意识障碍 | 34 | 疼痛 | 69 |
| 厌食 | 28 | 行为障碍 | 67 |
| 体重减轻 | 21 | 焦虑 | 48 |
| 恶心 | 18 | 无法活动 | 46 |
| 咳嗽 | 17 | 躁动 | 41 |
| 呕吐 | 16 | 共济失调 | 40 |
| 嗜睡 | 16 | 便秘 | 35 |

摘自：Maddocks et al（1996）。

## 五、护理院居住者需要缓和医疗

一项针对 45 名被认定需要缓和医疗服务的护理院居住者的研究显示，其主要诊断是神经系统疾病（56%）、血液病和心血管疾病（42%）及肌肉骨骼系统疾病（40%）。痴呆症者约占一半（53%），27% 确诊为癌症。他们的依赖性很强——大多数卧床不起，由于存在大小便失禁、时常困倦、认知混乱而需要全方位的帮助，会表现为不合作、抗拒和攻击性行为等，但因这些症状带来的工作会随着死亡的临近而减轻。

45 名护理院居住者的许多症状与安宁疗护患者相似，虚弱、疲劳、厌食、焦虑、便秘、吞咽困难和疼痛是常见表现。其中，80% 的患者因为疼痛而接受过阿片类药物治疗，规律使用且需要治疗爆发痛的患者占 47%，规律使用但无须处理爆发痛者占 19%，按需使用的患者所占比例为 34%。诊断为痴呆症的居住者不太可能服用阿片类药物，也不太可能需要处理爆发痛，原因可能是痴呆症患者疼痛评估或治疗反应评估本身存在困难。

纳入该研究的护理院居住者所在的疗养机构与提供缓和医疗服务的机构处于同一地理区域中。但到目前为止，只有有限的咨询性缓和医疗服务扩展到了护理院。该研究的 45 名居住者中，只有 9 人（20%）了解缓和医疗服务，其中 6 人被诊断为癌症，1 人被诊断为痴呆症。在接受缓和医疗的居住者中，只有 1 人是在入住护理院后接受缓和医疗。

与临终的护理院居住者不同，安宁疗护机构的患者在临终前通常更加独立，行为问题更少，认知能力下降和失禁问题也更少。两所机构在阿片类药物的应用上也有所不同。只有不到一半的护理院居住者按照临床实践推荐规律使用阿片类药物并按需处理爆发痛。护理院肌内注射吗啡很常见，但安宁疗护机构则通常不使用这种用药方式，因为这比皮下注射更容易引起疼痛。也有其他研究表明，护理院使用阿片类药物的可能性较小，大剂量阿片类药物被认为不适合痴呆症患者。然而，在美国，针对护理院的分析报告显示，只有少数合并疼痛的患者接受了合适的镇痛药物治疗。护理院工作人员认为缓和医疗照护服务主要适用于癌症患者，但不适用于痴呆症患者。

## 六、护理院的缓和医疗提供情况

### （一）对缓和医疗的理解

当谈及如何定义缓和医疗时，澳大利亚护理院的注册护士和登记护士通常将它与生命终结、死亡和垂死、舒适照护、临终护理或缓解临终痛苦联系在一起。英国护理院的工作人员似乎对这个词汇没有那么清晰的概念。由于缓和医疗与死亡相关，护理院护理的一个难点就是预后问题。一些护理院的工作人员建议，将所有的居住者按照是否需要缓和医疗服务进行分类。其他人则将这一概念限定于在较短的固定时间内死亡的患者。问题的焦点在于医疗费用，在美国，粗略估计生存期不超过 6 个月的患者有资格报销在护理院接受的安宁疗护服务。肿瘤诊断对预测有一定帮助（虽然具有很大的不确定性），其他疾病可能有一个更不确定和更长的终末期。在澳大利亚，由于没有向护理院提供缓和医疗服务的额外补助，因此没有面临这种困境。

### （二）护理院的医疗工作

在澳大利亚和英国，护理院居住者的医疗工作由全科医生或家庭医生负责。除了刚到此地的新居住者，大部分居住者可能已经与全科医生相识多年。即使转诊到缓和医疗团队，全科医生仍然是主要的照护人员。因此，全科医生需要熟练掌握缓和医疗知识，并与护理院的工作人员和缓和医疗团队建立良好的工作关系。在阿德莱德的研究中，注册护士与全科医生之间的主要问题是关于疼痛处理的冲突。疼痛缓解不足、阿片类药物使用不当、医疗机构不重视护士对疼痛的评估（特别是对痴呆症患者），是经常被提出的批评意见。最令人满意的关系是在一家护理院，有一位全科医生定期在现场进行日常诊疗，因此护理人员很容易与全科医生取得联系，并且对他非常信任。英国最近对护理院的一项研究也报道了类似的发现。

### （三）为患者和亲属提供的照护时间

护理院的经费水平要求在满足基本需求的基础上厉行节俭。在澳大利亚，公认的安宁疗护时间标准是每名患者每周 45.5 小时。护理院根据居住者的依赖程度以及"居住者分类工具"得出的结果来评估照护需要的时间，每周可能为 9 ~ 27 小时。1997 年，澳大利亚引入了一种新的护理院资助系统——居住者分类量表，资助的基本原则没有改变，但是引入了新的类别，以确定居住者需要缓和医疗的时间，并且考虑到了向亲属提供咨询所需的时间。至于新的资金体系是否能起到更好的护理效果，还需要进一步的研究。

护理院的照护时间受到住院时间缩短及急性病症比例增多的进一步制约。越来越多的人希望护理院接收那些以前需要在私立或公立医院度过一段恢复期的患者。住进护理院的患者必须具有高度依赖性。在英国也报道了这种趋势，那里有更多的临终人员被送往护理院，而他们以前是由国家卫生局的其他机构提供照护。

### （四）满意的缓和医疗所需内容

在 Maddocks 等的研究中，护理院工作人员的研究小组提出了许多提供良好缓和医疗服务的关键问题。许多安宁疗护机构是专门建造，或者经过了重大改造的，以保护患者和家庭的隐私。然而在护理院，因为空间有限，只有一个单独的房间可以用于缓和医疗。这个房间被认为是"临终病房"，而且只能容纳一名临终患者。家属有时希望和患者待在一起，并参与照顾，安宁疗护机构鼓励这种做法，但在护理院实施起来却很困难。在多人共用的房间中照顾临终者会引发某些问题，例如，如何回答同屋居住多年的其他居住者咨询的问题以及向他们解释情况。患有痴呆症的居住者给工作人员带来了额外的挑战，因为他们无法将一名居住者死亡的情况及时告知其他人。

### （五）为工作人员提供咨询

护理人员通常多年来全身心地投入于照护固定的居住者。减轻护理人员悲伤的有效方法包括参加死者的葬礼和与其家属保持联系等。护理人员与居住者形成了独特的关系，包括那些多年来需要靠触摸安抚的进行性痴呆症患者。在被照料者去世后，并没有常规对护理人员进行专业的咨询支持，他们只能在茶歇或聚会时寻找时机互相探讨和安慰。通过这种非正式的同事间相互支持而获得帮助，工作经验不多的年轻护理人员比有经验的老员工获得的支持更少。因此，养老机构的管理者应当考虑为员工提供专业咨询。

### （六）预立遗嘱和"良好缓和医疗"条件

1996 年，澳大利亚南部通过《医疗和缓和医疗承诺法案》（*Consent to Medical Treatment and Palliative Care Act*），患者能够预立生命结束前的医疗意见，或由其指定代理人决定其临终前治疗。《医疗和缓和医疗承诺法案》委员会推荐患者签署"缓和医疗"需求书。公开签署"缓和医疗"需求书代替签署如"放弃抢救"等类似消极放弃的要求，能够使医护人员更专注于为患者提供恰当的舒适医疗。这一做法在南澳大利亚医院得到了广泛实施。一些养老机构也开始采取同样的规定，要求被照料人预立临终照护意见，或委托决定代理人实施。但前提是预嘱人必须具有独立行为能力，这就使得有一部分人被排除在外，比如老年痴呆症患者等认知障碍者。因此，诊所和养老机构应当推动此项规定尽早实施，最好是在接收被照料者时就签订此项规定。非正式的预嘱（不具备法律效力）同往常一样继续使用，如养老机构或诊所签署的"放弃积极治疗""舒适治疗""缓和医疗"文件。

### （七）教育

澳大利亚等国家的注册护士可申领缓和医疗研究生奖。护理员（低学历者）在继续教育方面遇到的问题更多。澳大利亚养老机构的工作人员评价了参与继续教育项目的时间和费用等问题，他们认为缓和医疗教育与缓和医疗实践类似，更关注于癌症患者的照护，而缺乏与养老机构设置的关联性。他们对缓和医疗继续教育的需求包括疼痛及症状管理，咨询技巧，死亡生理学，以及撤出常规照料的合适时机。同时，全科医生也有继续教育的需求。澳大利亚通过引进全科医学部为全科医生在职教育提供资金支持，满足了部分需求。全科医学部设置了许多涉及缓和医疗的教育项目，包含与安宁疗护相关的理论内容和实践经验。英国和一些国家的全科医生的继续教育形式有进修教育、短期课程、学位和硕士课程等。

### （八）丧亲关怀

对于在护理院去世的居住者的家属来说，专业丧亲关怀并不常见。护理院的基金用于提供居民所需的照护，而没有专门资金来满足家庭的需求。居住者去世后，护理院没有亲属丧亲支持资金。不过，对那些丧偶后存活多年的老年人，护理院的工作人员可能会在没有任何培训的情况下承担起丧亲关怀的责任。显而易见，在死亡是普遍结局和人口老龄化的养老机构中，丧亲关怀的必要性与缓和医疗服务同样重要。可能有人会认为，那些连续多年去护理院探望老人的家庭成员对亲属去世更容易接受。但护理院也需要越来越多地为那些临终前生存时间相对较短的居住者提供服务，他们可能已经在提供丧亲关怀的安宁疗护机构中接受过缓和医疗照护。

## 七、新照护模式

在许多国家，护理院发挥的作用在不断演变。以往护理院主要面向长期住院患者，近20年来，护理院越来越多地提供短期危机干预或生命最后几天（最多几周）的安宁疗护，但公众或其他专业人士认为并无必要。在社区，临终安养所的形象比护理院要好得多。无论是患者还是他们的照护者都不愿从临终安养所转到护理院。但如果护理院认识到自身在终末期疾病中的重要作用，并努力提高临终居住者的照护水平，这种转变将更为积极。Maccabee跟踪了10个从临终安养所转诊到护理院的家庭。3个家庭对转诊经历的评价是正面的，6个家庭描述为创伤，1个家庭得到了良好的照护，患者平静去世抵消了最初的消极体验。他们认为护理院提供的护理不如临终安养所专业。有人建议安宁疗护机构增加附属护理院，以保证照护的连续性，护理院通过与专业机构学习分享技能来提高自身水平。

1997 年，阿德莱德南部社区安宁疗护项目设立了附属护理院，地址邻近道豪森（Daw House）安宁疗护机构，该院同意优先接待符合护理院缓和医疗安置条件的患者。护理院的所有员工均接受缓和医疗培训，同时，一名具有缓和医疗经验的全科医生同意对在该地区没有全科医生的居住者承担责任。转院后，缓和医疗小组与员工、居住者及其家属保持定期联系。

患者由安宁疗护机构或医院的安宁疗护科转送到附属护理院进行照护，一方面可以减轻患者个人及其家属的压力，另一方面护理院的其他患者也可以从中受益，因为工作人员能够获取培训和支持。然而，许多护理院都距离安宁疗护机构很远，因此无法利用这些优势。

在英国，护理院缓和医疗联络人员负责为指定区域内的护理院提供咨询支持和教育。护理院增设"联络护士"岗位，帮助顾问护士提供缓和医疗服务。"联络护士"接受缓和医疗初级强化培训，定期（通常每月）参加缓和医疗支持会议。他们的职责是在顾问护士的监督及鼓励下，协调机构内的安宁疗护并确保达到缓和医疗标准。

在澳大利亚南部的阿德莱德，2 名工作了 12 个月的缓和医疗专业护理人员为该市南部地区 49 家养老机构（护理院和招待所）中的 33 家提供了咨询和教育服务。作为该项目的一部分，来自这些参与机构中的 84 名"联络护士"接受了为期 3 天的培训课程，以解决老年护理中的组织协调和安宁疗护问题。每月例行会议为"联络护士"提供持续的教育和支持。对该项目的评估表明，"联络护士"增长了缓和医疗知识和技能，增强了提供服务的信心。基于评估而不是传统的护理常规、机构政策或资金考虑，护理工作更加以患者为中心。据估计，在项目实施期间，参与机构对缓和医疗的兴趣有所提高。尽管没有持续的资金来支持缓和医疗护士这个职位，但"联络护士"仍继续参加由缓和医疗护理协会护士组织的每月特别兴趣小组。现有的社区安宁疗护计划也提供了持续的临床支持。

Avis 等的研究项目将安宁疗护标准扩展到了在英国诺丁汉卫生管理局登记为安宁疗护的护理院。一名顾问护士在地区同伴支持护理小组的协助下，向工作人员提供缓和医疗培训、支持和咨询，为获得专家建议提供便利，并为患者及其亲属提供丧亲关怀和心理支持等。评估显示，该项目通过为地区护士和缓和医疗服务建立合作关系，减少了护理院工作人员的孤独感，进而发挥了重要作用。患者也对该项目的效果持积极态度，指出与护理院以外的人交谈，能使家属有机会获得丧亲关怀。

美国护理院中的缓和医疗则与此不同。Castle 等讨论了在护理院中设立的安宁疗护特殊护理。从 1992 年到 1995 年，这类医疗服务在数量上增长了 100%。作者将此归因于安宁疗护医疗可由保险报销，并且将其视为对市场竞争力的反应。吸引患者自费项目的需求意味着护理院必须提供额外服务。利益和经济利润可能不是提供优质缓和医疗护理的最理想的动力，但是如果没有某种形式的政府补贴或额外的私人投入，大多数护理院将无法提供优质服务应有的"额外护理"。

# 八、结论

缓和医疗服务承担着护理越来越多除癌症以外其他疾病的临终患者的职责，因而也面临着更多的挑战，尤其是那些伴随衰老的退行性疾病患者。患者队列将会越来越壮大，成为繁忙都市生活中愈发显著的社会问题。如果仅仅局限于癌症、HIV/AIDS、运动神经元病这些特殊领域，缓和医疗可能会被批判为精英主义、歧视性或被认为无关紧要。而当老年患者的各项身体功能逐渐衰退，生活质量无法逆转，变得越来越差，需要耗费大量资金才能满足身体虚弱的老年患者的需求时，就有可能会助长社会上那些敦促自杀医疗援助立法的呼声。缓和医疗为社会提供了富有人性和爱的榜样，但不应当被局限于特殊疾病领域而将更为广泛的照护挑战排除在外。

缓和医疗面临以下三个挑战：

1. 研究最适合护理院临终患者及其家属的照护模式。进一步探索链接护理模式，这需要更广泛的医学、护理和社会群体参与其中。人们自然会担心，将缓和医疗扩大到所有临终患者可能会增加更多的资源消耗。

2. 进一步了解虚弱、临终老年人的需求，以便为护理院工作人员提供更好的教育。

3. 促进缓和医疗和护理院工作人员间的沟通、联络和合作，进而优化相关护理、教育和研究活动。

（孙　红　译；张宏艳　朱　平　审校）

# 第 13 章
# 非恶性疾病住院患者的缓和医疗

Peter Pitcher 和 Carol Davis

## 一、概述

本章旨在解决进行性非恶性疾病临终患者和非恶性疾病患者的急诊需求，并讨论这些患者所面临的挑战。自始至终，我们都在努力提出应对这些挑战的合理性建议，以最终确定未来研究和发展的策略。缓和医疗专业人员、非专业人员，以及患者和家属三方的观点贯穿全章。因为缺乏在医院急诊中对非恶性疾病患者实施缓和医疗的正规试验，我们的工作受到了限制。本章还分享了我们作为医院跨学科缓和医疗团队（interdisciplinary hospital palliative care team，HPCT）成员的经验。在某些必要情况下，我们对急诊和其他医疗环境中关于癌症患者缓和医疗的相关文献进行了适当推论。

## 二、历史背景

Balfour Mount 认为："综合性医院作为安宁疗护场所存在令人不安的不足，尤其是人们普遍忽视了患者在医疗、情感和精神方面的需求。" 他使用这一论点，并以患者对死亡态度的研究为依据，支持综合性医院对缓和医疗资源进行整合。他和同事在蒙特利尔维多利亚皇家医院创立的缓和医疗服务模式由缓和医疗专科病房、居家服务、全院会诊，以及科研、教学和行政职能等多部门组成。因此，缓和医疗专科服务设在了医院急诊，而非设在"治疗临终患者方面具有特殊专长的独立机构"。

英格兰第一个医院缓和医疗团队——圣·托马斯安宁疗护支持团队成立于 1976 年。在此之前，在该国部分地区以及随后的一些医院中，都是基于"恩惠和帮助"的理念为急诊住院患者提供专业的缓和医疗服务。

## 三、急诊环境下安宁疗护的不足

尽管缓和医疗服务有所发展，但临终患者在急诊中照护不足的情况仍有记录。前瞻性研究表明，住院的临终患者在症状控制、心理和精神方面的需求未能得到满足。几项回顾性研究从医院病逝患者的亲属处收集了相关资料，并报告了类似的发现。在医院病逝的患者的亲属也会有心理、社会或生理需求。疲乏是患者亲属普遍存在的症状，其中许多问题会因信息缺乏和解释不当而变得更加复杂。

在 4 所大型教学医院中对 50 名临终患者进行的一项非干预性观察研究，暴露了一些发人深省和令人担忧的事件和问题。研究者发现，许多患者的照护情况很差，特别是护士和临终患者之间缺乏交流，通常未给患者提供保持舒适的基本干预措施。文中介绍了几个简短的个案报告，其中一个案例是在多学科病房查房过程中，居然没有人注意到位于病房一侧的患者已经去世。文中描述的其他事件促使研究者放弃了其非干预者的角色。这样的报道虽然令人沮丧，但却有望推动变革。

### 医院的缓和医疗专科

在许多发达国家，在医院中死亡的人数不断增加。在 1992 年的英格兰和威尔士，几乎一半的全因死亡和 60% 的癌症死亡发生在医院。当时，英国有 163 个 HPCT 或缓和医疗专科护士，到 1996 年，该数字已增至 275 个。其中，173 个（占 62%）专业缓和医疗支持服务仅由一名缓和医疗专科护士提供。然而，跨学科团队是大势所趋。1995 年，在英国和爱尔兰共和国的安宁疗护与缓和医疗服务机构的信息目录中，大多数 HPCT 被确立为愿意收治非恶性疾病患者及癌症患者。

"医院中的缓和医疗"（National Council for Hospice and Specialist Palliative Care Services，1996）建议：

♦ 缓和医疗应该是所有临床实践中不可或缺的一部分，并适于全部患有危及生命疾病的患者。

♦ HPCT 应该是一个由拥有一系列互补技能的全职、兼职和附属人员组成的多学科团队。

♦ 应清楚地认识到 HPCT 与转诊医生，以及与患者之间，该团队与初级医院照护者之间是咨询关系。

在本章中，我们假设这些原则是医院急诊提供专业缓和医疗服务的基础。

## 四、哪些非恶性病患者需要专业缓和医疗

在急诊环境下，很难确定哪些非恶性疾病患者需要专业的缓和医疗。以医院为基础的缓和医疗服务的一个重要目标是通过示范和教育提高全院缓和医疗的水平。即使这种服务仅限于恶性疾病患者，也希望医务人员能将他们与 HPCT 互动中学到的经验和技能转化一部分用于非恶性疾病患者。这种情况可能已经存在，但却不易证明。据了解，缓和医疗的成功和意义不是根据专业队伍的数量来判断的，而是根据其对所有患者（与诊断和治疗地点无关）照护情况的影响力来判断的。

截至目前，我们的团队还没有为肿瘤内科和肿瘤病房提供服务，仅面向普外科、大内科和老年看护病房，这些患者群体往往恶性疾病和非恶性疾病兼有，而这些病房中的大多数患者都未患癌。尽管情况特殊，但非恶性疾病患者仍然仅占我们转诊人数的 18%。在对 1997 年安宁疗护与缓和医疗专业服务目录中随机选择的 50 个 HPCT 进行的调研中，有 19 个团队做出了回复。他们遇到的非恶性病患者的比例为 0 ~ 12%，中位数为 5%，这些数字需要放在回复率低的背景下来看待。此外，缓和医疗服务可能以截然不同的方式发展。因此，难以比较世界上不同国家和不同地区的缓和医疗服务。

### 转诊到医院缓和医疗团队的决定因素

非恶性疾病患者转诊至 HPCT 的可能性受到多种因素的影响。例如，在一项对于 26

名转诊至医院缓和医疗团队的患者的研究中,15 名患者死于癌症,11 名患者死于非恶性疾病。这在一定程度上可能是因为这篇论文的作者之一，是亲自参与了团队组建的呼吸科医生。另一方面，在英国缓和医学专科医师注册培训有了新发展之前，许多从事缓和医疗的医生都曾接受过肿瘤学方面的培训，而且在照护癌症患者方面也会得心应手。医院其他同事可能也将他们视为肿瘤专家，所以不太可能转诊非恶性疾病患者。就像患者及其家人各有特点一样，每个团队也各有特点，而且与其所在医院和当地缓和医疗专业机构的关系也不尽相同。在全球范围内，疾病流行病学特征和文化影响与卫生服务在当地的发展方式都是相关的。

以我们自己医院的团队为例，团队的发展历程显然对未来具有重要的影响。在团队成立之前，应一名来自英国南安普敦蒙巴顿伯爵夫人之家缓和医疗部门顾问的要求，为急诊的患者提供专业的缓和医疗服务。这项成立于 1977 年的专科缓和医疗服务方面面都适用于癌症患者，但并不适用于非恶性疾病患者。医院内多学科缓和医疗团队于 1995 年成立，团队根据需求而非临床诊断，为癌症和非恶性疾病患者提供缓和医疗专家咨询服务。虽然该团队属于蒙巴顿伯爵夫人之家，但却常驻在 7 英里外的医院急诊。这是南安普敦缓和医疗专业服务为非恶性疾病患者提供治疗的唯一机构，然而这又带来了困扰，我们并没有为非恶性疾病患者转诊到当地社区的缓和医疗专业服务机构提供便利，因为那些机构不收治非恶性疾病患者。通过分析发现，我们南安普敦团队的转诊模式可能会受以下因素的影响（表 13-1）。

**表 13-1　转诊模式的影响因素**

◆ 成功率：改善一名患者的状况后再转诊另一名患者

◆ 医院的医务人员可能会将南安普敦的专业缓和医疗与恶性疾病而非非恶性疾病联系起来

◆ 医务人员是否参加了由团队成员主持的教学会议和（或）花时间访问团队

◆ 将患者转诊到我们团队的医生很快就能知晓我们的特长、经验、技能；当然，也应了解我们的不足

◆ 科室转变。在外科病房，我们遇到的都是需要手术的外科患者；而在传染科病房，我们遇到的更多的是艾滋病患者

◆ 我们目前的研究兴趣和项目。例如，当团队中有医学生在进行关于肺癌和 COPD 患者呼吸困难的研究时，我们发现 COPD 转诊数量明显上升

◆ 病房医务人员的亲身经历。例如，当医院的一名护师身患癌症后，我们注意到她会把更多的患者转诊到我们团队

其他一些不太显著但依然很重要的因素也会影响我们和其他人看待缓和医疗专业团队在医院急诊中的作用。例如，缓和医疗专业团队的 5 名成员中有 2 名来自麦克米伦癌症慈善机构，尽管他们的工作并不局限于癌症患者，但有时也会带来问题。例如，在冠心病监护病房住着一例患有严重周围血管疾病、心绞痛和心力衰竭的患者，他的妻子与 HPCT 中的一位成员相处了很长一段时间，在起身回到他丈夫的床旁时突然僵住了。她盯着那位专家的胸牌，看到"麦克米伦"这几个字，说道："哦，不，他还得了癌症吗？"

我们自身的人生经历也非常重要，有一天，我们边喝咖啡边分享着各自关于疾病和死

亡的经历。在我们这个小群体中，经历过失去重要亲人的人数比预期的要多。大多数人都经历过在医院急诊中照顾所爱的人，也都认为当时能够而且应该做得更好。我们承认，这些认识肯定会对自身职业生涯的发展产生影响。因此，我们都在努力提高对临终住院患者的照护质量。

# 五、医院的挑战

作为医院的缓和医疗服务，我们的部分（但非全部）工作是为医生和护士治疗临终的住院患者提供支持。最近，一项治疗结果和风险的预后和偏好性研究（SUPPORT）分析了过去 4 年中所有在美国的 5 家教学医院住院的患者，这些患者至少患有以下九种疾病之一并且已经为疾病晚期，包括急性呼吸衰竭、昏迷、慢性阻塞性肺疾病、慢性心力衰竭、肝硬化、结肠癌、肺癌、多系统衰竭和癌症。

研究共入组了 9105 名患者，在住院死亡的 4124 名患者中，55% 的患者在生命的最后 3 天仍然保持清醒，2/5 的患者在大多数时间忍受着剧烈的疼痛，至少 1/4 的患者有中度或重度呼吸困难，其中约 3/5（63%）的患者伴有难以忍受的躯体或情感症状。263 名慢性心力衰竭患者，在离世的前 3 天，42% 的患者伴有剧烈疼痛，65% 的患者伴有呼吸困难。这些患者中有 2/5（40%）的人在生命的最后 3 天接受了主要治疗干预。毫无疑问，重要的症状控制措施是对基础疾病治疗的优化，但这种措施对疾病晚期患者也有可能无效，甚至可能并不适合。任何干预措施的可行性都因人而异，并在同一个体治疗中也会随时间发生变化。专业缓和医疗的实践者需要使用诸如 SUPPORT 中的数据来论证，兼顾以疾病为主导和缓和医疗的治疗方法，其挑战在于如何在两者间取得适度的平衡，并认识到这些治疗方法的可行性和可接受性会随着时间而变化。图 13-1 和图 13-2 用于说明以治愈疾病为主导的疗法与缓和医疗之间的关系。另一个模型（图 13-3）则反映了这种关系的波动性。

例如，如果我们断言随着慢性心力衰竭的恶化，症状控制措施优于疾病治疗为主导的措施就过于简单化了。有时最合适的干预可能是心脏移植，由于患者的预后很难判断，实际情况会更为复杂。他们可能在一些情况下看起来生命垂危，但却恢复得很好。对严重心力衰竭或其他非恶性疾病住院患者的治疗需要精湛的医术和良好的团队协作。急诊团队需要对不同的治疗方法持开放态度。缓和医疗团队应意识到，通常情况下，他们的专业知识并非针对心脏病患者，简单地将癌症死亡患者的治疗经验推及到慢性非恶性疾病晚期患者是不恰当的。准确地说，两个团队之间需要互相学习和相互合作，这也包括与患者和患者家属的相互配合。对于我们来说，作为医院缓和医疗团队的一分子，这是我们工作中最有回报的方面之一。

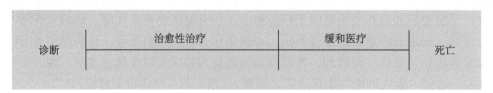

**图 13-1　治愈性治疗转向缓和医疗**

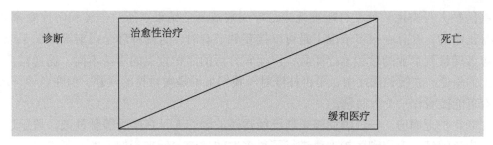

图 13-2　缓和医疗是照护工作中日益重要的组成部分

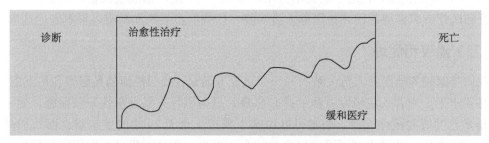

图 13-3　缓和医疗和治愈性治疗并驾齐驱

## 评估患者是否需要专业缓和医疗

每当我们要去接诊患者时，都会尝试评估他们是否需要专业的缓和医疗。我们可问自己和转诊患者以下问题：

1. 患者是否患有无法治愈且危及生命的疾病？

2. 病房医生和护士的角色是什么？由病房团队为患者提供基本医疗，医院缓和医疗团队提供协作，而非直接介入到患者治疗中，是否会更好？

3. 我们的职能符合患者的需求吗？例如，转介到医院出院协理员或慢性疼痛团队会更合适吗？

通常，这些问题的答案并不明确。

我们的目标是在有需求时，每隔适当的时间随访患者的情况，并在问题解决后暂停服务。如果患者又出现缓和医疗范畴内的新问题，我们会再次接诊。因此，患者在住院期间多次转诊的情况并不少见。有时这是合适的，但有时我们并未发挥太大作用。上述情况，更多的是社会问题而非健康问题。我们认为转诊的非恶性疾病患者的比例与恶性疾病患者的比例相似，但这一比例可能会随着时间的推移而变化，并且不同团队的经验也可能不同。

# 六、相互关系

## （一）不同的理念

HPCT 成员与医院其他医务人员之间的关系对于将缓和医疗成功地整合到急诊环境中至关重要。需要注意的是，有时这两组医疗团队的观点可能会截然相反。对于在繁忙的急诊科或外科病房工作的医护来说，照护的重点将放在治愈疾病或至少显著延长生存期上。

对这些医护人员来说，死亡可能被视为治疗失败或不良结果。而对于缓和医疗专家来说，死亡是正常的，并且在很多情况下是可以接受的。有时，这两种理念可能导致关于应该何时将患者转诊到专业的缓和治疗团队，以及转诊后的照护重点的看法不同，这通常会导致伦理上的争论。在缓和医疗中，是否补液对于我们来说是很常见的问题，但在急诊环境下，却更有可能被看作一个大问题。

在老年护理病房，一位癌症终末期已经昏迷的老妇人正在接受静脉补液，关于这种治疗是否应该继续，家属和医护人员进行了很多次的讨论，后来老妇人的儿子说了一句很有用的话："如果她在家里，这一切就不会出现了吧？"于是，输液很快就停止了。

缓和医疗专家需要帮助其他医务人员知晓一些我们虽然熟知却难以理解的伦理准则。

## （二）建议和促进

我们与医院其他医务人员关系的另一个重要方面是，我们扮演的是咨询和协助的角色。我们必须牢记，患者入院经常（虽然并非总是）是为了寻求某种急性干预措施，而不是为了获得专业的缓和医疗支持。患者可以由医生和护士全天 24 小时照护着，而我们并非如此。我们不能作为关键决策者而突显自身的必不可少，或是在患者或家属面前做出此种表现。在对巴黎一家教学医院的法国医生进行的一项调查中，受调者否定了医院中增设缓和医疗特护病房的建议，取而代之的是，赞成加强缓和医疗培训以及加设缓和医疗支持团队。在我们自己的医院中也是类似的情况。南安普敦一个繁忙的外科病房经常向缓和医疗团队转诊。但在过去几年的时间内，转诊人数有所下降。最近一名患者被转诊时，其中一名护士和我们打招呼说："我们最近很少见到您……我想应该是这样的，您教会了我们如何自己做这些事，现在我们只需要因真正困难的事情打电话给您。"……对于我们来说，这是衡量我们工作成效的真正标准。

## （三）教育

《英国医学杂志》（*British Medical Journal*）最近发表了一篇社论，讨论了有关心力衰竭患者临终前的照护问题，并强调许多患者能从缓和医疗中获益。对照护死于心力衰竭和其他非恶性疾病患者的所有医务人员来说，面临的挑战是如何在医院环境中为他们提供最好的缓和医疗。但并不一定意味着所有有此类患者都需要接受专业的缓和医疗建议。这不仅会使专业缓和医疗团队不堪重负，而且也不合理。医院缓和医疗服务的作用中最重要的部分是教育，这需要得到认可、重视和评估，但实际上，大多数 HPCT 的工作成效是根据接诊患者或咨询患者数量来衡量的。

至关重要的是，医院缓和医疗团队必须尽可能地让患者了解他们的作用、团队所提供的服务，以及获取这些服务的途径。在南安普敦，任何医务人员都可以转诊患者，但需得到患者健康顾问的许可以及患者和主管护士的配合。护士们读到本章时，可能难以接受健康顾问许可的概念。她们有理由认为，不应该由医生来决定护士间的轮换，即使是转诊到临床护理专家、麦克米伦护士或者其他专科护士。我们自己的经验是，转诊的大部分患者是为了获得疼痛和症状管理的建议（55%），由于症状管理通常在很大程度上依赖于使用适当的处方药物，因此与这些患者主管医生的合作至关重要。医院缓和医疗团队的成员不会在处方上签字。这样做的原因有两个：第一，我们的目的是鼓励转诊团队理解我们提出建议的原因，并从中有所学习和收获；第二，由于患者通常只接触到团队中的护士，因此避免了患者对谁能开处方、谁不能开处方的困惑。

# 七、什么时间合适

## （一）是否处于濒死期

所有缓和医疗工作人员对判断患者何时死亡这一难题都不会陌生。我们都曾遇到过这种情况，那些本以为能存活几个月的患者突然死亡，而更常见的情况是，那些预计短期内死亡的患者，却存活了很长一段时间。尽管文献中有相互矛盾的报道，但大多数医务人员认识到，通常很难对癌症患者的预后做出准确判断。这其中会有惊喜，也会有遗憾，有时，但也可能是大多数时候，我们的确不知道。通常情况下，对非恶性疾病患者的生存时间则更难预测，HPCT 的运作政策规定，我们将接受具有潜在危及生命疾病的患者的转诊。这到底意味着什么？将患有严重外周血管病的患者转诊到专业缓和医疗团队进行疼痛控制和心理社会支持合适吗？迄今为止，我们的经验表明，这些患者一般在转诊后几个月就死亡了，还有一些患者则仍需住院治疗。这是因为（心）血管病房的医务人员善于选择转诊那些预后较差的患者吗？还是我们建议的干预措施会缩短寿命，产生双重效果？我们究竟应不应该收治他们？如果我们不愿意，谁来收治呢？在某些中心，此类患者将被转诊至慢性疼痛团队，而不是缓和医疗团队。其中一些问题可能无法回答，但我们认为，继续讨论这些问题至关重要，特别是让急诊医护也参与其中，每个参与的人都需要意识到试图确定严重非恶性疾病患者终末期时间的复杂性。本节内容通常会避而不谈，但该部分内容不仅对患者及其家属有用，而且对卫生保健和社会医疗提供者也有用。

## （二）预后较差但不绝对致命的诊断

预后较差但不绝对致命的患者会遇到特殊的困难。

克莱尔是一位迷人的年轻女士，她从十几岁起就患上了一种特殊的肠道自主神经疾病。克莱尔的生存依赖于通过中心静脉间断补充肠外营养。长期的感染、出血和血栓病史使她的状况更加复杂。克莱尔患有许多复杂的心理问题，包括厌食行为，这显然使已经严重营养不良的她雪上加霜。克莱尔做了回肠造口术，留下了很多瘢痕。作为一位对外表非常在意的年轻女士，她有许多与身体形象有关的困扰。

医院病房医务人员邀请我们去看她，提供一些心理支持。克莱尔罹患危及生命的疾病，并伴有与之相关的情感问题。她时不时地有症状控制的需要，也经常处于抑郁状态。克莱尔是否应该接受专业的缓和医疗服务？可以说，她的许多问题都与我们的技能和经验相符。她很可能会死于这种疾病，但也可能会继续存活数年。克莱尔非常感谢我们的干预。对她来说，我们关心的是她的情绪状态，而不是她的中心静脉导管或者血镁浓度。照顾她的医生和护士如释重负，因为有其他人能够分担这位患者的困难。"你们和她相处得太好了……"大家如是说。

缓和医疗从业者会习惯于患者和医务人员的褒奖，他们会说，我们是唯一能够帮助他们的人，或是如果没有我们，他们将无法渡过难关。医院急诊更可能会出现这种情况，因为在这种环境中通常会强调疾病与疾病治疗。在接诊患者时，优先考虑的似乎往往是研究数据、诊室名单、入院还是出院等问题，而不是患者的个人问题和焦虑情绪。在医院中与其他医务人员一起工作时，缓和医疗人员必须警惕这种情况和患者的误导。我们必须谨记，不仅要避免护理患者的医务人员技能下降，而且要警惕医务人员之间或是与患者及其家属之间相互诋毁的风险。在医院中，患者总是会有很多复杂的社会和医疗问题，以至于医务人员都不知道该如何处置，总是会有医疗资源不足甚至完全缺乏的情况。在南安普敦，资金的削减致使住院患者的慢性疼痛（治疗）服务暂停了大约1年，这造成了相当多的应转诊到慢性疼痛团队的患者转诊给了我们。HPCT必须清醒地认识到要努力填补其他服务的空白。仅是因为有需求但并不表示一定要HPCT来做。我们这样做是冒着削弱自身技能和经验的风险。一支被视为包治百病的团队还能维持多久的信誉？

### （三）终末阶段的急诊照护

因为很难预测晚期非恶性疾病患者何时会死亡，真正处于疾病终末期的患者可能会被不恰当地送到急诊病房。

曼尼是一名58岁的会计，HIV阳性已有6年。他的伴侣杰瑞曾目睹曼尼经历了数次机会性感染，又出乎意料地康复。由于$CD4^+T$细胞计数几乎为零，曼尼第5次因患肺炎入院，开始静脉输注抗生素，但效果微乎其微。杰瑞被告知曼尼这次有可能会死亡。后来HPCT团队被邀请为杰瑞提供支持，并就症状管理提供建议。令人惊讶的是，几天后，曼尼开始对治疗有了反应，并在住院10天后能够准备出院回家了。杰瑞向我们描述了他的愤怒，他曾多次试图为伴侣的死亡做准备。他已经心力交瘁。这一次，他做好了准备，把能够做的都做了，他觉得自己既无法继续照顾曼尼，也无法承受再次准备失去她的煎熬。这成了压垮骆驼的最后一根稻草。病房的护士非常了解他们的情况，如此忠诚的伴侣所做出的意外反应令人困惑和始料不及，杰瑞不可避免地要做出决定，但缓和医疗团队在支持杰瑞的同时，也同样支持医生和护士去努力平衡那些复杂且矛盾的情感。在大家的支持和鼓励下，曼尼和杰瑞出院回家，并在一起共度了最后的短暂时光。6周后曼尼去世了。

如本案例所示，在评估艾滋病的预后以及确定不同治疗方法的可行性方面存在特殊的困难。自艾滋病三联疗法出现以来，我们发现住院的患者越来越少，这使得情况更加复杂。总的来说，艾滋病患者是一个有能力、有知识、有发言权的群体，他们往往想要探索每一种可能的治疗方法，并与疾病作斗争直到生命终点。有人可能会争辩说，这一理念与医院急诊团队的理念非常契合，当然，这些患者往往是生命即将结束的住院患者。由于这些原因，患者和急诊团队可能不愿转诊到HPCT，但情况并非总是如此，不同医院的转诊情况可能会有所不同，导致一些艾滋病患者被转诊到HPCT。一旦患者被转诊到HPCT，那么医院缓和医疗团队面临的挑战可能是协助医生和护士平衡传统缓和医疗方法与使这些患者继续保持积极心态，以及接受有潜在治愈可能的疗法。尽管如此，HPCT和病房团队都必须注意，避免使临床决策受到自身价值判断和不同价值观念的影响。对于在急症医疗环境中治疗艾滋病患者的缓和医疗专家而言，这可能才是最大的挑战。

### （四）医生是否不愿意承认患者已病入膏肓

在跨学科团队里，不同成员的看法也可能不同。例如，护士可能比医生更早地发现患者已病入膏肓。在拥有 1000 张床位的巴黎大学附属医院里，对主任医生和护士进行的一项调查发现，与医生相比，治愈机会渺茫对护士的影响更大。这可能是护士和医生在护理、医疗培训与文化上的差异所致。通常认为医学更有科学性，而护理则是同情与科学的结晶。然而，这并不是唯一的解释，因为我们一直在收集卫生专业人员向 HPCT 转诊的数据。在团队成立初期，大多数进行转诊的是护士；然而随着时间的推移，这一趋势发生了转变，推荐患者转诊的医生远远多于护士。

造成这种情况的原因可能很复杂，至少部分原因可能是医务人员不愿意承认患者患有不治之症。面对临终患者，有些医生可能会产生挫败感，有些人可能不愿意将患者转诊到其他团队，特别是团队成员大多数都是专科护士的缓和医疗团队，他们认为缓和医疗团队的职责只是照顾临终者。这些因素可能会影响他们转诊非恶性疾病患者的决定。当然有些非恶性疾病患者会被转诊，因为没有人知道还能再为他们做些什么。但无论出于何种原因，我们都发现随着这些医务人员逐渐了解并信任我们团队，我们不再被认为是厄运的预兆，他们甚至偶尔会开个玩笑，总之他们更愿意转诊患者了。在研究对将患者转诊至医院缓和医疗团队的决策做出阐明之前，这些解释都只是推测。

重要的是，身为专业缓和医疗提供者，我们应该对所见到的疾病的自然病程有所了解，或者至少在我们不确定的时候敢于询问。我们所做的一切——方法、态度、临床决策，以及我们选择对患者及其亲属所说的话，都是基于患者会在短期内死亡的有力猜测。对此，每个人都可能有很多不同的看法。

"把门关上吧，"他对妻子说，"我知道我快要死了，你也清楚这一点，我要向你道别了，一切该结束了。"

3 周后，乔去世了。他今年 63 岁，患有严重的慢性阻塞性肺疾病，他最后一年的大部分时间都在急诊病房进进出出，支气管扩张剂、抗生素、皮质类固醇激素和呼吸兴奋剂对他的作用越来越小。在病房护理人员的建议下，医生们不情愿地把他转诊给我们。乔是一个非常独立的人，努力地呼吸着，维系着自己日渐流逝的生命。起初他对我们充满质疑。我们让他来制定规则，包括按照他的节奏和日程行事，有些时候他很乐观，还会憧憬着未来，而有时他则想让我们帮他做好死亡的准备。尽管过程很慢，但我们都知道他快要离世了，虽然与护理和医疗团队仔细协商后决定给乔应用阿片类药物和苯二氮䓬类药物，但还是经常受到不同医生的质疑，尤其是那些来自其他团队的夜班医生。关于最合适的治疗方案是皮下注射二氢吗啡和咪达唑仑还是静脉注射多沙普仑，也一度存在争议。他在最后一次入院前的 5 个月被转诊到我们这里，并且在症状有所改善的情况下回家待了几个月。他最后一次住院持续了 2 个月。

在他去世一年后，他的妻子同意接受采访。她说："我认识的那个人两年前去世了。"我们从她那里了解到了一些令人深思且有用的事实。因为她的丈夫感染了 MRSA（耐甲氧西林金黄色葡萄菌），而且是在单间接受照护的，他们两个从来没有想过 HPCT 不是那个病房团队的成员。同样，她也无法区分团队中的医生和护士（尽管这可能是因为团队中是女医生和男护士）。但是，她能够确定团队在很多方面提供了帮助："我认为他更舒服了，我知道他对您充满信任，他没有任何痛苦，我常想起那个打着领带经常关注乔的痛苦的您。正因为您的帮助，他最终不再惧怕死亡。"

## 八、合并有非恶性疾病的癌症患者

当我们考虑到被诊断为合并有非恶性疾病的癌症患者这一重要群体时，整个情况就更值得引起深思了。

凯瑟琳是一名73岁的女性患者，有3年的乳腺癌病史。她被转诊到我们团队，住在急诊病房，最近CT扫描证实有脑转移。她的问题是短期记忆丧失和意识错乱。类固醇激素对这些症状没有作用。经过仔细询问家属才发现她的上述症状是在过去几年里逐渐出现的。这位女士的症状似乎与痴呆症有关，而非癌症。当然有人可能会认为痴呆症确实也是一种不治之症，因此该患者有明确的缓和医疗需求。最终，我们与老年护理中心达成共识，他们能更好地照护这位女士。

缓和医疗专业人员对转诊老年前列腺癌患者的挑战不会感到陌生。这些患者的需求常更多地与高龄和由此可能导致的所有医疗问题有关，而非与癌症相关。最初的下意识反应可能是将这些患者转诊到老年护理部、社会服务机构或护理院。但是，如果我们要为非恶性疾病患者提供缓和医疗服务，我们应该收治这些患者吗？我们的收治标准是什么？挑战不仅在于确定哪类患者应该由我们提供服务和专业知识，还在于确定哪些患者不适合我们收治。需要强调的是，我们需要与更多的团队，以及在适当的情况下与其他专业的团队进行认真磋商和讨论。

此外，越来越多的人注意到患者在疾病早期对缓和医疗的需求。例如，我们遇到了最近被诊断出运动神经元疾病的住院患者，他们需要心理支持以应对诊断、功能丧失的威胁、死亡的恐惧，同时也需要症状控制的干预。

## 九、结论

在撰写本章时，我们意识到我们提出的问题远超出我们所能回答的。但也许这才更能反映真实情况。缓和医疗仍然是一个相对新兴的专业，并且该专业在非恶性疾病患者中的应用时间更短。因此，毫无意外地我们仍处于知识探索的阶段。"保持高水平的照护取决于专业知识的进步，为了实现这个目标，我们有义务为这些进步做出贡献。"只有确定需要讨论的问题，然后激励大家进行辩论，我们才能增进这些知识。此外，仅仅根据我们对癌症患者的了解来推断对非恶性疾病患者的认知是不够的。我们必须建立一个针对非恶性疾病患者需求的研究基地，尤其是针对这些患者的需求与他们在急诊环境治疗相互关系的研究。目前尚缺乏对这两者关系的研究和评估，意味着那些在医院中参与非恶性疾病患者照护的缓和医疗专家将很难证明他们的临床实践是有依据的。

医院为非恶性疾病患者的缓和医疗提供了极好的培训和研究环境，我们描述了在医院急诊环境中为非恶性疾病患者提供专业缓和医疗的独特挑战和机遇。我们尤其希望能够让读者相信与医护人员合作的巨大价值。我们要一起培育和建立这种伙伴关系、共同确定研究议程，并共同开展相应的研究项目，为患有危及生命和终末期的非恶性疾病住院患者提供普遍性和专业性的缓和医疗服务。

（张宏艳　高伟健　译；石丘玲　李小梅　审校）

# 第 14 章

# 从英国基层医疗的角度看非癌症患者的缓和医疗

Stephen Barclay

## 一、概述

20 世纪见证了死亡的制度化和医疗化的发展。死亡如出生一样都是家事，医院却越来越多地成为两者发生的场所，而人们越来越觉得医院往往并不是一个适合生命开始和结束的地方。表 14-1 总结了 1995 年英格兰和威尔士死亡场所的数据。患者在自己家中、养老院或护理院中的死亡都是在基层医疗团队的照护下发生的。1995 年，38% 的癌症死亡和 40% 的非癌症死亡属于基层医疗的照护范畴。与癌症死亡相比，非癌症死亡更可能发生在 NHS[1] 医院，发生在家中的可能性较小，发生在自愿捐助性安宁疗护机构的可能性很小，而发生在养老院或护理院的可能性更大。护理院约 4/5（85%）的死者以及养老院 9/10（93%）的死者都是 75 岁及以上的老年人，约一半的死者为 85 岁及以上的老年女性（分别为 47% 和 57%）。

表 14-1　1995 年英格兰和威尔士死亡场所的统计结果

| | 癌症患者（%） | 非癌症患者（%） |
| --- | --- | --- |
| NHS 医院[(1)] | 48.3 | 55.0 |
| 自愿捐助性安宁疗护机构[(2)] | 13.3 | 0.2 |
| 精神病医院 | 0.3 | 1.0 |
| 自己家中 | 25.8 | 19.9 |
| 护理院[(3)] | 7.3 | 10.9 |
| 养老院[(4)] | 3.6 | 9.6 |
| 其他居所/场所[(5)] | 1.6 | 3.4 |

资料来源：国家死亡数据统计办公室（England and Wales，1995）。
注：
（1）所有的非精神病类 NHS 医院，包括医院急诊、社区医院、长住性老年医院，以及 NHS 安宁疗护机构。
（2）国家统计办公室目前仅对非 NHS 安宁疗护机构进行编码。
（3）用来照护患者的非 NHS 的其他医院或机构。
（4）其他社区机构。
（5）癌症：离世前主要是和亲属住在一起。
　　非癌症：主要是猝死及意外死亡。

---

1　NHS.（英）国家医疗服务体系——译者注。

大多数患者生命的最后一年是在家中度过的，很多患者在临终前夕被送到医院。所以，存在一个悖论，即"最后一年的大部分时间是在家中度过的，但大多数人却被送去医院离世"。在生命的最后一年对医院照护的需求趋势更大。两项关于英国全因死亡的全国性研究表明，在 1969 年，63% 的人最后一年里在家中度过了 11 个月或更长时间，而在 1987 年这一数字仅为 54%。尽管如此，大多数人生命最后一年的大部分时间仍然是在家中度过，家是大多数临终患者更喜欢待的地方，也是非专业照护者及全科医生期望他们离世的场所。尽管有证据证明，随着疾病的进展，选择在家中离世的患者人数会减少。尽可能长时间地维持正常生活，在熟悉的环境中由亲属照护，并得到他们熟悉的医务人员的支持，这些都是患者和照护者看重的居家照护服务。因此，家既是大多数人度过生命最后几个月的地方，也是大多数人最终想辞世的地方，尽管很多人没有达成这一愿望。因此，缓和医疗的首要场所仍然是在社区，由全科医生和片区护士提供照护服务。

本章探讨了英国社区缓和医疗的质量、基层医疗服务和专科缓和医疗服务之间的关系，并提出了将专科缓和医疗服务扩展到非癌症患者的社区服务的观点。首先概述了英国社区医疗卫生和社区照护的情况，特别强调了最近对缓和医疗产生影响的变化。

# 二、英国社区照护

## （一）基层医疗团队

### 1. 全科医生

英国基层医疗的基础是患者在全科医生（GP）处登记，全科医生负责一年 365 天、每天 24 小时为其患者提供个人医疗服务，他们充当了患者转诊至二级和三级医疗机构的"守门人"。全科医生是自雇的独立合约人。照护的连续性是全科医生工作的一个核心特征，他们可以为当地居民提供近 30 年的服务工作。当一位医生退休时，他（她）很可能在这些产检母亲出生之前就曾经照顾过她们。但是，近年来由于独立全科医生数量的减少（从 1969 年的 22% 到 1996 年的 10%）和相应的团队医疗，尤其是大型医疗团队的增加，44% 的全科医生现在会与五个或更多的医生合作，所以照护的连续性受到了削弱。这些医疗团队经常共享系统名单，患者可能会得到多名不同家庭医生的照护。

近年来，全科医生的家访逐渐减少，但全科医生外科手术的咨询量却有所增加。1971 ～ 1995 年，全科医生家庭咨询的比例从 22% 降至 9%，外科手术咨询从 73% 增至 84%，而电话咨询从 4% 增至 7%（综合住户统计调查数据）。一项关于全因死亡的全国调查显示，家访是对全科医生批评最多的问题，14% 的受访者称死者的全科医生不愿意进行家访，21% 的人希望全科医生增加家访次数，对全科医生照护的满意度与家访次数密切相关。

1995 年，政府和全科医生就工作时间以外的照护达成了一项新的协议，这导致夜间和周末的照护方式发生了重大变化。全科医生合作机构已在很多领域发展起来，据估计覆盖了英国一半以上的人口。以前，非工作时间的照护是基于诊所内的家访系统由医生轮流提供。现在，这已被该地区全科医生的轮值所代替，每 3 或 6 小时换班一次，增加电话咨询，并且预期行动自如的患者可以自行前往急诊中心；而家访在很大程度上仅限于患者因病不能离家的情况。虽然大多数患者都对合作照护感到满意，但也有人担心非工作时间照护的中断可能会给缓和医疗患者带来不利影响。

### 2. 片区护士

社区照护工作由片区护士提供。尽管他们是社区 NHS 信托的雇员而非全科医生，但他们通常隶属于同一家诊所，为辖区的患者在家中或养老院（而非护理院）提供照护服务。技术高超、合格的片区护士领导着普通护士及护理辅助人员。这些团队的主要工作是为诊所的老年患者服务，其中许多患者即将走到生命的尽头。在过去 10 年中，由于社区照护法规的变化，他们的工作也发生了根本性的改变：他们提供的个人卫生保健服务减少了，但承担着更多的评估和综合照护工作，如缓和医疗。以前由片区护士在 NHS 体系内提供的个人护理现在由家庭护理助理（以前称为家庭助手）承担，由社会服务机构提供或由社会服务机构从私人机构购买。

### 3. 社区照护

1989 年《关爱人民》（Caring for People）白皮书促成了 1990 年的《国家卫生服务和社区照护法案》：该法案见证了在英格兰和威尔士为老年人提供的社区照护的根本变化。核心特征是长期护理费用从公共资助的医疗保健转向个人出资的社会服务。所有需求超出卫生保健范畴的患者，现在都由当地社会服务部门进行评估，以决定提供何种服务，这种评估既适用于寻求居家和日托服务的人，也适用于想要入住养老院或护理院的人。目前，每个地方当局都有自己的服务资格标准及收费结构：这些都是调节需求和资源的手段，只允许满足有限的需求。

虽然卫生保健被视为具有特殊的合法性，并可以免费获取，但社会服务现在被视为个人责任范畴，患者必须为此支付费用。卫生保健和社会服务之间的"收费界限"仍难以界定。可以基于健康理由认为洗澡是必要的，由区域护理团队成员免费提供——其他情况下的洗澡则由社会服务部门雇佣的家庭护理助理提供，并收取费用。现在，患者还必须支付护理费（取决于资产清查），他们可能只需支付较少的费用就能获得一整套居家服务，但在某些情况下，这些费用可能高于机构服务。有证据表明，当地服务费用的上涨与服务使用量减少相关。此外，从 1996 年开始，卫生主管部门有义务基于健康状况确定患者获取 NHS 持续照护的资格标准。符合这些标准的少数患者本身没有做出任何财政贡献，无论他们的经济状况如何，NHS 医疗服务是"按需使用时免费"。标准由地方自行确定，没有国家指导方针来确定谁有资格在 NHS 医院、NHS 护理院或私人护理院购头的地方得到卫生主管部门的直接支持。

1990 年《社区照护法案》（Community Care Act）明确规定地方当局的社会服务部门是社区照护的领导机构。这标志着 NHS 有机会放弃其长期照护责任，导致了 20 世纪 90 年代全国性的机构关闭。因此，NHS 为老年人和老年精神异常患者提供的普通床位及住宿设施都有所减少。政府提供的照护场所减少相对应的是，私立养老院和护理院床位显著增加，以及自愿捐助养老院床位的小幅度增加。近年来，这种趋势一直在延续，在同一房间提供住宿和护理服务的"双重注册"机构数量上有了相当大的增长，从而允许患者在身体或精神状况恶化时仍能与熟悉的朋友和工作人员待在一起，并从该机构的疗养部搬到护理部。虽然通常当地可供选择的照护场所很多，但进入此类场所往往是在情况危急的时刻：实际上这可能意味着别无选择。

### （二）社区照护变革对基层医疗的影响

由社区提供养老院和护理院的变革给本已捉襟见肘的基层医疗资源带来了巨大的挑战。当地全科医生要为所有在养老院和护理院居住的患者提供医疗服务；而以前大部分医疗服务是由医院的医务人员提供，尤其是那些以前会长期住在 NHS 机构的护理院居住者。老年人长期照护的改变（以及精神病患者的非机构化和人口改变）极大地增加了全科医生的工作量。在退休人员聚居区工作的全科医生照护的约 1900 名患者中，30% 的患者年龄大于 65 岁，其中约 90 人要在养老院或护理院接受照护。这对全科医生来说工作负荷很大，而全科医生获得的唯一补偿是对超过 65 岁的人额外收费。英国医学协会的综合医疗服务委员会建议把护理院的患者排除在全科医生的核心服务范围外，目前正协商在综合医疗服务之外就这一额外工作量支付额外费用。

当患者进入养老院或护理院时，全科医生可能会欢迎该机构能够"继续"照护这些与他们相识多年的患者，他们对在诊所附近开设的护理院可能会有非常不同的感受，护理院里挤满了从医院病房转来的身体和精神状态不同程度衰弱的患者，并且全科医生对他们的既往病史知之甚少，之前也不曾有过任何联系。这种将工作从二级医疗"甩给"基层医疗的做法可能会使工作人员产生应付了事和抱怨的态度，随后可能出现只依从工作人员需求的照护模式，而非建立在计划医疗框架中并定期审查的高质量的主动性医疗。引入主动和系统化的照护系统，可以减少紧急呼叫，并和照护人员发展良好的工作关系。第 12 章已讨论了在护理院中提供缓和医疗。

## 三、社区缓和医疗

如前所述，英国缓和医疗的主要场所是社区，由患者的全科医生（如果他们住在自己家里或社区机构，而不是护理院）和片区护士团队进行照护。虽然并不总是得到认同，但需要更多地认清这样一个事实，即临终患者得到的大部分专业照护是由基层医疗团队提供的。基层医疗团队在缓和医疗和安宁疗护中的核心作用在英国政府的一份专家报告中得到认可，该报告指出："即使最终的死亡可能发生在医院，但基层医疗团队已经并将继续为临终患者及家庭提供支持服务。"该报告建议，缓和医疗服务的未来发展应该侧重于基层医疗，维持全科医生与患者间的长期联系。

在全科医生"平均"1881 名患者列表中，每年的死亡人数为 20 人（国家统计局 1995 年死亡率数据）：15 人死于非癌症疾病，其中 6 人在全科医生的照护下离世（表 14-1）；5 人死于癌症，其中 2 人在全科医生的照护下离世。尽管这只是全科医生工作的一小部分，但他们仍旧将缓和医疗视为工作中重要且不可或缺的组成部分，这明显有助于提高其工作满意度。缓和医疗被认为与他们的其他工作没有很大区别，他们对临终患者的照护质量凝聚了他们对患者照护的理想，并被视为他们对患者照护总体标准的标志。

### （一）为什么基层医疗适合缓和医疗

基层医疗团队特别适合提供缓和医疗服务，因为它有三项特质：照护的连续性、家庭视角及多学科性。

### 1. 照护的连续性

在一项对缓和医疗态度的研究中，全科医生强调：以前作为医院医生和现在作为全科医生为临终患者提供服务的主要区别是与患者接触的连续性。全科医生很可能在患者临终前几年就和患者及其家属建立了联系。缓和医疗专家很少有机会建立起这种对患者来说至关重要的联系。然而，如上所述，英国全科医疗的变化正在减少这种连续性照护的机会，这可能会对社区缓和医疗产生重大影响。

### 2. 家庭视角

基层医疗根植于社区和家庭关系中。在为临终患者提供照护时，家人和更多的社区朋友也都是照护对象，包括在患者病危期间，以及在患者去世后提供居丧服务。患者及其配偶或子女在同一个全科医生处登记的情况很常见，为患者及其照护者提供心理及社会支持是缓和医疗的一个重要方面，而基层医疗团队在提供这种服务方面具有独特地位。

### 3. 多学科性

临终患者的照护需要以团队协作的方式进行，这样的团队已经以基层医疗团队的形式存在于全国各地，为每一位患者服务。全科医生和片区护士都认为团队协作是缓和医疗中最重要的方面，而缓和医疗指南也强调了这种团队协作的重要性。最近的研究强调了基层医疗团队在提供缓和医疗中的互补作用。在 127 名全科医生和 73 名片区护士参与的抽样调查中，对发现症状的控制难度进行了评估，相较于全科医生，片区护士认为大小便失禁、异味和压疮更容易控制。相比之下，全科医生发现他们比片区护士更容易控制抑郁、焦虑、恶心、呕吐、便秘、失眠和疼痛。这表明，两种专业人员合作比单独工作能给患者提供更好的评估和照护。

## （二）全科医生在缓和医疗中的知识与技能

全科医生对在家中提供缓和医疗和安宁疗护的任务准备得如何？剑桥大学卫生服务研究小组对随机抽样的 450 名东安格利亚的全科医生进行了一项邮寄问卷调查，内容涉及他们在缓和医疗中的培训和知识。尽管有证据表明，近些年培训已经变得越来越普遍，但在医学生和低年资医生阶段却经常缺少培训。在全科住院医生（实习生）期间，或是作为全科负责医生，大多数受访者都报告接受了各方面的培训（除了那些在引入注射泵之前已接受过培训的人）。

在随后的问卷调查中，东安格利亚的全科医生被问及当患者开始使用强阿片类药物时，他们会同时开哪些药物处方。在社区条件下，人们会期望他们会在第一周或第二周开缓泻药和止吐药，51% 的受访者建议服用缓泻药，54% 的受访者建议服用止吐药。这些数据和安宁疗护机构社区入院者的研究惊人的相似，该研究发现在接受吗啡治疗的患者中，49% 的患者同时服用缓泻药，而 61% 的患者同时服用止吐药。

全科医生又被问到关于口服吗啡转换为皮下注射二乙酰吗啡的问题："在 24 小时内给予多少剂量的二乙酰吗啡等效于硫酸吗啡控释片（MST）60mg bid？"19% 的受访者给出严格的药理学等效剂量 40mg，27% 的受访者建议剂量可加至 60mg，这可能是适当的；16% 的受访者建议剂量低于 40mg（患者用药明显不足），另有 16% 的受访者建议剂量超过 60mg（患者用药明显过量）。为什么这个转换对于全科医生来说如此困难？虽然缓和医疗专科医生每天都会给注射泵开处方，但全科医生一年只有 1～2 位患者需要使用注射泵。

因此，这个问题对于全科医生来说是个小问题，不能期望全科医生在全科所需的广泛知识范围内关注到所有细节。在基层医疗中，对于此种少见的情况，纸质版的建议（现在《英国国家处方集》中已有提供）以及随时可获得的专家咨询是必不可少的。

## （三）社区缓和医疗的质量

后续研究揭示了在基层医疗条件下缓和医疗质量的参差不齐，"家可能是最好，也可能是最糟糕的死亡地点"。上文提到，其中一个原因可能是缺少缓和医疗方面的培训。此外，全科医生可能并不了解患者的所有症状，因此无法对其进行治疗。患者在临终前一年，仅就 2/3 的症状向他们的全科医生进行了咨询。全科医生不知道的其他症状可能会引起患者更大的痛苦。需要更好地了解那些未告知全科医生的症状及其原因。

### 1. 症状控制

虽然有一些证据表明基层医疗中的疼痛控制可能正在改善，但许多患者仍然没有得到疼痛的最佳控制。几年前的一项研究发现，32% 的全科医生报告难以控制患者的疼痛，另一项研究显示，症状控制是导致患者入院最常见的医学原因。而最近的两项研究均显示，只有 8% 的全科医生报告患者的疼痛难以控制。这可能是由于近些年来一种更有效的疼痛管理方法应用到全科诊疗中，或者可能是某种程度的自满，因为不断有报道称社区在疼痛控制方面存在问题。一些全科医生想当然地把镇痛视作基础护理，认为向患者及其家属提供心理和社会支持更为重要。

呕吐和便秘、呼吸困难、焦虑和抑郁仍然是患者痛苦的来源。

### 2. 对全科医生照护的满意度

许多全科医生报告难以处理临终患者及其家属的情感困扰，那些难以处理自身情感反馈的全科医生，更有可能难以与临终患者及其家属沟通，并难以回应他们的需求。一项关于全因死亡的全国性研究，包括了对全科医生和丧亲照护者的访谈，该研究发现 87% 的丧亲的照护者认为全科医生容易沟通，82% 的人认为全科医生有时间讨论问题，83% 的人认为全科医生能以他们理解的方式照护患者，74% 的人认为全科医生的照护是优秀或良好的。然而，只有一半的受访全科医生认为他们能够给予临终患者足够的时间，43% 的受访全科医生希望能够提供更多的时间。研究发现，非专业照护者对全科医生缓和医疗的满意度与全科医生的家访次数，以及全科医生提供给照护者有关诊断和管理的信息量呈正相关。

### 3. 支持非专业照护者

在患者生命的最后一年，绝大多数的护理不是由专业人员提供的，而是由患者家属及朋友提供的，尤其是配偶和子女。家庭照护者提供的支持可能会对临终患者的死亡地点产生重大影响：一些报告指出高达 90% 的安宁疗护入院是由于家属照护的压力，或是缺乏居家照护患者的资源。对照护者来说，照护时大量的体力需求通常是最困难的，他们感到非常疲惫。1992 年对近 3000 名家庭照料者的调查显示，65% 的受访者表示照护影响了他们的健康。照护者和专业人员之间的关系往往是模棱两可的，对于超过一半的照护者来说，他们唯一能接触到的支持服务来自全科医生。

满足社区中患者及其照护者的支持和设备需求存在困难：亲属报告称护理水平不足，尤其是在日常护理需求和夜间支持方面的实际帮助。非专业照护者经常承受很大的压力，1/3 的家庭存在严重焦虑、恐惧或担忧。

#### 4. 片区护士的护理

片区护士在缓和医疗与安宁疗护中起着核心作用，可以为终末期患者提供绝大多数的照护工作。她们在提供以及安排照护方面发挥着重要作用，同时在提供信息和社会心理支持方面也发挥着越来越大的作用。由于许多非恶性疾病的长期性以及相关的主要护理需求，片区护士可能在数年或数月内每周都要与这些患者接触。因为与全科医生的接触可能相对较少，片区护士通常是终末期非恶性疾病患者照护者最有用的联系人。

片区护士必须应对长期与患者密切接触所带来的巨大压力，以及在患者临终时其亲属的情绪牵连。她们可能感到对药物剂量、告知预后、疾病早期干预等痛苦的重要决定因素缺乏控制，这可能会导致她们与那些对这些决定因素有更多控制权但日常参与较少的全科医生之间的关系紧张。

一项关于全因死亡的全国性调查显示，1/5（22%）的失去亲人的非专业照护者认为他们所爱之人对片区护士的照护需求远多于实际获得的；12% 的患者没有接受过任何片区护士的帮助，据他们的照护者称，事实上他们需要这样的帮助。然而，在所有表示需要更多护理帮助的人中，只有 1/4 的人提出过申请。大多数临终患者向片区护士的转诊来自全科医生。在这项研究中，48% 的片区护士认为临终患者通过全科医生转诊到他们团队时已经太晚了，难以建立一个良好的关系。此外，59% 的片区护士认为最初的全科医生转诊所提供的信息不足，特别是在医疗信息、家庭相关信息，以及患者和照护者对诊断和预后的了解方面。基层医疗中缓和医疗多学科协作指南强调了在早期阶段让片区护士参与的重要性，以及有效团队合作的价值。

很多片区护士认为，如果不是因为时间有限，她们愿意为临终患者做更多的事情，特别是花更多的时间陪伴这些患者，与他们交谈。照护者对于片区护士护理的满意度与片区护士的频繁来访，确保在夜间提供服务，代患者联系其他服务机构以及在患者死亡后进行家庭探视呈正相关。

对于全科医生和片区护士而言，在夜间提供社区照护是他们关注的一个主要领域。在英国的一些地区，尽管傍晚或夜间片区护士的服务可能提供至晚上 10 时，但下午 5 时以后就基本不再提供了。在许多地方，夜间的片区护士服务不足或无法获得。片区护士的基本工作是到家中探望患者，尽管晚期疾病患者可能需要长时间的照护，但她们并不能够在患者家中停留太长时间。玛丽·居里癌症照护慈善基金会为夜间护理提供了部分资金。但是玛丽·居里护士提供的照护服务在许多地区仅限于每周 2 ～ 3 个晚上，而且大部分只适用于恶性疾病患者。能够提供 24 小时特需照护的家庭安宁疗护或家庭病床服务是最近备受欢迎的发展模式，然而其成本效益需要更多的评估。

## 四、缓和医疗的社区试点

卫生保健的优先顺序是一场重要的全国性争论。近些年，无论出于什么方面考虑，全科医生已经通过基金持有、总体采购或全科医生委员会小组分配了越来越大比例的卫生服务预算。

1997 年的白皮书《新国民健康服务》（The New NHS）表明，随着国内市场的取消，全科医生在试点中的作用发生了重大变化。基层医疗团体（Primary Care Groups，PCGs）

及基础保健信托（Primary Care Trusts，PCTs）已经成立，通常服务约 10 万名患者，预计他们将逐步完善四级责任架构，从卫生当局委任的顾问，到全面分配预算，根据当地的公共卫生职能为其民众提供保健。PCG/Ts 包括当地所有的全科医生及其社区护理同事，他们"平等地聚在一起"。社区护士首次在服务的规划和试点中发挥关键作用。

在一项具有全国代表性的大样本的成人研究中，"临终患者的特需护理和疼痛缓解"在 12 项卫生服务的优先事项中排第 2 位。在伦敦市中心对公众、全科医生和顾问进行的一项类似的研究也发现，缓和医疗被给予了很高的优先权。因此，这类服务可能是 PCG/Ts 试行的早期候选项目，因为转诊到医院护理专科或家庭护理团队的大多数人都来自基层医疗。

最近有研究对剑桥安宁疗护机构服务区的全科医生和片区护士进行了问卷调查，以了解他们对缓和医疗服务发展优先权的看法。全科医生和片区护士都把将癌症患者紧急收入安宁疗护机构以控制症状列为未来发展的最优先级服务，在其他研究中也有类似发现。全科医生和片区护士都认为玛丽·居里护理服务模式是未来发展的重中之重，其他研究的发现亦是如此。家庭病床（医院）的缓和医疗（一种非专科护理服务，为生命最后两周内所有诊断患者提供 24 小时居家护理）被片区护士视为服务扩展的高度优先项，并且在优先级排序方面出现最大的跨专业分歧，这可能反映了片区护士对患者的护理及夜间需求，以及他们对非专业照护者的压力和需求情况的认识更深入。在全科医生及片区护士的发展优先事项清单中，收治非恶性疾病患者到安宁疗护机构以进行喘息服务的比例较低；与全科医生相比，片区护士更可能优先将这些患者安排入住安宁疗护机构。

全科医生及片区护士最优先考虑进一步发展提供即时的临床护理服务，特别是在疾病的终末期，这种对于个体照护的重视是基层医疗的标志，在以前关于基层医疗需求评估的研究中也发现了这一点。为了防止不恰当的短期观点在 PCG/Ts 中占据主导地位，需要与公共卫生医学建立强有力的伙伴关系，以确保更系统和积极的需求评估，其中可能包括对专业教育的需求。将片区护士纳入 PCG/Ts，标志着与过去由全科医生主导的模式相比有了显著变化。片区护士与临终患者及其家属有更多的接触，使她们能够以一种特殊的方式成为他们的倡导者。虽然目前尚不清楚 PCG/Ts 内部如何管理各专业的优先级，但是已经达成了一个共识：鉴于目前医生主导，护士听从医生的趋势，可能需要制定一些达成共识的机制。

## （一）基层医疗与缓和医疗专科的关系

无论是恶性疾病还是非恶性疾病，缓和医疗患者连续性照护的主要部分是由基层医疗团队提供的，这种连续的照护实际上不可能是缓和医疗专科的责任。在缓和医疗中，专科医生和全科医生都会发挥各自的作用，分工合作，认可并尊重彼此的技能。

对于专科医生来说，有必要将全科医生与片区护士作为完全的合作伙伴，并就适当的工作模式达成一致，这个模式并不是简单地只依照专科医生的号令行事。需要专科医生灵活的工作模式，这涉及多个层次的参与，并建立定期审查机制以就个别患者的工作关系达成一致。这种明确界定参与程度的工作关系，将阐明每次转诊的目的，促进提供更有针对性的照护，并且能够使更多的、更大范围的患者从专科医生的建议中获益。

一个矛盾的问题是专业缓和医疗提供者是否应该"接管"患者的照护工作。有人指出：

"专科医生可能暗示只有他们这样经验丰富的团队才能提供高质量的照护，这是危险的，这样的结论会逐渐削弱基层及二级医疗保健同仁在该领域的技能，专科医生团队从来没有必要接管患者的照护工作，除非这是患者及其主管医生希望的。"尽管短期内，专科医生可能难以限制他们与个别患者的接触，但这并不影响发展相互的尊重和信任，并随着时间的推移分享专业的技术和知识。一名优秀的全科医生具备的重要品质之一，是知道何时向专科医生寻求服务。寻求专科医生帮助可能会让全科医生和片区护士付出代价，因为他们会失去对患者的控制，以及如果患者被接管照护，他们的技能也可能随之降低。当专科团队被当地全科医生视作会"接管"患者时，他们就可能收到较少的转诊，从而使患者无法从专科医生的意见和建议中获益。"与其指出同事的错误不如帮他处理疑难病例，而他也应该为专家让路。"

片区护士可能对缓和医疗的临床护理专家感到矛盾。片区护士为临终患者提供了绝大多数的社区照护，因此她们可能不确定到底谁才应对患者照护负全责，甚至感到她们的贡献被低估了。这可能在一定程度上反映出"多面手"的片区护士对许多护理领域越来越多的专科护士的矛盾心理，这些专科护士可能还没有完全融入到基层医疗团队中，而让片区护士觉得技不如人。另一个原因可能是对临床护理专家在缓和医疗中的角色演变感到不安，从社会心理支持到教育和咨询的转变，并且只探望患者一两次，最近一项对慢性阻塞性肺疾病患者专科护理的研究质疑了专科护士的价值，因为专科护士只与少数患者存在联系。

据估计，约 50% 的癌症患者接受过某种缓和医疗团队或护士的专科护理。对许多人来说，这只是一个短暂的护理期，或与某项服务的一次接触，大多数的护理仍然适当地由社区或医院的一般性服务提供。

最近一份报告评论道：专业缓和医疗在强调生活质量和整体护理方面并不是独一无二的。全科医学、老年医学和护理学都同样强调了不仅要关注患者的躯体，更要认识到他们的整体需求。尽管有证据表明这些言辞和现实之间存在差距，但也有例子可以证实在专业缓和医疗以外的服务和从业者也可以为慢性病患者提供出色的多专业照护。

专业缓和医疗的理念和现实之间可能存在类似的差距，一些专家给人的印象是他们是所在地区缓和医疗的主要提供者，但癌症缓和医疗并非如此，而且大多数非癌症缓和医疗也并非如此。实际情况是，基层医疗和综合性医院提供并将继续提供绝大部分的缓和医疗服务。

毫无疑问，虽然专科医生和全科医生都拥有控制症状的技能和方法，但他们需要公开承认，某些症状可能不得不忍受或者至多部分缓解。有人提出，死亡医学化和缓和医疗专业化的出现可能会使安宁疗护失去其早期的愿景，即团队像同行者一样分担患者及其家属的负担。疲乏和虚弱，以及随之而来的对护理需求的依赖，是晚期疾病最常见和最令人痛苦的症状之一，也是死亡不可分割的一部分，这些症状是无法消除的，通过良好的整体医疗和照护，以及关爱性地分享发生在患者及其家属身上的可怕事情，有时这些症状可以得到一定程度的缓解。

## （二）非恶性疾病患者专业缓和医疗的基层医疗视角

每名全科医生在任何时候都有数百名难以治愈的慢性病患者，对这些患者的整体照护是全科医生职责中必不可少的组成部分，包括将改善疾病的积极治疗和症状控制的缓和医疗有机结合。对于患有慢性肺部疾病、心血管疾病、神经系统疾病或卒中的患者，从诊断到死亡的间隔可能是很多年，在此期间，积极治疗与缓和医疗的相对重要性会不断发生变化。类风湿关节炎、骨关节炎、脊柱退行性关节炎的患者可能会遭受多年的剧烈疼痛和残疾。糖尿病通常会带来严重的生理及社会心理后果。全科医生作为对这些患者长期负责的临床医生，应该从最初的调查和诊断、并发疾病的恶化，一直到疾病晚期的整个过程中融入缓和医疗，考虑和解决社会心理问题。这种方法是全科医学的基石，对慢性病的这种照护方式是全国每名全科医生的主要工作。

然而，目前存在获得专业缓和医疗服务的公平性问题，即 96% ~ 97% 的专业服务集中在癌症患者。由于恶性疾病和非恶性疾病患者的症状大多数是相似的，将非癌症患者排除在专业缓和医疗之外显然是不公平的。这虽然合理，但问题是"缓和医疗应该从什么时候开始？"，"疾病发展成为进展期或终末期，而非慢性期时"或"临终时"，这些似乎是专家的普遍观点。这里隐含的意思是临床医生所关注的焦点（生命的结束），而不是患者关注的焦点（在疾病进程的任何时候都有症状控制和社会心理支持的需求）。

本文的作者是一名全科医生，负责他名单上所有患者的照护，无论患者的诊断和预后如何，因为要想进一步扩大公平问题的范畴，当然要包括非恶性疾病患者，但是为什么要把注意力限制在生命的尽头？患有多关节疾病且多年遭受剧烈疼痛困扰的患者，或患有人格障碍和频繁情绪危机的患者，可能需要多年的症状控制和支持，其强度与缓和医疗阶段和末期患者的需求相当（或更高），后者被视为专业缓和医疗的候选对象，还获得了全科医生的家庭电话，但前者却不是。或许是对临终患者的专业承诺的时间是有限的，或许对临床医生更具有情感吸引力，助长了全科医生和专科医生在方法上的不平等。关于全科医生的一项研究发现，他们并不认为照护临终患者的工作与其他工作有什么特别的不同，相反，他们对临终患者的照护质量体现了他们对患者照护的理想，并被他们自己和他们的患者视为总体照护标准的标志。

人们对专科缓和医疗未来的长期发展感到担忧，考虑是否应该采取重大措施将非恶性疾病纳入其中。许多地区的专业缓和医疗服务面临着难以在特定的专科作用和满足当地需求之间取得平衡的困难，其中一些可能是社区服务不足所致。在英国大多数基层医疗虽不完善但已经显著发展的区域，由专科团队提供全套照护服务是不合适的。绝大多数的缓和医疗需求仍然是全科医生和综合医院的责任，而专业缓和医疗为大多数患者提供专业的咨询服务，只为少数患者提供长期的连续性照护。这是一个适当的安排，并与 NHS 建立的全科医生 - 专科医生交互层面相一致。建议专科医生为更多的患者提供更大程度的连续性照护是一种不可持续的服务模式。有人认为，临床医生的作用与能够使用住院床位的全科医生几乎没有什么不同。

专科医生还有一个更重要的作用。通过重视对医生、护士和其他卫生专业人员进行本科和执业注册前的培训，以及提高全科医生和临床顾问的技能，有机会以一种与专科医生人数不成比例的方式影响患者的照护。安宁疗护和缓和医疗的发展已经深刻地影响了英国的医疗文化，但是还有很多的工作要做。

（刘　昊　吕嘉晨　译；康艳霞　高伟健　审校）

# 第 15 章
# 非癌症患者缓和医疗的专家会诊

Robert Dunlop

## 一、概述

1967 年，Dame Cicely Saunders 女士开创了现代安宁疗护体系，而圣克里斯托弗医院安宁疗护医院的建立拉开了对临终者进行缓和医疗的帷幕。19 世纪中叶，大多数参与缓和医疗的人员都与宗教团体有关，他们信仰的使命是要为临终的穷人服务。例如，天主教修女 Mary Potter 创办了一个称作"玛丽公司"的小型临终者照护机构，她当时的信念就是"对临终者永恒救赎的关怀，并相信从濒临死亡的身体内可能会获得充沛的精神果实"。当时她自己渐渐从一场非常严重的疾病中康复，危机时期所经历的焦虑、恐惧、软弱和无法祈祷的记忆历历在目。她想假若宗教修女可以提供精神乃至身体上的帮助，这对濒临死亡的人将是莫大的慰藉。早期的缓和医疗对癌症和非癌症临终患者的需求没有区别对待。

在 19 世纪末 20 世纪初，影响人类寿命最可怕的"杀手"是肺结核。于 1905 年由爱尔兰慈善修女会开办的圣约瑟夫安宁疗护院，最初是用于照顾伦敦东区的肺结核患者。在随后的几十年里，随着生活水平提高和药物的应用，结核病的流行率明显下降。当 Dame Cicely Saunders 开始在圣约瑟夫安宁疗护院工作时，肺结核已经是可以治愈的疾病了，而癌症却成为安宁疗护患者最常见的疾病。在这群患者中，吗啡的常规给药对控制最恐惧的症状——疼痛发挥了巨大的作用。

当圣克里斯托弗医院刚开业时，就设想可以让非癌症患者享受住院服务。这一决定在一定程度上是由 John Hinton 在 1963 年所出版的著作中的内容所促成的。他发现，死于非癌症患者同样可能会出现痛苦的症状，但这些症状缓解的可能性较小。实践中，癌症仍然是主要的疾病，而非癌症疾病的范围在几年内已缩小至运动神经元病（肌萎缩侧索硬化）。早期在非癌症患者中的实践暴露了安宁疗护存在预后不确定（如慢性肝病）和行为管理（如阿尔茨海默病）的问题。虽然一些文献阐述了非癌症患者的特殊需求，但直到 20 世纪 80 年代中期艾滋病的出现，安宁疗护才开始真正面对非恶性疾病的挑战。最近的几项研究和报告强调了未满足的非癌症患者需求，以示这一挑战的持续。

本章回顾了专业缓和医疗在非癌症患者照护中的作用，相关概念在概述中已进行描述。我们主要讨论缓和医疗未来面临的挑战，特别是英国和美国在临床实践中存在的差异。

## 二、专业缓和医疗机构参与的非癌症患者照护

英国和美国非癌症患者的缓和医疗机构在比例和患者数量上均存在显著差异。

NCHSPC 和圣克里斯托弗医院建立的 Minimum 数据库显示，1994～1995 年确诊癌症的患者中接受住院护理、家庭护理或日间门诊服务的比例高达 96%。而近期数据（个人沟通，安宁疗护信息服务）显示，新增非癌症患者接受上述治疗的比例几乎没有增加（住院护理 4.7%，日间门诊治疗 6.3%，家庭护理服务 3.8%，医院支持治疗 5.1%）。虽然总体数据表明专业缓和医疗服务对这类患者的直接影响很小，但令人关注的是，一些服务机构介入更多了，最新 Minimum 数据库显示，非癌症新患者接受缓和医疗的最高比例为：住院部 31.8%，日间安宁照顾病房 57.1%，家庭护理服务 37.1%，医院支持团队 24.1%。

美国并没有可比的相关数据，Banaszak-Holl 和 Mor 报道非恶性疾病相关的安宁疗护自 1987 年的 12% 增长到 1989 年的 16%。Christakis 和 Escarce 回顾了 1990 年在美国五个州内接受专业缓和医疗的 6451 名 Medicare 参保患者，有 19.8% 的患者诊断为非癌症患者，其中充血性心力衰竭是最常见的诊断，其次是慢性阻塞性肺疾病、脑卒中、痴呆和肾衰竭。在这项研究中，痴呆症和慢性阻塞性肺疾病患者的中位生存期显著长于总人群水平（74 天和 76.5 天 vs 36 天）。另外，非癌症组内存活时间超过 180 天的患者比例也较高。除肾衰竭组外，超过 20% 的非癌症患者存活时间超过 180 天，而总人群只有 14.9%。根据国家安宁疗护组织的统计，非癌症诊断的安宁疗护入院比例持续上升。在一个大型的缓和医疗项目中，住院患者已超过 5000 例，其中非癌症患者接近 50%。

有趣的是，在美国，长期护理机构也参与到缓和医疗队伍中，这些机构开始照护越来越多的非癌症患者，其中一些患者还被转入到养老院。之前人们认为这样可能导致对患者的护理质量下降，但是患者医疗的支持者成功地为这些患者争取到了 Medicare 临床关怀福利资格，生活在长期护理机构的患者可以得到这项福利，因为他们也是在"家"里。养老院的人员配置水平往往不足以照护患病的临终患者，缓和医疗机构制定了与护理院工作人员合作的策略，以加强对患者的照护。例如，缓和医疗机构的工作人员，包括医生、注册护士、牧师和社会工作者，定期探望被转移到养老院的患者，为养老院的工作人员提供咨询和支持。此外，机构雇佣的护理人员还可以提供额外帮助，他们与护理院的工作人员协作护理，如每隔一天给患者洗澡。此外，缓和医疗机构还提供居丧护理服务。虽然有些人可能会质疑缓和医疗发展的方向，但各项证据表明在养老院中缓和医疗的参与，会明显缓解临终癌症患者的疼痛等不适。

## 为什么缓和医疗在非癌症患者中参与度偏低

尽管美国越来越多的非癌症患者接受了缓和医疗，但事实上所有死亡的患者中仅有 17% 的人既往接受过该项治疗，即使在发展了 30 年缓和医疗的英国，其对这些患者的直接照护也微乎其微。尽管缓和医疗不能适用于所有的死亡情形（如猝死），但大量非癌症患者确实面临与癌症患者一样令人痛苦的问题。Addington-Hall 等的研究结果显示 1/3 接受过缓和医疗的癌症患者在生命最后一年的 3 次症状评估的得分都大于等于中位得分：他们有 8 种及更多的症状，3 种及以上的苦恼症状，以及 3 种及以上持续超过 6 个月的症状。而将近 1/5（16.8%）的非癌症临终者有类似的症状经历。如果缓和医疗机构能够满足这些需求的话，预计患者比例将增加至 79%，这还没有包含那些症状不太严重的非癌症患者，而其实他们也可以从缓和医疗中获益。

为什么未满足的需求和实际提供的服务会有差距？造成这种差异的原因是错综复杂和

多方面的。英国和美国在服务覆盖范围上的差异验证了一个主要因素——可用资金。英国的默恩安宁疗护运动是在慈善基金的支持下发展起来的。尽管一部分缓和医疗机构完全由国家医疗服务系统（NHS）提供资金，但大多数机构主要的资金来自社区。据估计，1997～1998 年，英国缓和医疗机构来自 NHS 的经费为 5640 千万英镑，而来自捐赠、遗产、筹款等达 1.71 亿英镑。目前，在英国前 500 家慈善机构中，有 63 家缓和医疗机构，它们的总收入超过了国内最大的医疗机构或健康慈善机构。这种对慈善基金的依赖与美国形成了鲜明对比，英国缓和医疗发展的早期，卫生保健财务管理局就批准将缓和医疗纳入医疗保险中。在可期待的收入来源基础上，每日病患津贴能使缓和医疗发展壮大，当这种福利惠及非癌症患者时，缓和医疗机构也相应地做出了调整。值得注意的是，监管部门近期对福利欺诈的关注，可能会使医疗机构在接纳这些患者时更加谨慎（一些非癌症患者的生存期更长）。

　　由于英国许多护理院对慈善资金的依赖，这让他们对癌症患者或非癌症患者的大幅度增多感到非常担忧，甚至恐惧。NHS 在将资源转移到新的医疗领域（如非恶性疾病的专业缓和医疗）方面进展非常缓慢，因此，任何短期内出现的需求增长都必须完全由慈善捐款提供资金。为了应对巨大的实际需求和对在没有收入保障的情况下又不得不扩张服务范围的担忧，英国的缓和医疗坚持这样一个目标，那就是"普及经验和教学，使整个医疗体系能够有效地为临终患者提供所需的护理，让其中大多数患者在家中或综合性医院而不是在某些专业机构离世"。换言之，缓和医疗机构虽然仅可以容纳少数患者，但其作为专业机构可以通过多种方式间接改善很多患者的照护条件，这可能是一个相对务实的方法，也是许多专业人士的一个基本观点。但是这种理念仅仅驱动了战略思维和未来发展，并未解决缓和医疗未来发展资金缺乏这一根本问题。因此，该行业需要较长期地努力寻求资金以满足实际需求，而这恰好与理念背道而驰。这意味着从长远来看，需求仍然得不到满足。英国的专业缓和医疗机构如何响应诸如 Medicare 安宁疗护这样的医保计划值得期待。

　　即使有更多的资金，仍有以下一些临床问题会阻碍非癌症患者缓和医疗服务的发展：

　　◆ 医生在处理进展中的不治之症的困难——因为医疗的重点是关注治愈，所以医生的培养都聚焦于此。虽然许多医学院在本科课程中有一些关于缓和医疗的教学课程，但在这一专业上投入的时间很少。目前由于审计系统特别关注死亡率的负面影响，因此相应会加强对这部分患者的"挽救性治疗"。通过借助护理学专家提供的书面建议以改善对临终患者照护的"SUPPORT"计划，最后以失败告终，部分归因于患者死亡后会有被临床审查会议指责的风险，因此医生面临要继续"积极救治"的压力。

　　◆ 难以鉴别非癌症患者是否已到达临终状态。虽然这在非癌症患者中是一个特殊的问题，但晚期癌症患者被转诊到专科缓和医疗时为时已晚或根本不转诊的情况也并不少见。尽管这在一定程度上与对治疗的关注有关，但也涉及其他因素，包括缺乏对晚期疾病病理生理学的认识，这可能导致没有意识到患者已经处于临终状态，需要给予不同的治疗。这种对病理生理学认识的缺乏与儿科的情况类似，在儿科成为专科之前，儿童的药物治疗是按比例减量应用成人药物。

　　◆ 疾病症状描述的局限性。医生被告知某些与特定的诊断有关的症状和体征，例如，心力衰竭导致平躺时呼吸困难（端坐呼吸），夜间呼吸困难（阵发性夜间呼吸困难），用力时呼吸困难和周围性水肿。医生只关注这些症状，而不会询问其他令人痛苦的症状，如疲乏、肝胀痛、便秘和恶心。

♦ "积极治疗"的可行性。针对许多非癌症的疾病会有一系列的治疗措施，如利尿剂和血管紧张素转换酶抑制剂治疗充血性心力衰竭，这些治疗的可及性不会让医生产生无能为力的感觉。例如，心力衰竭患者可能会出现严重反复水肿，而利尿剂加量可以使水肿减轻，体重下降。当医生查看体重记录时，他们会鼓励患者说他的情况正在好转。然而，这种乐观的情形使医生无法认识到患者可能仍然处于极度疲劳的状态，他们会对未来感到担忧，并担忧对妻子依赖所带来的影响。

♦ "积极治疗"无法奏效的倦怠感。有些疾病是无药可医的，在引入神经保护剂之前，运动神经元病就是一个例子。30 年前现代缓和医疗开始时，人们对癌症患者的诊疗护理很无奈，患者会被告知"没有别的办法了"，然而社区照护团体的出现改变了这一认知。

♦ 非恶性疾病患者及其家属承受的痛苦相对较小。癌症的确诊总是使患者及其家属心烦意乱，他们自然而然地假设了很差的预后和未来的痛苦。相比之下，尽管严重充血性心力衰竭患者的预后可能比癌症更差，但他们通常不会意识到这一点。

♦ 患者及其家属接受症状是不可避免的。这常意味着他们没有向医务人员抱怨诉说这些症状，因此就不会得到关注。有时是因为他们不想打扰"忙碌"的医疗专业人员，通常情况下，这种被动的接受在老年人中更为常见。

克服以上这些问题将是一个漫长的过程。这将需要对患者、家属及医务人员进行专业培训。尽管媒体关注的焦点仍然是引人注目的新疗法和潜在的治愈方法，但是公众对医疗服务的期望日趋上升，其中缓和医疗对于提高安宁疗护的认知发挥了重要作用。在英国，癌症患者的需求一直是最被重视的，而近年来关于安乐死的争论体现了一些非癌症患者（尤其是动神经元病）的困扰。在美国，SUPPORT 计划的结果被用来提高人们的知晓度。只有医疗专业人员得到更多的培训和支持，才能认识到这些更广泛的问题，并适当地提供缓和医疗服务，公众教育才能发挥作用。在医学院和其他教育机构已经琳琅满目的课程中，缓和医疗不得不竞争一席之地。在英国，未来的进展可能会很缓慢，但同样会给缓和医疗的专家更多的时间来应对不断增长的需求。

# 三、未来缓和医疗面临的挑战

首要挑战是让专业缓和医疗服务机构认识到，它们同样需要在管理进展期的非癌症患者方面发挥作用。有些服务机构可能认为无论是否有资金资助，这都是不合适的。如果这些服务完全由社区资助，这种立场或许是合理的，但如果政府的资助附加了向非癌症患者提供和癌症患者一样的服务要求，这种立场就很难维持下去。为了更好地解决此问题，英国缓和医疗的代表性机构（如 NCHSPCS）应当进一步明确缓和医疗的责任范围，咨询文件就是一个很有意义的开始。

第二个主要挑战是资金。在英国，NHS 无法发放足够的资金来资助缓和医疗服务的大幅扩张。因此，NHS 和自发的安宁疗护代表之间需要继续谈话沟通。慈善资助可以筹集额外的资金，但需要一定的时间，目前还不清楚通过这种方式还能筹集多少额外资金，但与政府的合作计划可能是可行的。

在美国，将非癌症患者的医疗护理费用从医疗保险安宁疗护福利中剔除的可能性不大。

不过，随着非癌症患者服务增加，开支费用也会随之增加，这可能导致联邦和其他资助机构加大限制支出的力度。这种做法可以直接进行，也可以通过对缓和医疗服务进行更严格的审计。例如，不支付不符合国家安宁疗护组织指南的医疗费用，也可以达到同样的效果。另一个资金问题是医疗保险纳入缓和医疗福利的范畴狭窄。同时受益于缓和医疗和其他医疗服务的患者，目前被迫需要在两者之间做出选择。报销系统也使得这些患者很难在医院和社区环境中获得持续的缓和医疗支持，这些问题的解决就要求政府机构、资助者和缓和医疗专家进行更密切的合作和交流。

即使在有足够的机构和资金的英国，也面临一个重大问题——什么是非癌症患者的最佳医疗方法。由于缓和医疗专家的大部分（如果不是全部的话）经验都与癌症患者有关，因此他们不确定是否同样适用于非癌症患者。譬如他们长期关注的领域是使用阿片类药物镇痛，如果慢性非癌症患者的疼痛在长时间内不能缓解，他们会被转诊到专业的缓和医疗机构。如果阿片类药物会导致一个生存预后很长的人上瘾呢？尽管非癌症患者可以长期使用阿片类药物，疗效也是确切的，然而，其中一些患者的疼痛是心因性的，特别是过去有严重抑郁史、儿童虐待史、酗酒史、家庭精神病史或儿童期性虐待史者。他们的管理需要跨学科交流，这其中包括缓和医疗服务所不具备的一些手段。许多其他疾病也需要积极的医学手段和缓和医疗结合，为了向非癌症患者提供更优质的服务，我们还需要积累更多的临床实践和开展更多的临床研究。此外，我们还应当对不同服务模式的成本效果进行研究。例如，医院急诊和养老院的比较。

虽然已有许多应用于癌症患者的治疗方法和手段也适用于非癌症患者，但仍需要更多的创新方法。例如，许多非癌症的疾病存在预后的不确定性，这可能会导致有关未来的话题讨论起来更加困难。譬如充血性心力衰竭患者可能会在明天、下个月或6个月后突然死亡，假若患者问"我还能活多长时间？"，无论临床预后如何确定，马上就给患者确切答复是不合适的。诸如此类，问题的目的并不像它看起来那样简单，我们应该花一些精力去理解患者真正的需求是什么。然而，当患者需要明确自己的预后时，例如他想为某个重要的事情做计划，那么疾病不确定的预后会使这个问题很难回答。

在商业活动中，情景规划为这种情况提供了一个有用的范例，商业计划一般基于过去的业绩来做前瞻性预测。如果在过去的5年中收入增长稳定，那么将使用线性回归分析来预测未来的增长，但是，预测并不能反映未来的不确定性。经济环境可能会在短时间内发生巨大变化，例如亚洲金融危机。为了让企业做好应急准备，考虑3～4种可能出现的情况是非常必要的。通过审核每个方案，工作人员可以意识到任何方案出现问题的早期迹象。然后，企业可以做出相应的响应。情景规划也可以在临床实践中使用，与其猜测不确定的预后，还不如鼓励患者和家属考虑以下3种可能的结果：短期、中期和长期情况。

临床实践的积累和新型治疗手段的发展，对缓和医疗专家和其他人的培训也提出了新的挑战。说教式和其他陈述方法已经不足以提高临床能力和信心，需要用临床经验来补充理论教学，这对于正在接受培训即将成为缓和医疗顾问的医生来说尤为重要。目前，这一级别的培训大多在专业缓和医疗单位进行。考虑到英国缓和医疗单位管理的非癌症患者的比例很低，培训过程中可能无法提供充足的临床资源。但是如果团队接受转诊，并与护理这些患者的急诊服务（如老年人护理、心脏病护理、呼吸内科护理和神经病护理）建立紧密联系，则可以更好地提供更多的临床经验积累。培训机构人员需要在这一领域建立信心，或与其他培训人员联络，最终能更好地提供针对性的监督和培训。

# 四、总结

进展期不可治愈的非癌症患者及其家属有着与晚期癌症患者类似的需求。然而，在现代安宁疗护运动开始 30 年后，只有一小部分患者接受专业的缓和医疗服务。英国和美国在覆盖深度上存在着显著差异，很大程度上反映了政府对非癌症患者资金投入的差异。如果要解决提供服务的不平等问题，需要克服以下几个最主要的挑战：更多的资金投入、更好的承诺、更优的培训和更深入的研究。同时，还需要提高政治知晓度和游说强度，纳入新的医疗卫生范式。新的医疗模式也将是必要的（如咨询服务以及为养老院提供安宁疗护的保健助手和全面的评估）。我们期待在未来 30 年，非癌症患者的医疗照护会像癌症患者一样得到改善。

（张　峰　张　沛　译；闵　婕　石丘玲　审校）

# 第 16 章

# 患者的认知

Cynthia Benz

## 一、概述

敢于谈论患者的观点是要冒些风险的，本章的标题似乎符合传统意义上的划分。但实际上，患者中有一些人是拥有专业技能的"实干家"，而另一些人则确实因为有照护需求而被照护，允许所有这些受照护者表达观点。

当受邀分享患者对缓和医疗的看法时，我深感惶恐和挑战。虽然"患者"是一个很现实的称呼，但这一"标签"令我感到不适。相比之下，我更愿意去探索医患之间的照护关系。我关心的是一个人如何去关心另一个需要帮助的人，尽管我的观点也处在形成阶段。到目前为止，我所摆脱的痛苦，在他人的生死存亡中显而易见，并借他们之口讲述出来。

我作为患者的个人经历仅限于那些反复无常的舞蹈症状，大多数时候都是笨拙、僵硬、快慢不定地舞动，这是一种被称为多发性硬化症（MS）的神经系统疾病。此外，作为专业人员和志愿者，我曾同许多身患其他疾病的患者一起，在他们的家中、咨询室或医院的病房，我们待在一起，努力地回归本真，确定自己的身体、灵魂以及精神上的照护需求。"我们每个人都是独一无二的，但在某种程度上，我们中任何一个人的故事就是我们所有人的故事。"

我希望我对多发性硬化症的关注和理解能够充分地涵盖其他疾病患者的状况，多发性硬化症是一种常见的中枢神经系统疾病，它会干扰、威胁并摧毁（主要是）年轻人的生活。多发性硬化症可以悄无声息地缓慢进展，或像重磅炸弹爆炸一样将你击垮。疾病复发时的打击最为剧烈，而症状缓解后又会重现希望。然而，复发与缓解相互交织，无情地侵蚀直至使人丧失自理能力。所以，多发性硬化症患者通常需要缓和医疗，疾病终末期的患者或濒死的患者更是如此。

这些私密且敏感的话题，让我纠结于窃窃私语还是公开畅谈，然而这种长期被忽视、被弱化，缺少抚慰的痛苦确实需要回应。希望本章中出现的一系列观点能够被其他患者认可，并批判性地反映出我们的集体困境。这是我通过"逐渐积累个人发现来实现自我"的雏形。

## 二、什么是缓和医疗？研究的起点

对于非使用者而言，缓和医疗是帮他人之所需，是为那些慢慢走向死亡的人提供帮助。虽然拥有"暂时健全的身体"，易于产生周期性的幸福体验，生命也可能随时结束，但我们仍然很难理解缓和医疗的真正含义。一般认为，一旦检查和治疗到了该结束的时候，而且这一结束意味着终点来临，缓和医疗便应运而生。当痛苦变得显而易见，支持治疗就是一切。我很认同缓和医疗最初的定义：缓和医疗是人类在面对任何威胁、功能退化、毁灭性甚至是危及生命的情况下的一种恰当的回应和权力。缓和医疗在健康遭到破坏的任何阶段都适用，无论是暂时的还是最终的，非常重要的是，"对不能治愈患者的积极的全面的照护"，也可用于"疾病病程的早期"。这种对患者及其亲属和朋友提供的支持体系其完整的哲学表述为"肯定生命，视死亡为正常的过程"。

本章将探讨当我们处于需要缓和医疗的阶段之时，我们希望获得怎样的服务，优质的缓和医疗从来不会否定我们对做自己和对生命延续的渴望。"我的旧衣服很容易让我回忆起一些辛酸、痛苦的往事，但我也在这些旧衣服里看到了生命的延续，也证明我依然想做我自己。如果我控制不住流口水，那最好是流在羊绒上（译者注：悄无声息）"。如果我们确实是一个"用心生活，正处在生与死、苦与乐之间的人"，那么我坚信："身体、情感、社会和精神是人类生命不可分割的本质"，这要求我们要学会将照护作为一种提高生活质量的技能，而不仅仅是作为临终时的必需品。缓和医疗必须着眼于生命的质量和奥秘，否则我们会发现自己"正在使生命源泉之一的生命本质干涸"。当我们的功能逐渐丧失，我们意识到并发现了这些变化，或许这是生命里的头一次，此前我们从未"怀疑过我们的这些功能"，此时我们需要情感上的调整。"从未挖掘过的宝藏"就埋藏在"被我们忽视的记忆深处"。虽然这些资源听起来近乎空灵，但对于那些与被照护者相近的人来说，它们是显而易见、简单、自然、勇敢和真实存在的。

### 历程

对我们这些患者来说非常重要的是，要了解我们是如何走到需要照护的这一步的。正衰退的躯体不能代表我们的全部，我们的经历更能体现我们的个人特点。我们都试图去弄清楚我们是如何走到今天这一步的。有些患者因为突发疾病而急需缓和医疗，心脏、肾脏或肝脏功能不全的残酷现状使他们措手不及。其他人一生都在回避需要缓和医疗这种可能性，寄希望于成为一名幸运儿，病情缓解、精心管理、疾病进展缓慢，虽然身体每况愈下，但还不至于那么糟糕。我写这一章，代表了所有那些"过客"——即将康复的患者，以及那些"昏迷的，陷入无尽黑暗之中"的人。

正如人类的任何横断面都有不同之处一样，每一名患者在性格、生活经历、特定期望和恐惧等方面都是独特的，加上特定的疾病（或多种合并症）、到达需要缓和医疗前坎坷曲折的历程，以及数之不尽的变数交织在一起，就更不同了。然而此时此刻，在没有跨过死亡门槛之前，我们高度在意自身的独特性。不同的文化、教育、心理构成和信仰，意味着除了"需要照护的患者"和"临终患者"这些标签外，我们的确拥有与他人不同的观点。

将我们这些患者归为"单一的整体"，其实忽视了我们的过往历程。即使是单一疾病，患者间的经历和反应也是各不相同的，只有在生死存亡之时，人们才会在生死搏斗中感受到共同的脉搏。鉴于"在感知和治疗疾病的所有方式中都可能存在模棱两可的因素"，那些遭受痛苦的人不可避免地会有不同的观点，那些照护他们的人也是如此。此外，如果"并非所有的疾病都能在医学模式的范例下得到最好的解释"，这就产生了一个问题：缓和医疗和死亡的问题本质上是否也不属于医学问题？

# 三、期望与困境

## （一）我们需要缓和医疗吗

疾病顽固地存在着，无视人们是否能治愈的疑问和要求直接回答的呼声。我们希望医学能给出我们期望的答案，然而，能治愈的疾病毕竟是极其有限的。尽管坦诚面对和缓和医疗是一个令人不安的事实，但比起医务人员，患者更容易接受这一现实。

几乎没有人愿意预见在老年或生病时需要别人照护。如果我们住院时，身体虚弱、生病或是昏迷，我们本以为会为别人提供的照护感到高兴，但不知道何故，我们会想象自己病得太重而不愿意受到太多打扰，因此会拒绝这些照护——毕竟生存才是最重要的。缓和医疗照护被设想成一种临时性措施，这一观点护理人员已经准备接受了。我们不鼓励患者太过依赖他人的照护，独立性需要患者和照护者共同培养。我们的挑战是通过保持积极的心态来与疾病抗争，大多数时候我们也是这样做的，不断地在路上走捷径，直到我们迷失其中，已经再无捷径可走。

有时，我们会理想化地认为如果我们注定生病，那最好是患有影响或预后都明确的疾病。尽管任何疾病对机体都是有损伤的，但是人们普遍认为心脏、肾脏或者血液系统功能障碍是可以找到病因的。从好的方面看，这些疾病中有些是可以治愈的，尽管有些迅速致死，但有些还是可以通过治疗维持一段时间的。但另一方面，不是所有疾病都有对机体明确的影响和预后，例如卒中、帕金森病等神经系统疾病或头部外伤，这些疾病表现出不同的症状，尤其是患者出现认知和交流障碍时，就会令人感到不安和被孤立疏远，而这些症状并不容易改善，治疗上也存在着不确定性，对机体产生的连锁反应也未知。面对这些疾病，足够公平的做法似乎是劝告患者"坚持下去"，鼓起勇气去战斗。我们通过管理自己的生活，学习了如何生存，但通常缺少缓和医疗。这个过程中我们可能会耗尽资源和斗志。确实有不少人死于多发性硬化症、帕金森病或其他慢性病。疾病逐渐缓慢进展直至失能的长期过程，可能使患者、医务人员及照护者产生虚假的安全感。有时病情突然急转直下，患者在数天内死亡，这期间根本来不及用真正的缓和医疗，就好像非癌症患者在医院外病情就不会恶化和死亡一样，但事实上，我们确实有可能死亡。

不论是由于缺乏供应、粗心大意，怀疑病情的严重程度，还是对危及生命状况的误判，将承受极大痛苦需要照护的患者排除在外，这是医疗卫生领域的一个残酷且反常的现象。有多少患者遭受缓慢而痛苦的死亡，他们家中的照护者同样因疲惫不堪而濒临崩溃，这是因为没有人认识到他们的困境吗？当连清晰的声音都被忽视时，喃喃自语的大多数人又会有什么机会呢？大多数时候需要权威人物的干预，凭借地位并动用关系从而获得相应的照护，这使我们的医疗体系蒙羞。可悲的是，支持推广缓和医疗的"救世主"太少了，而需要缓和医疗的人又实在太多。

*我相信现在是时候迎难而上，找出确实需要早期缓和医疗干预的症状、体征和检查结果。我们需要确凿的证据，这样才能真正知道所作所为对患者来说是最好的，而不仅仅是我们的凭空想象。如果在这一领域没有更多的研究，我们就无法满足大量临终患者缓和医疗的需求。*

（Jarrett，1997）

## （二）定制照护

任何疾病都会"把患者带入一个未知的充满限制性的世界里，我们生活在限制我们随意选择的身体里，能察觉我们的症状和我们的反应之间有很强的关联。我们认为照护模式需要解决这些问题"。大多数人都会忘记过去糟糕的经历，继续过好每一天，这样不放弃希望的做法是务实且现实的，我们拥有挑战耐力极限的经验。在这之后是一个敏感的过渡时期，在那里我们仍然期待着"量化生活质量"的权利。我们为这种质量构成设定了个人标准，随着疾病的进展和耐受性的增加，我们不可避免地改变了目标。我们在状况管理、学习适应病情恶化和重新谈判生活控制权等方面积累了专业知识。我们寻求能反映我们的内心世界和外部世界的照护。但是在现实中，照护往往是敷衍的且具体的，大多是护士接到患者明确提出的身体护理需求信息后开展的具体护理工作，而我们渴望得到全人照护。当某位患者突然陷入需要缓和医疗的疾病困境时，她惊讶地发现自己体验到了一种全新的照护理念，在这一理念中，"她的整个问题"都得到了解决。"在被抛弃、被困无助的情况下，平静地沉浸在爱中"，她变得自信起来，第一次阐明了自己的需求，同时坦然面对死亡。就是"这种照护身体的方式可以让人忘记所有生理上的伤害，因为整个人都被友善包围着，这是一个照护临终患者（成人或儿童）的方法，就是让他（或她）感觉到自己的灵魂活到了最后"。

接受缓和医疗患者的感受在很大程度上都是坊间传闻，因为询问一个临终患者本身就是一种打扰。如果你和那个人关系亲密又能敏锐地觉察并与其保持一致，你才有可能会瞥见并分享走向死亡是种怎样的感觉，这确实是一项特权。对关键问题的进一步理解可能要询问那些病情复发和缓解的人，抑或是那些在痛苦时停歇下来的人，他们认为述说是一种分享经历的方法。到目前为止，我们中的大多数人都非常乐意讨论我们在照护方面的成功经验，但不愿对预后作进一步推测。

或者我们可以打着恐惧的幌子而将思想完全封闭在现实中。这样做就会让我们拒绝照护，或者过早地要求照护。正如圣人或罪人的标签往往是自己强加的，人们如何应对失去，包括失去健康和生命，将有助于解释我们不同的反应。一旦我们知道要对自己的反应负责时，我们才有可能致力于消除一些无意中对照护设置的障碍。

## （三）恐惧

面对未知是可怕的。在所有影响我们生死的情绪中，恐惧潜伏的时间最长，我们普遍恐惧的是未来将要发生的事和我们将如何去应对，我们害怕我们爱的人终将离去；我们害怕早就预见到的问题还是被拿上了谈判桌，例如功能的丧失，不能走路或开车；我们担心自己不能表达自己的需求，我们很难想象自己不再能够与人交流，同时也担心如何规避认知功能障碍的侵扰，我们不想在死亡到来之前被边缘化。我们恐惧的是，在病情恶化的过程中，我们与外部世界的联系越来越少，发现自己不再能用以前视为理所当然的方式表达。"我脑海里充斥着新的想法，新的规划：我能获得与他们沟通的方法吗？我能争取时间吗？有时我觉得自己好像被困在一列失控的火车上，不可避免地会撞上终点站。"我们害怕独处，没有声音，没人照看，特别是在医院里。

我们害怕失去尊严，尊严是最常被提及的词汇。重要的是，我们要保持自己的身份和自我价值。沃恩（Vaughan）通过选择适度的"关闭"状态，解决了他或服药或让帕金森病发作的两难境地。沃恩表示在这种状态中，"通过利用积累的资源来应对……这些神奇的时刻是我再次完整和自主的唯一时刻"。也许"患上这种病只是了解生活的另一种方式"。我们害怕被诱人的药物取代，这些药物能够延长生命，结束肉体上的痛苦，但我们的情感、心理和精神会付出怎样的代价呢？"我永远也不能战胜多发性硬化症，但疾病也不能战胜我。虽然不愿意承认，但我们的确是与疾病共存，我们做的远超过共存的状况。这就像是在旁观自身的崩解。"我们中的一些人有时为了保持真实，要去忍受很多东西。

我们目前对照护的提供也有自相矛盾的恐惧。我们立起屏障，以防被发现我们需要照护，有时我们甚至抵制那些迫切想要照护对象好起来的照护者。我们当然排斥那些关心自己胜过关心我们的照护者，我们担心没有一种照护体系会支持和包容我们。我们也担心这样的体系，会来得太迟。我们又害怕这种体系会吞噬我们，除了死亡，无处可逃。我们不确定缓和医疗的提供是全面的，还是仅根据处方提供。我们迫切地希望得到保证，缓和医疗可以对我们和我们的亲属给予支持和鼓励，尤其是在我们临终之时。亲属们理应得到充足、全面，甚至过度的照护，我们也应如此。

## （四）生活质量

照护处在进退两难的境地。我们对照护的态度是矛盾的，即使在我们需要照护的时候，也担心从此被接管掌控，以至于我们中有相当大的一部分人考虑将自愿安乐死作为未来理想的选择。我们担心身边亲近的人不得不做出牺牲。我们也害怕得不到照护。我们害怕眼睁睁地看着自己的人格因为饱受疾病蹂躏的身体和为了生存而绝对需要的照护而流逝——这一切仿佛出现在我们漫长的守候中。

（Benz，1997：8）

如今，多学科照护团队所做的不仅仅是安慰患者，他们将照护与检验、检查和监护结合在一起，其中大部分让我们确信治疗是有效的，尽管治愈希望仍是渺茫的，但这给了患病者希望。患者既看重质量又看重数量，要判断一个人的生活质量并非易事。维持生活质量是每个人的权利，但患者很快就会意识到，我们在坚持自己的选择方面处于不利地位。在所有争相为合理的"生活质量包"做出贡献的人的和声中，每个人都只有一个声音。那么，在理论和实践中，是谁决定了生活质量呢？

传统的调查问卷关注的是功能和疼痛对患者的影响程度，但只表明了健康状况。生活质量取决于个人表述，所以存在个体差异。对于患者来说的重要事项往往不同于其他人的推测。患者会针对长期受疾病影响的生活方面寻求补偿，例如，关节炎患者最看重的是外出购物，胃肠道疾病患者最关心的是饮食限制，而那些有精神健康问题的患者则优先考虑找工作。

根据个人的优先级来制订治疗和照护计划是最合理的。健康可能不是我们最首要的选择，甚至进不了前5名。健康在清单中往往排在靠后的位置，甚至减轻疼痛可能也不是最重要的。很多人更关心与家人和朋友的交流，以及保持清醒和警觉。这就需要重新制订照护方案，我们要更多地重视治疗患者，而不只是治疗疾病。需要花费时间和运用技巧来鼓励患者确定对于他们而言生命中什么最重要，以及他们之间的相互关系有多重要。参与到这样一种审视中，患者不仅在实践中受益，也让他们积极参与其中。这样可以鼓励患者"发表意见而不是仅仅回答问题"。除非患者能说出自己的偏好，否则即使是近亲也不可能了解患者本人对生活质量的看法。现在就需要考虑在医疗保健服务中纳入患者的自我评估了，将患者优先考虑的事项与良好的照护相结合，可以让患者获得他们想要的生活质量，甚至可能减少预算支出。据推测，全面改善的和谐关系也会对患者产生积极影响。

### （五）独立与依赖

"在期望他人看到我的需求和保持独立之间的冲突中，我又一次让步了。"在独立性和依赖性之间保持平衡，这一直困扰着我们生活的各个层面，接受对我们身体的护理显然是一场斗争。鲍比生动地描述了他对照护的看法是如何一天又一天地发生着戏剧性的变化。

——例如，有一天，在我45岁的人生经历中，当我被翻身并清洗干净，像新生儿一样清洗屁股并包好襁褓时，我感觉很有趣，甚至能从这种仿佛回到婴儿的状态中获得一种内疚的快感。但就在第二天，同样的护理流程却让我感到难以承受的悲哀，我的眼泪顺着护士抹在我脸颊上的泡沫流了下来。

（Bauby，1997：24）

越来越多的依赖造成了进退两难的境地，可我们却无能为力。

——生病期间，我对许多情况有了新的认识：一个不能用语言表达自己需求的小孩子的沮丧；一个努力保持独立却被迟滞的身体阻碍的老者的苦恼；一个人只能完全依赖他人照顾时的情感痛苦。

（Richards，1990：107）

"稍等一下"，当照护者有事离开一段时间时，如果你真的挂在移位机上晃来晃去，那就更令人沮丧了。在半空中无助地摇摆，让人有时间思考，个人赋权已经被放弃了多少？难怪照护会被看成是令人难堪、挫败的行为。虽然寻求帮助可能使我们变得更好，但我们也需要清楚他人并没有义务帮助我们，赋权是通过发展情感和精神力量的内在供应来实现的，以弥补日益加剧的衰弱和沟通障碍。悬在半空使我们有时间思考，有时候也会情感迸发。

专职的照护人员很少报道说患者对照护有抵触，患者通常会对提供的任何帮助心存感激，这是可以理解的，但这种感激也可能掩盖内心的混乱。当得知需要被照顾，并很有可能是生命中的最后一次时，要完全受制于人使我们陷入了几乎就此放弃的绝望边缘。这就好像自己要被抛弃了一样，我们正在与死亡的迫近以及照护者离开的恐惧作斗争。胜利的方式可能会掩盖恐惧：通过微笑或玩笑来缓解，在因照护而感到卑微或羞辱之间取得平衡确实很好。在情绪低落的时候，当我们发现连做梦都不想让人帮助的最基本的日常行动都需要依赖他人时，我们的内心充满煎熬。在医疗环境中可以接受的常规护理在其他地方可能会造成烦恼，即使我们快要死了。在我们死亡的早期阶段，我们常错失了性感和性欲的滋养，就好像我们的身体被安放在了公共场所。然而我们依然渴望亲密和归属感，渴望通过触摸来获得安慰和肯定。

当然，还有一些患者紧张不安并且固执地排斥他人的照护。出于安全考虑，即使者设置了障碍，仍要坚持不抛弃他们，这样做虽然是艰难的，但却是必要的。神经功能障碍会导致多种类型的损伤，记忆力衰退和运动迟滞是比较容易识别的症状，与之相比，洞察力和情感的缺乏尽管不明显，但十分重要，这些患者往往会被当作"难缠的对象"。

## 四、谁来照护，何时开始

应该由谁来提供所需的照护？从出生到死亡之间无缝隙的照护听起来很美好，然而，这可能只是一个美化的概念，可以安抚卫生保健提供者，使他们相信自己已经完成了本职工作，并诱使潜在的护理接受者产生虚假的轻松且连续的错觉，无间断照护能存在吗？需要照护的患者可能被分为不同的类别，通常我们认为最合适的照护是医学上的照护，但也可能是心理、社会或精神上的，甚至是混合型的照护。因此，缓和医疗实际上需要多学科综合，缓和医疗的实践是患者知情，切实有效，并对真实的患者做出反应。

想要从家庭、朋友和邻居中获得照护越来越难，生活的社会和经济事实削弱了传统的假设，即基层可以获得支持和照护。独居的患者似乎是最弱势的群体，但越来越多的年轻患者强烈要求切实解决照护问题，部分患者坚定地选择居家接受照护，管理医疗预算并购买他们想要的服务，他们想主动地参与选择照护类型、照护者和照护时机。而具有相似背景的患者对于缓和医疗可能有更高的要求。

在紧急情况下，照护开始的时机是显而易见的，这是医疗环境的特性。拯救生命是当务之急，这是绝大多数人的明确决定，所以住院患者往往会惊讶于他们能如此迅速地得到治疗，并称赞高质量的医疗措施以及医务人员的奉献精神。另外，其他罹患慢性疾病的患者，由家庭成员或者社区护理人员提供居家照护，也认可高水平的护理。然而，在患者的个人需求和意愿与标准化照护和安全之间寻求平衡，可能成为辩论、感知智慧和争夺最高控制权的竞技场。这往往掩盖了许多居家照护中紧急情况处置的拖沓缓慢，尤其是在各学科间沟通不畅、患者获益不明的时候。同样被掩盖的是照护者的重担，他们都是出于善心来提供护理，但他们当中许多人已濒临崩溃，严重危及身心健康。

应对内疚是照护中的一个常见障碍，为了维持和谐，可以容忍不充分的照护。我们对陷入注定失败的困境感到内疚：如果我们待在家里，我们会成为累赘；如果离开，我们又担心家庭瓦解。当照护者是患者的家人或朋友时，这种情况更有可能发生，但外来照护者也很容易在不知不觉间陷入依赖关系，内疚能同时影响照护双方。照护极易成为照护者的负担，限制其家庭活动，并导致照料者的孤立和束缚。任何不能为患者提供更多照护的人都有可能感到力不从心和内疚，逃避成为一种理想的选择，而为了保持理智而变得消沉甚至抑郁也就不足为奇了。

问题的症结在于界限。在医院、养老院或安宁疗护机构等专业机构，都内设有安全措施，当提供优质照护的理念贯穿到照护机构的整体精神中，那么在护理中就有足够的安全性来实现互惠。然而，照护双方的界限并不容易协定。一旦照护成为双方关系的日常焦点，对照护的需求会占据并摧毁双方的关系，如一名患者所经历的：

——努力克服我的恐惧

天知道是怎么回事

最糟糕的事

就是我的妻子变成了我的护士。

## 五、面对死亡

面对逐渐来临的死亡时，我们会发现自己依旧活着。死亡的不可避免并不一定会缩短生活的过程，我们可能长时间地怀疑死亡就是我们的命运。这绝对是与我们的本意相悖，以至于否定我们的真实现状是一种普遍反应。"就好像一个垂死之人开着一辆即将报废的旧车四处转悠，但仍喋喋不休地抱怨这辆车需要新轮胎"，在重视生产力的文化里，信息显然关乎生死存亡，而执着于活下去则会带来混乱和破坏，"我们希望垂死之人能够始终如一，而我们永远不会这样要求那些能够活下去的人。"

鲍比（Bauby）因为患上了闭锁综合征，活跃的个人生活一下子变得如同监禁一般，一只眼皮的活动维系着他与外界的唯一交流。通过眼睛的眨动，他表达了自己的需求："深刻地感受、享受爱和仰慕，就像我迫切地需要呼吸一样。"虽然年轻，内心冰冷，又被身体状况严重打击，但他决心保持警醒，"避免陷入听天由命的冷漠"，并且设法"保持一定程度的怨恨和愤怒，不多也不少，就像高压锅有安全阀会防止爆炸一样"。

另一些人因慢性疾病而遭受长期的折磨，病情的好转被突如其来的恶化取代，他们感到精疲力竭，最后只有放弃。即使到了那时，尽管身体状况恶化，仍存在面临死亡的怀疑。"我不会死的，对吧？"如何让人准备好面对无法避免的死亡呢？尤其是当他听力丧失、眼睛浑浊的时候，有什么言语或眼神能让他知道即将死亡的这一事实？并不是所有人都有机会或者勇气直面死亡，尽管知晓他们扮演的是动人的失败者，但仍决心规划好自己的死亡。死亡本身并不是一个选项，而我们可以选择怎么面对它。终极的挑战，是生不如死的挣扎，还是向死而生地活着？"我从未想过我会像这样活着"，这是很多人内心深处的呐喊。如果我们能正视死亡，也许我们能生活得更好，在生命到达终点前对死亡一无所知，不仅剥夺了我们的权利，还否定了我们的能力。我们最好考虑将死亡与生命融合起来，而不是否认死亡，这样可以让我们进入内心深处"思考生命的真谛"。一个敞开大门，欢迎并欣然接受照护的地方，才是真正的避风港。在医院里，需要缓和医疗的患者经常会感到缺乏安全感，因为其他有不同需求的患者会破坏和扰乱他们的需求。许多人意识到，"一个愿意接纳死亡的场所与死亡之屋是完全不同的地方——也就是说，在这个地方生命展现了它的全部力量"。临终者从这样的地方发出信息："不要错过生活，不要错失爱。"

## 六、责任于梦想中开始

我们梦寐以求的照护应该源于互相尊重，无论是照护者还是被照护者都能从照护中感受到愉悦、舒适和体贴。这都是二者对客观需求的自然反应。缓和医疗绝不仅仅局限于护理技能，而是包含了分享、沟通和"爱的交流"：在生命的每一个阶段，缓和医疗都承诺提供稳固而长久的支持。缓和医疗懂得患者真实的样子，也了解遭受疾病折磨后的样子。我们并不总是确定我们与疾病的纠缠从何而来又去向何处，但请尊重我们与疾病斗争的意愿，并温柔地支持我们，悄无声息地接过我们卸下的重担。照护的本质超越了体系，存在于体系之外。

我们梦寐以求的照护以安心的方式提供，并源于经验、诚信和同情。它鼓励我们珍惜每一天，尤其是死亡来临的日子。它既不屈尊附就，也不哄骗，而是优雅而富有创造性地接受现状，它知道最大限度地发挥作用，但从来不施加压力。

　　这样的照护总是让沟通之窗敞开着，当我们谈到自己的需求时，我们会要求你做更多的事情而不仅仅是倾听。我们希望你能倾听。而且，当我们不能用言语表达时，请注意我们仍在用身体交流。我们可以在每天的相处中共同学习，你的触摸所带来的温暖而意义重大。对梦想的呵护让我们确信，我们不是负担。缓和医疗不会提前从我们手中夺取控制权。这种照护顺势而来，以亲切的方式减轻负担。它会温和地向我们展示如何在身体功能障碍时生活下去，从而释放了你们，我们的照护者，让你们也可以生活。我们需要去学习如何接受我们不同但互补的角色，而不是暗示任何优势。你们会关注到我们的需求变化。如果照护者能够急我们之所急，成为我们依赖的延伸，那就意味着你们几乎为我们付出了生命。你们可能还需要以身作则，教会我们如何在远离我们的地方寻找培育和空间。为了维护尊严，我们必须要学习这些，从而发现生活的新维度。我们珍视你们的照护和一路的陪伴。

　　一旦我们学会"细细品味活着的每一刻"和"懂得如何静立不动，聆听存在的沙沙声"，我们理想中的照护足以让我们从容地面对死亡。最重要的是，缓和医疗会让我们安心，有人会和我们在一起，因为"患者在最后的旅程中需要陪伴"。

　　我，一位患者，依然以人的身份存在，
　　也许不是我曾希望的样子
　　但我依旧是我。

　　我正处在一个变化的过程中，
　　——以一种逐渐停摆的方式——
　　也许能毫无依恋，自由飘荡，
　　没有了以往的活力和投入
　　以及你所熟悉的模样
　　或者相反
　　放肆地最后一搏
　　坚持做我自己。

　　我是照护的焦点，
　　刹那间，站在舞台中央：
　　死亡要么美中不足
　　要么了无遗憾。

　　当我向死而生，我也有需求
　　我不知道多久才算是合理的期望。
　　像一叶孤舟漂荡在未知的水域。
　　我不想苛求
　　或者利用我恶化的病情来博取同情。
　　我想以我选择的那样，在最后时刻完整地离开。

我害怕死亡的过程，
尤其疼痛。
我不清楚未来会怎样。
也无法把控死亡
但是我太累了，只想要平静。

我有希望，也有恐惧。

最好的情况是我仍坚持自己的信念。

我完全在照护者的掌控中
而且已经在消失的路上。

那些组成我的特质正在消亡：
它们也走到了尽头。

我渴望温柔的抚摸，
你声音中的爱，
对我屈辱遭遇的同情，
如果我的临终谢幕不够恢宏壮丽。

版权所有，Cynthia Benz，1998 年 6 月

（王　喆　贾　佳　译；高伟健　李小梅　审校）

# 第 17 章
# 通过持续质量改进提升照护服务

Joanne Lynn

## 一、概述

    21 世纪初期，在美国凡是接触过临终患者的工作人员，都会认识到大多数患者及其家庭所面临的灾难性的照护状况。虽然大多数人在生命的终末期都没有痛苦不堪的症状，在照护方面也没有严重的疏漏，但那么多人都有如此糟糕的经历，以至于每个人都畏惧这样的灾难。每个人都逐渐意识到，他（她）所做的任何事情都不能保证护理系统能够满足他们的需求。很少有人能回顾自己或挚爱之人身患重病的那段时光，发现这段经历对人类来说是有意义的，或者能从照护他人的经历中得到慰藉。

    尽管我们知道可能存在更好的办法，但这种不幸的局面依然存在。许多人在安宁疗护机构、专业的居家照护或是护理院中找到了安全的避风港。缓和医疗能让所有癌症患者都感到舒适，尽管许多常规的处理方法并不被患者看重，但提供者在实施优化的计划方面似乎行动迟缓。

    为改革所做的努力往往以失败告终。在一项大型研究中，改善咨询、告知预后和明确患者偏好并不足以改变患者的体验，多项关于预先指示的研究都未能表明增加的预先指示能够改善患者的结局。令人遗憾的是，不同人群中，重度疼痛的比率始终保持恒定，而且在过去几十年中，生命终末期的费用也没有发生变化。

    用专业人士的眼光来看，他们大多考虑通过正式研究、加强的专业教育和医保报销的重大改变来推进改革。正式研究对于明确更有效的药物或程序方面很重要，但在改变实践方面往往出人意料地无效。有效的观察通常需要一代人的广泛实施，很少有研究能直接解决卫生保健中的问题，而这些问题就是改革成功的障碍。专业教育并非是妨碍良好照护实施的因素。一天之内就可以教会治疗大多数癌症疼痛所必需的知识。显然，许多肿瘤科医生承认，他们不知道如何使用阿片类药物的原因不能完全归咎于缺乏教育。如果是这样，那要弄清楚事实就太容易了。此外，没有任何教育尝试证明其本身能够大幅度改善安宁疗护。因此，前两种策略本身很少能取得较大成效。最后，通过改变报销模式来改善安宁疗护也很难实现。需要采取强有力的措施来维持现状或维持那些在当前形势下状况良好者的生活。在美国，只有老年医疗保险计划下的安宁疗护项目，作为改善安宁疗护的报销改革的典范脱颖而出——这是二十多年来唯一的一个！

    也许还有更好的办法。看到其他各种改革策略不断显现的不足，越来越多的组织开始转向持续质量改进（CQI）策略。这不是一个简单的方法，也不是万无一失或必然可靠的。但是，对于大多数情况下的大多数问题来说，它似乎比我们以前的策略更好。

基本上，CQI 需要坚持不懈地努力，不断寻找让明天比今天做得更好的方法。它需要构建并坚守一个愿景：如何提供更好的照护。需要组建一个致力于改进的团队。最后，还需要迅速检验一系列可能的改变，找出其中真正有效的变化，并需要采取措施使之常态化。CQI 建立了对系统如何工作以及如何改进的深刻理解。它类似于临床工作的审核，涉及一个类似的循环过程，即决定事情应该如何发展，衡量实际发生情况，实施改进措施，以及评估是否产生了变化。本章将更详细地描述 CQI 的工作流程，读者首先应该看到它正在取得怎样的成果。

## 二、全国性协作努力下的持续质量改进成果

1997 年 7 月，我们开始与 48 个不同的组织合作，共同努力改善安宁疗护，其中包括 7 家安宁疗护机构、30 家医院、1 个家庭护理机构、1 个"老年全方位护理计划"网站和 9 个综合照护系统。尽管每个组织都设定了各自的目标，但可以通过现场会议、电话会议和电子邮件等方式互相协作，以寻求快速改进的方法。以下是他们取得的一些成果。

许多团队都解决了疼痛问题。一家医院的研究小组发现，令他们十分懊恼的是，癌症患者平均要等待 3 小时才能用上第一剂镇痛药物来缓解疼痛。原因有很多——各种各样的例行公事、规章制度和低优先级。CQI 团队仅用几个月的时间就着手解决了这个问题，将平均响应时间减少到 1 小时。另一个 CQI 团队发现他们可以通过授权现场护士在既定范围内进行调整的权利，患者就可以更快地获得更好的药物。许多团队发现疼痛被简单地忽略了，所以要求把测量疼痛作为"第五大生命体征"这一点很重要。

一个安宁疗护小组报告，他们在安宁疗护群体中几乎消除了呼吸困难。在研究开始的时候，约有一半的患者任何时候都会出现可怕的呼吸急促。该小组首先对响应能力进行优先排序，然后制定医生认可的治疗方案，如果主治医生没有响应或者问题仍然存在，则由另一名医生作为后援，为不方便离开家的患者准备适当的阿片类药物（随时可以通过电话给予他们帮助）。经过半年的工作，护士评估持续超过 8 小时的重度呼吸困难的发生率几乎为零。

威斯康星州拉克罗斯的主要卫生保健提供者开始在全社区范围内努力改进预立医疗计划。这是一项出色的合作，他们在老年中心指导老年人，在患者就医时指导患者，并通过大众媒体指导普通市民。他们扩大了视野，涵盖了全面的预立医疗计划，旨在预测可能出现的紧急情况，并阐明对于如何度过生命最后阶段的建议。在一份罕见的基于人口的分析中，该社区报道称，500 多名逝者中有 85% 的人在死亡时有预先指示，这些指示平均在离世前一年就已经完成了。在拉克罗斯，98% 的逝者都有意放弃一些救治措施而让死亡来临。更值得注意的是，几乎所有的预先指示都得到了遵守。拉克罗斯是如何做到这一切的？就是通过建立一个有明确目标的 CQI 团队，通过一系列的干预和评估来支持它，并为此付诸最大的努力。

许多团队致力于家庭支持，也许这标志着我们平时的照护是多么地不完善，但几乎每个致力于家庭支持的团队都成功地做出了重要的改进。一些人发起了丧亲援助，一些人解决了常规照护工作中引起人们愤怒的麻木不仁的问题。例如，许多医院还在把最终账单寄给已经去世的患者。家属并没有将这视为一种幽默——他们认为这是没有人真正在意患者

离世的又一个迹象，其他团队则致力于确保在患者离世后与家属进行后续联系。两个团队向居家的照护人员或者在医院守夜的家庭提供了传呼机，让家属可以放心地暂时休息或出门办事而不用担心与患者失联。一个团队为在医院住院的患者的家属提供了可以小憩和洗澡的地方。每个小组都对改变前后患者和家属的体验进行了评估，结果表明新方法确实带来了改善。

一个团队发起了一场巧妙而有效的志愿者活动。华盛顿塔科马的圣方济会卫生系统为专业护士腾出了 50% 的时间，为牧师腾出了 20% 的时间，随后他们与相关的服务团队合作招募了一批当地的志愿者。医生确认了未来 6 个月内可能会离世的重病患者，志愿者每隔几周就会给这些患者打电话，友好问候并记录可能出现的糟糕情况，然后他们会通知担任社区护理主管的护士。患者做得更好了，使用了更多的当地资源，相较于没有这些特别方案的诊所中的对照组患者而言，他们会更早地进入到安宁疗护机构。4/5 的人表示，自从该计划开始以来，他们对照护更加满意了，并且该计划已经能够自负盈亏。

我们的团队还学到了其他一些很普遍的东西。在美国，大多数医生使用一种"心理模型"，即在罹患致命疾病的全过程中有一个（漫长的）阶段，其主要的努力是治愈或大幅度减缓疾病的进展时间。心理模型继续假定一个（短暂的）"死亡"阶段，患者明显衰弱，而在此期间的治疗应该以舒适为目标。"诀窍"是确定 "从治愈转向照护"的"恰到好处"的时间。当然，这种转换时间的确定是极其困难的。例如，最近的证据表明，当天因充血性心力衰竭离世的中位数患者在前一天还被认为至少有 50% 的机会可以继续生存 6 个月。即使是结肠癌和肺癌，在离世前 1 天可以存活 2 个月的中位生存概率超过 20%，而在离世 1 周之前的中位生存概率超过 50%，所以大多数人在预后不明确的情况下会突然死亡。

当我们的团队第一次试图确定"濒死"患者作为干预的目标时，大多数人要求医生列出 "濒死"患者名单。但只有部分患者被提及，总的来说被提到的这些患者都已经到了疾病的晚期。看来医生们早已学会了识别终末期的患者，并且基本上不会出错。所以，我们团队想出了可称之为"惊喜"的问题。我们让医生们识别出哪些患者"重病在身，如果他或她在接下来的 6 个月内死亡也不会感到意外"。有趣的是，你问的是 6 个月还是 1 年并不重要，关键是这个问题促使医生注意到重病患者中的一些人仍然可能长期存活。使用这种方法，更多的患者被识别出来，在他们离世之前能有足够的时间去改变他们的生活。当然，有些人应该继续接受积极的维持生命的治疗，而不是"只接受缓和医疗"。

最后，我们了解到没有一个团队单独通过专业教育的努力而取得实质性进展，尽管许多团队在转向其他努力方向之前都曾专注于此。少数团队也在衡量工作上花费了相当多的时间，就好像他们正在进行一个重大的研究项目，而不是在快速推动改进。这种方法几乎总是浪费时间和精力。人们所关心的事情其实很容易衡量，至少足以保证变化是真正在改进。

## 三、CQI 的评估

如何评估这些变化？很显然，这些变化对其发起组织来说十分重要。如果医院能够将疼痛响应时间缩短 2/3，或者当安宁疗护对缓解呼吸困难有效时，人们不需要设计随机试验或利用大量数据就能相信重要的事情正在发生。CQI 在取得重要的、渐进的、递增的收益方面是很有价值的。如果改进系统的愿景是强大且可行的，就像安宁疗护一样，那么 CQI 提供了一种在照护系统中快速取得巨大且可持续进展的方法。在过去 20 年，包括 CQI 和临床审核在内的质量保证规划的增长，至少在一定程度上反映了这些方法成功地为患者和家庭照护带来了实质性的改变。这也进一步证明了 CQI 的价值。

CQI 策略发现的比较难以实现的是什么呢？那就是组建跨项目的工作团队。虽然护理院、医院、安宁疗护机构和家庭护理机构长期为同一个患者提供服务，它们看似明显是同一照护系统的一部分，但事实却并非如此。我们中没有哪一个团队能够在各项目之间促成合作。威斯康星州拉克罗斯市在预先指示方面的努力是一个难得成功又具有启发性的例子。

另外，一个团队在某个地方取得的成果很难被复制和推广。但这也并非不可能——只要是好的想法，总会逐渐赢得支持。然而令人意外的是，在这个领域几乎无处描述这些好想法，这些结果通常是非可控且统计数据不足的，以至于研究性出版刊物难以被接收。有时候结果还会被认定为有风险——要么是因为它们显示了初始的照护有多不足，要么是因为更好的照护可能会招致高昂费用或者其他需求之外的患者。

为了应对宣传机会的匮乏，美国安宁疗护促进会（Americans for Better Care of the Dying，ABCD）创办了时事通讯，主要致力于报道为提升安宁疗护质量早期所做的努力。"ABCD 交流"于 1997 年 10 月起用，以印刷版形式邮寄给订阅者或者在 http://www.abcd-caring.org 上免费查阅。"ABCD 交流"还加入了一个更正式的在线期刊，名为《生命末期照护中的创新》（*Innovations in End of Life Care*），可在 http://www.edc.org/lastacts 上找到。两者均可在 Growth House 信息服务中查询，网址为 http://www.growthhouse.org，可供任何地区和国家的人使用。

与临床审核和其他相关流程一样，CQI 是一个在当前环境下了解改进照护可以取得哪些成就的好方法，这些往往由报销模式、专业技能和实践决定。当一系列措施完成时，CQI 将阐明哪些环境下鼓励进行哪些改革。工作中，我们从公立医院、退伍军人医院、安宁疗护机构、贫困家庭照护机构、管理式照护组织和付费服务机构中学到了很多。然而，任何组织都很难完全摆脱不利融资或者未经培训的专业人士的影响。因此，全方位的改革需要多方面的工作。

# 四、CQI 应如何开始

任何照护提供机构都可以改进其做法，尤其在安宁疗护方面的改进可能更容易，因为长期以来，安宁疗护一直是卫生保健领域的一潭死水。有很多方法可以进行 CQI，其中有一些相当烦琐。我们使用的方法是 Nolan 倡导的一种简化和快速的循环方法。然而，在组织中创造一种欢迎变革的氛围很重要，因此一些早期的成功非常有帮助。改革者最好从战略上思考——哪些改进可以快速实现，哪些改进是显而易见且领导者认为重要的，而哪些又是有风险的。

你需要一个使命——清楚地知道什么是值得努力实现的。这项任务可能相对简单，例如消除晚期癌症患者的重度疼痛。目标可能很复杂：在医疗照护者之间实现无缝衔接，使患者在转诊过程中感到舒适，这样他们的医疗照护计划不会随着地点或提供者的改变而改变。

您需要一个适合执行这项任务的团队，其中一定要有一个强大的拥护者——在美国，通常意味着科室主任或者 CEO（首席执行官），他们关心任务的成功并会帮助清除障碍，确保包含直接了解问题的关键"一线"工作者。CQI 的成功在一定程度上取决于使当前功能失调的系统运转起来的人的深入了解——他们通常能迅速发现那些可以做得更好的事情。由在质量改进方面经验丰富的人员作为促进者和支持者也会大有裨益。

你需要以相同的方式回答以下三个问题：

♦ 我们想要实现什么？

♦ 我们如何才能知道改变是否等于改进（更适合患者）？

♦ 可以尝试哪些改变？

当你的团队有了这些问题的答案时，无疑将会有多个可以尝试的改变。您可能想要去除一个徒劳的步骤或使用不同的照护人员为患者做某件事，或者实施一个治疗指南。您可以从团队成员、专业文献，以及其他组织中有类似情况的团队中获得想法。

怎么选择从哪里开始？只要你有理由相信你能察觉到改进——而且每一次变化都有可能带来改进——通常最重要的是迅速开始做事——人们仍然相信改变是可能的，而且他们能够让改变发生。

卫生保健改进研究所所长唐·贝里克喜欢督促团队："周二之前你能做些什么？"事实上，你通常不需要等到周二！你今天或明天能做什么？一个诀窍是从小处着手——在几个患者，几个医生，或者几个护士身上尝试一些东西——任何允许你检验改变的东西。在负面情况出现之前，你就会知道这个改变是否奏效，并调整计划。如果这个想法行得通，你就会有一些证据可以轻松传播这个想法。

每一个改变的想法都应该深思熟虑，遵循"计划—实施—研究—行动"（PDSA）的循环：

♦ 制订计划，尝试改进的想法并衡量它的效果。

♦ 执行该计划——"实施"。

♦ 研究改进的效果，并从中学习。

♦ 根据你学到的，落实行动——修改改进措施，将其扩展应用到新群体，尝试其他任何合适的改变——为下一个 PDSA 循环制订计划。

当然，团队希望同时运行多个循环，循环可以相互叠加。随着时间的推移，团队可能会制定六项衡量标准，以查看变化是否在不断改进，并确保他们的工作有效。时间序列表在追踪有效干预措施方面特别有用，但"之前"和"之后"或"控制"和"干预"之间的比较可能是一种更有效的方法。

这个概述太简短了。感兴趣的读者若想接受一些培训或进一步阅读，可以在卫生保健改进研究所的网站 http://www.ihi.org 上找到这两个方面的相关内容。通过与安宁疗护促进中心合作，Growth House 为参与改善晚期心肺疾病（以及其他相关主题）患者生活质量的专业人员提供在线交流服务，网址为 http://growthhouse.net/ ～ chf-copdnet，此外还提供了优质的阅读资源，包括"内科学年鉴"（Annals of Internal Medicine）系列的"医生作为改善卫生保健的领导者"（Physicians as Leaders in Improving Health Care）。

（宁　静　附　舰　译；闵　婕　高伟健　审校）

# 第 18 章
# 非癌症患者的缓和医疗：购买者视角

John H. James

## 一、概述

一份面向缓和医疗专业人士的出版物中强调，必须从一开始就认识到，强调为所有人购买全面的医疗保健和治疗的人不太可能花费时间和精力考虑缓和医疗的具体需求到底是什么。尽管有时政策指令可能会迫使这一问题提上日程，或可能成为当地的一个热点，但总的来说，国家政策指令也会被其他需要获得资源和关注的竞争对象接替，因而任何一项本地问题都不可能长久占据核心位置。

尽管如此，从 20 世纪 80 年代中期以来的情况可以看出，从广义上讲，英国的缓和医疗已经脱离了国家卫生服务体系（NHS）并成为安宁疗护运动的一部分，因为在这里缓和医疗更可能处于核心地位。Clark 等的调查得出了模棱两可的结论，他们发现 49% 的卫生当局对缓和医疗的需求进行了评估，56% 的卫生当局制定了缓和医疗策略，但是与卫生保健的许多其他方面相比，这一比例并不高，更不能据此判断有需求报告就优先解决，没有就不解决；相应的政策制定也是如此，还要避免以此判断服务的质量和充足程度。我个人的观点是，无论以何种可见的规划呈现出来，所有采购部门，无论是卫生当局还是普通医疗机构，对缓和医疗服务的购买在一定程度上都是基于同情心，因为在大的医疗框架下，缓和医疗目前是处于搁置状态的。所以，人们有理由担心，在未来几年，尤其当出现财政压力以及政府和社会面临更广泛的问题时，缓和医疗服务将会得到多大程度的支持。

## 二、1987 ～ 1997 年缓和医疗的购买情况

1987 年，英国政府下令所有医疗机构都要制定缓和医疗的服务计划 [HC（87）4]。Neale 等在 1990 年出版的特伦特地区缓和医疗《区域战略框架》（Regional Strategic Framework）中，描述了这一指令是如何实施的，尽管速度不快，但缓和医疗策略在下属的各个区都得到了发展。但显然在其他一些地方，英国政府 1987 年颁布的这一指令并没有得到全面系统的执行，卫生当局在审核缓和医疗服务时，当然如果他们选择这样做的话，他们对于 1990 年政府决定让地方卫生当局拨专款用于购买安宁疗护服务是持反对意见的，或者是对服务的提供方或国家安宁疗护和缓和医疗专家服务委员会（NCHSPCS）提醒他们注意这一问题表示反感。保留至 1994 年的安宁疗护专项资金政策是激怒许多卫生当局的根源，部分是出于对要求资金到位的不满，部分是他们认为专项资金更多地用在了住院服务，而不是流向了一直供给不足的居家服务。

1989 年，英国卫生部发布《为患者工作》（Working for Patients）草案，就此引入服务的购买方和提供方相互分离的政策，要求卫生行政部门为居民购买服务，而不是像以前那样：进行线性的连续管理，对重点区域进行监管，大多数情况下管理并不固定到具体的覆盖人群。要求签订详细的购买服务合同导致关注点放在了具体购买的是什么服务、服务的质量及效能如何上。与专项资金平行发展的临床审计工作提供了评估地方服务有效性的方法，Clark 等在 1994 ~ 1995 年的一项研究中发现，尽管 97% 的安宁疗护机构都与一个或多个卫生行政部门签订了合同，但从总体上看这些服务缺乏专业性。

卫生当局关注缓和医疗的另一个原因是政府要求他们对连续性照护负责，要求地方政府和行政主管部门 [HSG（95）8] 要针对每一个患者群体的责任标准达成共识，包括需要缓和医疗的患者群体。尽管在有一些患者群体上已经达成了共识，患者个人的所有医疗服务责任都划归到一个辖区内，但缓和医疗却很难这样施行。我所在的辖区达成了分担支持服务的共识，无论居家还是住院，或在护理院居住。

1995 年，NCHSPCS 已向所有卫生当局下发了专业缓和医疗服务指南。因此，总体来说，卫生当局就不能再以无知为理由对不作为或未关注而开脱了，这回他们可能会通过争辩优先解决次序来找借口了。

## 三、为非癌症患者购买缓和医疗服务

如果在 NHS 购买者的头脑里缓和医疗仍停留于为在主流医疗中占有一席之地而苦苦挣扎的话，那么就更不用说确保非癌症患者也能享受到缓和医疗服务这个问题了。对其他患者群体也要畅通获得缓和医疗服务这一观点并无争议，但对于如何才能畅通获得服务，尤其是住院和暂托所的患者，相关证据还是比较少的。我所在辖区的情况将在下一节阐述。为艾滋病患者或有症状的 HIV 携带者提供缓和医疗服务是另一个独立领域，存在不同的问题，这将在本章的最后一节中阐述。

## 四、肯辛顿 - 切尔西和威斯敏斯特地区的状况

肯辛顿 - 切尔西和威斯敏斯特健康管理局（KCW）回顾了 1993 ~ 1995 年的缓和医疗服务政府负担情况。KCW 位于伦敦市中心，占地 13 平方英里，人口增长迅速，1999 年达到 37.6 万人。这项回顾分析包括需求评估、证据的有效性审查、现有服务及其用途分析、召开研讨会情况、关注的患者群体、提案及建议等。同时还纳入了一项对全科医生的调查，结果显示了对缓和医疗相当多的认知和兴趣的差异。

对服务需求的评估直接建立在 1991 年 Cartwright 的工作基础上，其研究发现，从照护者对死于癌症和其他情形的症状发生率上判断，不同患者群都有可能从缓和医疗中获益。对该地区 1992 年的死亡数据进行回顾分析，用以确定排除了不获益者之后的潜在缓和医疗受益者人数。结果发现，827 人死于肿瘤，1177 人死于循环系统疾病，366 人死于呼吸系统疾病，190 人死于其他疾病（慢性肝炎、神经系统和感觉器官疾病、内分泌营养代谢疾病和免疫疾病）。Cartwright 的研究结果被 Higginson 等用于估算症状的潜在发生率，但 Robbins 对这种外推法提出了质疑，部分原因是因为这是基于照护者对患者的判断，但

不能由此认为就是患者的实际需求。在实践中，卫生当局并没有试图通过外推法将专业缓和医疗的服务需求量化，而是强化了非癌症患者能够更容易获得此类专业缓和医疗服务的观点。

回顾性调查发现，在1993～1994年的前三个季度，尽管在潜在受益人中非癌症患者占68%，但只有1.6%被转介到专业的缓和医疗机构。来自三家专业缓和医疗机构的代表在1994年6月召开的研讨会上针对这些结果进行了讨论。面对现有医疗资源条件下"近似水平的服务"是否可以提供给"非癌症患者"这样的问题，研讨会的结论是肯定的："有必要对工作人员进行普遍培训，以确保所有人都充分了解最佳实践指南，这会使更广泛的患者群体获得高质量的缓和医疗。"

3年后，卫生当局就非癌症患者缓和医疗服务资源的利用现状进行了回顾调查。在3家能提供缓和医疗住院服务的医疗机构，非癌症患者的缓和医疗住院比例分别为3.2%（1995/1996年数据）、2.0%和2.5%（1997/1998年数据）。尽管3家医疗机构都同意更广泛的接收非癌症患者的政策，但这与以前的调查结果相比几乎没有什么变化。令人鼓舞的是，1996/1997年来自一家区级医院缓和医疗团队的数据显示，越来越多的非癌症患者被转诊，约占转诊总数的11%。

对于这种相对令人失望的进步速度，可能的解释是医疗设施短缺。尽管如此，1994年的回顾调查发现，我们辖区内获得缓和医疗服务的机会远高于平均水平。基于一些国家级的资源利用率研究结果，估算出我们辖区可能需要缓和医疗住院服务的癌症患者数量在124～207人，但实际使用的是350人。证据还表明，缓和医疗服务使用率较高的是住在辖区内两家缓和医疗机构比较近的居民，同时有人质疑南部地区缺乏专业的缓和医疗，而这一问题或许可以由缓和医疗提供机构和当地的教学医院共同承担。医疗资源的可用性受限不能成为解释的理由。1993～1994年，卫生当局与安宁疗护和家庭照护团队签订了价值90万英镑的服务合同，加上额外为Macmillan和Marie Curie区提供专业照护和居家基础护理的护士支付的8万英镑，到了1997～1998年，合同份额又分别上升到121.6万英镑和18万英镑，这显然是一个显著的实实在在的增长。

1994年，全科医生对缓和医疗服务的理解和认知的回顾性调研所得出的推断更有可能解释非癌症患者转诊率低的现状。约半数（49.75%）的全科医生填写了邮寄问卷。全科医生平均每年推荐5名患者到专业的缓和医疗服务机构，通常是转到与患者距离最近的地方。调研结果表明，他们对缓和医疗服务的兴趣相对较低。4/5（79%）的受调研对象没有提出修改建议或提出问题，88%的人不知道在服务中有任何缺口，56%的人不知道是否存在重复服务的情况，只有5%的人认为非癌症患者在安置上存在问题。从积极进行问卷反馈的全科医生那里可以看出，一般来说，他们与缓和医疗服务的接触度相对较低，通常仅限于当地机构。

对未参加邮寄问卷调研的全科医生进行随机电话调查，只有26%的人愿意参加，其中绝大多数无法确定该地区是否有缓和医疗服务，有2人不了解这个术语的含义。

总的来说，这些发现说明当地的全科医生不太可能在未来的实践中产生显著改变，将大量非癌症患者转介到专业的缓和医疗服务机构。同样，也别指望区级医院在院转诊模式上发生显著变化。不过，值得欣慰的是，当地两家主要的教学医院已经组织专业的疼痛治疗团队，为所有住院患者提供镇痛服务，并且在1997年政府团队到访质量检查期间分别进行了汇报。

这项在一个行政辖区内开展的回顾性调查清晰地表明，回顾现状和制定战略本身并不能保证多数个人会随之改变，医疗机构也不会依此执行。在此期间，辖区内的住院患者服务已从大量资本投资中获益，家庭支持服务也等到了极大扩展。但迄今为止，存在于癌症与非癌症患者支持服务之间的不均衡性仅发生了很小的改变。

## 五、韦克菲尔德地区的实践

全科医生具有发展缓和医疗的能力，这一点在英国约克郡韦克菲尔德地区开展的工作中得到了证实，那里在 1995 年开展了试点工作。1997 年 9 月 Michael Vaughan 在由皇家医学学会与 NCHSPCS 主办的"改善缓和医疗：缓和医疗质量问题"会议上报告了此项工作。他们回顾性调查的流程与在肯辛顿 - 切尔西和威斯敏斯特地区的调查基本相同，但显然韦克菲尔德地区的全科诊疗投入水平更高。

回顾调查对辖区内的缓和医疗进行了全面的描述，包括服务的可及性，存在的问题（尤其是重复、协调性差、服务及标准多变等），对缓和医疗价值观和原则的接受度，全年 365 天都开诊的医疗机构的相关服务需求，对资金投入的详细建议，以及明确责任和实施时间表的行动计划等。应该认识到，流程仅仅是服务计划的模型，还需有重要的附加内容，即流程和结局都属于具体实施的专业团队，他们的行动对结局产生重要影响。

会议文件涉及了非癌症患者的就医问题，但没有明确指出问题所在，在 3054 例非恶性疾病的死亡病例中，据估计有 2082 例需要缓和医疗服务，而缓和医疗四大价值观和原则之一是，"无论年龄和诊断，所有需要缓和医疗的人都应该得到服务"。

## 六、英国新政府的影响

1997 年 5 月，以压倒性优势上台的英国工党政府明确表示，与教育一样，国民医疗服务体系是其最优先考虑事项之一。2000 年初，政府宣布在国民保健服务上投入空前的资金，这似乎将健康问题提升到了第一位。

工党政府对国家医疗服务体系（NHS）的期望与其前任政府大不相同。虽然保留了买方和供方之间分离的政策，但内部市场的其他特征已被取消，强调通过竞争提高当地的业绩已经被强调按国家认同的标准给予服务以满足需求所取代。废除全科医疗基金并引入初级保健的政策最终被设立初级保健信托取而代之，信托既负责提供初级和社区服务，也负责委托进一步的医疗需求，这一改革具有深远意义。对于韦克菲尔德来说，其总体购买的试点工作可被视为最接近初级保健的团队服务模式，这种变化可能并不显著，但能很好地推进缓和医疗服务模式。尽管在英国大多数地区，卫生当局在医疗模式的转变过程中起决定性作用，但为了实施国家标准，变革会涉及需要协调若干机构之间的关系，这就增加了懈怠的风险。结构变动包括建立初级保健信托和废除社区信托、合并相关部门，从短期看这都需花费时间和精力，无论其长期获益如何。

因此，在不久的将来，无论是在关注度还是在核查方面，从整体上看缓和医疗服务都有被忽视的风险，这种风险正不断增加，其原因在于政府完全有理由希望看到投入到国家医疗服务体系中的额外资源，能够在其提供的服务质量和响应性方面有所改善，但在缓和医疗方面却有可能看不到。很明显，尽管从总体上看公众仍然在渴求全面的、公立的、使用时基本免费这样的理念层面上，但也越来越不愿意接受现有服务一直存在的弊端：服务差、等待时间长，缺乏对患者作为"顾客"的感恩之心，以及总是非常差的医疗设施等。实现服务现代化的困难在于，并非服务的各个方面都可以量化，但如果要证明改善的效果，就必须采取量化措施。因此，重点在于对可量化的绩效进行强有力的管理，当然这种规划将迫使政府职能部门和下属的经理人更专注于服务的有形部分，而牺牲了无形部分。

希望改善缓和医疗服务的人士，不论任何群体，都应该义不容辞地利用新政策所提供的机遇。其中，敦促辖区内所有卫生当局确保达到健康改善计划（HIMP）的标准是最有力的，尽管对 HIMP 的期望值有可能过高。另一个推进缓和医疗议题的机会就是在政府关于国民保健制度的国家计划发布之前，与政府职能部门的工作人员和公众进行广泛的磋商，在撰写本文时，这一计划尚未发布，仍在热切地期待之中。

## 七、艾滋病患者和 HIV 携带者的缓和医疗

讨论为有症状的 HIV 携带者或艾滋病患者提供缓和医疗服务前，必须先对其资助系统进行说明。事实上，自这种疾病初次被发现以来，卫生当局就已经将用于该病治疗和护理的资金与划拨给医院和社区服务的主要资金分开了。

资金分开有很多原因。第一，卫生部和财政部同意，资金应以对病例数量及每个病例的平均治疗和护理费用的最佳预估为基础。第二，很明显，自始至终病例的分布并不均匀，对按人头计算的公式进行任何调整都无法充分弥补这种不均。第三，考虑到早年这种疾病所带来的耻辱感和疾病的性质（由于免疫系统缺陷，死亡往往以机会性感染的形式出现），很自然地会发展出独立的住院和安宁疗护机构。这些反过来又吸引人们搬到最知名的相关服务机构附近居住，更加剧了患者数量分布的不均衡性。在引入购买和服务分离的内部市场机制时，出于保密，HIV 携带者 / 艾滋病患者被排除在外。无论是否为当地居民，都由卫生当局提供医疗服务。

20 世纪 80 年代后期，HIV 携带者 / 艾滋病患者治疗和护理的资源利用在很大程度上取决于卫生当局的决策水平，泰晤士河西北地区是当时病例数最大的区，卫生当局在为伦敦灯塔安宁疗护医院的发展提供资金支持方面发挥了重要作用。伦敦灯塔医院是欧洲最大的 HIV 携带者 / 艾滋病患者专属安宁疗护机构，同时也是将公众态度从污名化艾滋病转变为对其理解和同情方面最有影响力的机构之一。

伦敦灯塔医院于 1986 年成立，目前的建筑是 1988 年开放的。卫生部提供了 125 万英镑用于支付建筑费用，这些年来又陆续追加了 275 万英镑的拨款。尽管如此，伦敦灯塔医院的大部分资金还是直接来自英国国家医疗服务体系（NHS）。截至 1994 年，来自西北泰晤士河区的医保划拨资金高达每年 100 万英镑。1994 年 4 月，这笔资金被移交给肯辛顿 - 切尔西和威斯敏斯特区，这表明其他卫生当局委托了此项服务，一年后伦敦灯塔医院接到通知，从 1997 年 4 月起，将依据相关医疗设施的使用情况，对住院护理资金进行分配，其余服务资金将于 1998 年 4 月分开。

伦敦灯塔医院从 1988 年到 1995 年运作的财政制度实际上是一种涵盖其 80% 成本的整

笔拨款，允许在其使用方面有相当大的酌处权，其余资金主要来自筹款和自愿捐赠，这种服务模式随着艾滋病患者或 HIV 携带者的寿命明显延长而改变，治疗和护理的重点也从临终护理转移到暂托、日托和家庭支持上，形成了一体化服务模式，并向许多用户提供了进入补充替代疗法的机会。

金融制度的未来变化显然是缓和医疗的潜在风险，原因有三点：首先，伦敦灯塔医院由原先 80% 的收入来自于可靠的 NHS 资助，转变为来自更具风险性的资助；其次，人们很快发现，相较于其他服务，这笔服务的花销更大；最后，通常情况下，距离较远的居民会选择就近服务而不是去伦敦灯塔医院。因此，伦敦灯塔医院要想生存下去，就必须大幅度转型。在 1996 年 4 月至 1998 年 4 月期间，该医院大幅度削减人员编制，尤其注重缩减管理和运行费用，以使其更具竞争力。

然而，导致伦敦灯塔医院运行失败的主要原因还是因为受到 3 个外部因素的影响。第一，1996 ～ 1997 年，病例数量低于预期，由此政府将用于艾滋病患者治疗和护理的资金拨款减少了 7.5%，这意味着全伦敦减少了超过 900 万英镑的资金投入。尽管卫生当局采取统一行动最大限度地降低了这一影响，但医院不得不节省费用，无论是拨款还是赞助费用。总体而言，艾滋病患者治疗和护理拨款供资机构无疑在单独供资方面做得很好，其标准明显高于其他地方。整个系统资金紧张难以为继，伦敦灯塔医院的拨款被削减了 27 万英镑。第二，1996 ～ 1997 年的下半年，联合疗法的出现逐渐给主要的艾滋病治疗中心带来了成本压力。1997 ～ 1998 年，尽管政府重新恢复了 7.5% 的削减资金，以应对增加的费用，但事实上联合疗法的费用比增加的资金高得多，这给伦敦所有主要卫生当局的艾滋病治疗和护理预算带来了巨大压力。据估计，在整个伦敦，包括联合疗法在内的药物成本从 1995 ～ 1996 年度的 1400 万英镑增加到 1997 ～ 1998 年度的 3800 万英镑。第三，作为伦敦灯塔医院收入基石的住院需求正在下降，部分原因是引入了更为有效的方法应对艾滋病的机会性感染，但主要还是因为联合治疗的影响，其结果是 1997 年全年，伦敦灯塔医院的住院服务使用率大大低于合同规定水平。在过去两年均出现巨额赤字的情况下，1998 ～ 1999 年度的预计收入也大幅减少，包括共享设施在内的各种援助计划均无法实施。

1998 年 3 月，伦敦灯塔医院管委会同意停止提供住院服务，并于当年 8 月正式生效。这使得一部分建筑出租用于满足重建，使机构能够在重建的场所继续提供一系列服务，包括日间照护、家庭护理和社区支持。伦敦灯塔医院的服务战略性回顾以及随后对日托需求的减少，导致他们决定退出此项服务。2000 年 1 月，他们转向开发名为"积极的开始"的护理套餐，这是一项独特的服务，其中包括技能训练、治疗、支持和工作坊。所有这些服务也单独提供给访问伦敦灯塔医院的"加入我们"计划的用户。最终，在 2000 年，伦敦灯塔医院与特伦斯·希金斯信托合并的提议被采纳。

1998 年，Small 指出："决定使用伦敦灯塔医院以外的住院服务是基于成本考虑，而不是基于医疗质量或审核结果。如果在购买时以简单的成本核算代替成本效益分析，将导致更为普遍的医疗质量下滑。"这些观点只有一部分是合理的，伦敦灯塔医院的服务价格肯定高于它的两个主要竞争对手，但购买者做决定时只能参考有显著差异的证据。在这一领域，不同的安宁疗护机构之间在患者的结局指标上并无显著差别。我们能得到的唯一显著性证据是用户的选择偏好，在这方面，1997 ～ 1998 年 KCW 居民使用伦敦灯塔医院住院服务的下降幅度比 MildMay 更显著，与此同时，作为当地唯一一家在非 HIV 特定环境中提供缓和医疗的医院，圣约翰安宁疗护医院的艾滋病患者或有症状的 HIV 感染者的诊疗数量一点都没减少。

从伦敦灯塔医院汲取的教训主要包括以下几方面：第一，高度专业化的领域需要受保护的环境才能生存。安宁疗护运动需要普遍调整的是改变患者和照护者的预期，但总归有理由确信，人们对缓和医疗的需求仍然继续存在。伦敦灯塔医院这种仅向特定疾病提供服务所面临的困境，之前只在结核病休养所发生过，即出现了服务需求的突然急剧下降。就结核病而言，多年来人们一直坚信这种疾病已经被攻克。对于 HIV 感染，联合治疗的证据显得更加模棱两可，尽管从某种意义上说，卫生当局除了保证为所有符合临床诊疗指南的患者提供治疗以外别无选择。在美国，相比伦敦更早广泛应用联合疗法的经验表明，联合疗法的获益会在 2 ~ 3 年后开始减少，但这种经验可能并不会在伦敦重复，因为美国人群中既往接受过单药治疗的患者比例更高，而这会削弱联合疗法的效果，但仍很有可能会导致整体上获益降低。还有一点必须承认，目前大概 30% 符合接受联合治疗的患者因为难以忍受的副作用而并没有接受治疗，尽管有许多接受过联合疗法而相对没有症状的患者，但他们未来仍存在住院需求，这可能会使目前较低的服务需求有所增加。

1998 年，Small 指出："可以理解的短期财政分配决议，意味着政府失去对现有机构管理的积淀和延续，当今后一旦需要机构的服务时，这会显得至关重要。"从字面上来说，对困境的表达已经非常清楚，但在实践中问题的解决还是要依靠服务的专业化。伦敦灯塔医院建立之初，HIV 感染主要与男同性恋有关，尽管目前仍然有相当数量的 HIV 阳性男同性恋者，但在伦敦地区，越来越多的 HIV 阳性患者是通过异性性行为感染的。新感染 HIV 的人越来越多的是家庭成员，特别是来自撒哈拉以南的非洲家庭。病例数量的地域分布也在发生变化，伦敦南部和东部地区显著增加，而肯辛顿 - 切尔西和威斯敏斯特地区的总体患病率已经趋于稳定。对于非本地卫生部门，撤销伦敦灯塔医院的投资为那些围绕家庭需求和不同族裔群体文化需求的当地服务机构提供了机会。伦敦灯塔医院经营者准确地意识到了客户的变化，并尝试满足这种变化需求，但无法完全摆脱已形成的形象。正如达尔文所观察到的那样，适应是一个自然选择的过程，对于那些没有及时进化的人来说，这是痛苦的。

## 八、结论

从付费者的角度来看，缓和医疗服务必须灵活，以应对不断变化的需求和观点，发展更具包容性的服务在各个方面都是可取的。在癌症患者的照护和治疗方面发展起来的技能应该提供给那些受其他晚期疾病影响的人，而许多艾滋病患者选择在非艾滋病特定环境中接受治疗和照护这一事实，应被视为克服与病情相关污名的积极信号。从服务提供者的角度来看，包容性服务无疑是一种能更好地适应未来变化的服务实践。

（邱娇娇　译；张宏艳　李小梅　审校）

# 第 19 章
# 晚期患病亲属的非专业照护者

Jonathan Koffman 和 Penny Snow

## 一、概述

近 20 年来，关于晚期慢性疾病临床治疗和管理的文献在逐年增加。然而，迄今为止，人们对这些患者的亲属和朋友以及他们在整个照护过程中不可估量的贡献所给予的关注较少。英国的一项全国性调查显示，很多非专业照护者每周照护患病亲属的时间超过 80 小时。无论能否胜任，越来越多的家庭成员在一生中都可能成为非专业照护者。很多国家的社会政策已经开始广泛重视照顾者的需求。此外，越来越多的研究也在关注他们的需求。在缓和医疗中，这主要与癌症患者的非专业照护者有关。迄今为止，在缓和医疗文献中，患有晚期慢性疾病而非癌症的亲属的照护者较少受到关注。然而，对于许多患者和他们的照顾者来说，这些患病经历仍然是痛苦不堪的。

需要解决非癌症患者的非专业照护者的需求的原因有很多，有证据表明，未得到支持的家庭成员在患者患病期间处境相当困难，这种状况可能会持续数月甚至数年，这会影响他们的身心健康，重要的是，这会对他们随后的居丧产生影响。出于人道主义考虑，理应满足晚期疾病患者的非专业照护者的需求。在英国，对稀缺的 NHS 资源需求的日益增长，代表了另一个有力的论点。医院急诊床位数和住院床位数的减少，再加上社区和日间医院设施使用的增加，使得家属和朋友的照护作用在很大程度上变得不可或缺。然而，家庭成员因照护患病亲属的压力而变得疲惫不堪和心力交瘁，他们可能无法继续发挥作用，而患者将不得不需要住院或是可能得到不满意的家庭护理。

本章首先尝试定义非专业照护，然后回顾了与照护亲属相关的压力和满足感的来源，以便了解照护的环境。根据 Orford 的说法，癌症患者的照护者所面临的诸多问题，在其他患病群体的照护者中也十分常见。最后，本章建议非专业照护者和患者可以在哪些方面获得更好的医疗和社会护理服务。

## 二、非专业照护

迄今为止，人们把大量注意力集中在非专业照护者的生理方面，而忽视了情感、社会和经济方面。以下三个有关"非专业照护者"的定义很好地表明了对于照护者在体力和工具性活动方面的界定程度。

1. 在家中或者其他地方，为残疾人提供照料或照护的人。

2. 为住在自己家中或其他居家的患者、残疾人或老年人提供照护或某种定期服务的人。

3. 对因疾病或残疾而需要持续照护的人的家庭护理负主要责任的人。

第三个定义的局限性在于，只承认那些肩负主要责任和提供持续照护的非专业照护者，基于这种情况建立的照护框架只对需求提供了部分评估。多位研究者已经认识到照护定义的局限性，并建议需要更全面的模式。Bulmer 认为照护涉及帮助、支持和保护的问题。Twigg 建议，除了家庭和社会责任之外，照护还应包括支持的责任。Pearline 等进一步讨论，认为"照顾"最好是指情绪和情感部分，而"照护"这个词则更适合描述身体和行为方面。Bowers 认为照护者的大部分角色是无形的，因为除了照料者本人以外，其他人都不容易见到。当前基于任务的照顾观念意味着提供者在很大程度上仍然没有意识到这些潜在的需求，这对根据个人需求的定制服务产生了显著影响。因此，她建议照护应该根据其目的重新定义：照护不仅包括实际的照料，还包含情感、社会和心理方面，以及对他人的普遍关注。

## （一）非专业照护：涉及哪些方面

非专业照护包括很多不同的要素，经常并行运作。Twigg 和 Atkin 提出以下 4 点建议，尽管这些建议并非详尽无遗。

1. 执行超出成人之间日常互惠行为的支持性任务。在这里，照护意味着帮助人们做他们自己不能做的事情。例如，吊运、上厕所、清洗等个人护理工作。然而，Twigg 认为通常很难区分"照护"和家庭及两性关系中常见的"个人照料"模式。许多女性按照传统为她们的配偶和家人所做的事情，如果反过来由男性来做，将被归为照护。与强调照护任务相结合的是，人们相信照顾涉及实际的体力劳动，而且通常是繁重的体力劳动，如吊运和清洗。这样强调的部分原因是希望淡化照护的浪漫理念，将其从对爱的全神贯注中解放出来，并表明照护是相当劳心费力的。

2. 照护涉及亲属义务。有研究表明，照护几乎总是发生在亲属间。来自邻居和朋友的照顾是有限的，他们很少参与私密或身体的护理。如果朋友和邻居可以密切参与，通常是因为一些早期的社会经历改变了他们之间的关系。

3. 照护与情感密切相关。照护关系如果不是明确以爱和情感来定义，通常也与之相关，尽管是以超出预期的更为复杂和模糊的方式。情感在其他方面同样重要，这不仅仅是因为爱和其他情感为照护的义务提供了保障，而且照护本身就代表了一种情感劳动。

4. 照护可以涉及共同居住。尽管共同居住不是重要的组成部分，但它是构成照护的一个重点要素。照护可以并且经常发生在家庭内，当受照护者是年迈的父母时，这一特征尤为明显。Qureshi 和 Walker 认为共同居住是定义家庭中谁最终成为照护者的一个重要因素，通常凌驾于性别和亲属关系等其他因素之上。与受照护者同住一个屋檐下可能会从根本上影响照护的体验，因为这更有可能限制照护者的日常生活。

## （二）非正式照护者的压力与回报

照护患有慢性疾病亲属的压力与负担是巨大的，可能包括身体、情感和经济方面（表 19-1）。多年来，这是许多关于照护研究的唯一焦点，特别是基于美国研究的文献。英国一项调查表明，在完成总体健康调查表的照护者中，多达一半的人的得分在精神疾病的发病范围内。照护以各种不同的方式施加压力，从因受照护者不间断的照护需求而导致的长期与外界隔绝，到亲属性情和行为的改变。例如，对痴呆症患者的照护，就会经常侵蚀双方的关系，受照护者甚至可能认不出照护他或她的人，而照护者可能会因此感到强烈的失落与丧亲之痛，并感觉他们是在与一个完全陌生的人一起生活。因此，他们在感受爱和亲情的同时，也会体验内疚、遗憾、厌烦甚至憎恶等负面情绪，这种情况并不少见。尽管他们愿意照护患病亲属，但是许多照护者最终都会被持续不断的压力拖垮。据报道，痴呆症患者的照护者其心理健康最大程度的改善来自于患者死亡。这绝不意味着照护者希望这种结果，但它确实表明照护者经常是身处在极大的压力下提供（着）照护。

**表 19-1　照护者在照护亲属时压力与回报的来源**

| 压力来源 | 回报来源 |
| --- | --- |
| 更容易患身体疾病 | 表达感激之情 |
| 焦虑与抑郁 | 控制：最了解的感觉 |
| 失眠 | 受照护者的陪伴 |
| 孤独与隔离 | 亲和力的提升 |
| 精疲力尽 | 感恩心 |
| 丧亲之痛 | 由于照护而提升自尊 |
| 经济压力 | 互惠的利他主义 |
| 紧张的关系 | 个人挑战 |
| 角色冲突 | 回报过往的服务和债务 |
| 阻止入院 | |

资料来源：Davies，1980；Grant and Nobel，1993；Heron，1998，Lawton et al，1989，Townsend and Noelker，1987，Ungerson，1987。

照护还会给照护者造成相当大的经济上的影响。1993 年，精算师协会估计，英国每年的无偿护理价值为 3390 万英镑，而所有机构性护理的价值为 70 亿英镑，所有专业家庭护理的价值为 31 亿英镑。照护者通常不知道他们应享有的权利，如护理津贴。如果照护者未到退休年龄，那么他们上班或继续工作的能力可能会受到极大的影响。1993 年，英国卫生部向雇主和照护者发布了一本手册，强调雇主需要让他们的管理和人事工作更适合照护者。受照护者身体衰弱可能导致其他经济问题，包括取暖、洗衣和购买服务等的额外支出。

尽管非专业照护者要付出高昂的代价，但许多人仍然继续这样做着，并发现这是有益的体验（表 19-1）。这不足为奇，有证据表明，当受照护者体贴周到，对所受到的照护心怀感激并且关心照护者时，那么照护是让人愉悦的。这可以大大减轻因照护某人而持续的劳累感，有助于照护者感受到他们正在积极地付出，并且他们的存在非常重要，因为其他人已经注意到了他们的所作所为。此外，有人提出照护可以增进照护双方的关系，特别是存在互惠因素的情况时。受照护者及其家人和朋友所表达的感激之情都有助于提升照护者的价值感。照护者多年来对患者有足够的了解，因此在做任何决定时都可以起到至关重要的作用，这可以减轻无助感。他们在情感和身体上都了解患者。此外，对于照护者来说，最大的回报就是他们的亲人可以远离医疗机构。Lawton 等使用多变量分析来确定照护满足感的预测因素。满足感的来源主要有：享受受照护者的陪伴，感到与受照护者更亲近，通过给予受照护者帮助而获得快乐,感受到受照护者的感激之情,以及因为照护而提升了自尊。其他研究者进一步对满足感做了详细的描述,他们的结果提供了满足感的分级(尽管可以引用多个来源),包括以下内容:互惠的利他主义,表达感激之情,亲和力的提升,个人挑战,回报过往的服务,兑现承诺和尊重宗教信仰。

### (三)照护者对受照护者不言而喻的负面情绪

照护者在他们的"照护生涯"中感到极度愤怒的情况并不少见,而有时这种愤怒会直接针对受照护者(表19-2)。其他的感受包括:因为做出许多重大牺牲而产生的苦楚与怨恨,对不得不从事令人不快的个人照护的厌恶,使显而易见的照护细节变得更易承受的无力感,对精神信仰的质疑(尤其是对那些有宗教信仰的人来说尤其痛苦),最后,照护者可能偷偷梦想将来没有这些患病亲属的生活,摆脱了多年来苛刻照护造成的持续不断的压力。

**表19-2　6种对受照护者不言而喻的负面情绪**

| |
|---|
| 愤怒和沮丧 |
| 苦楚与怨恨 |
| 无力感 |
| 对身体的厌恶 |
| 质疑自己的信仰 |
| 对未来的秘密梦想 |

资料来源:改编自 Doyle,1994。

## 三、晚期患病亲属:非专业照护者的经验

在患病亲属疾病晚期,照护者和患病亲属遇到的问题包括:亲属经历的特定症状,他们日复一日需要的帮助和照护,与卫生保健专业人员的交流问题,以及照护者需要的基本信息,能够更容易承受与晚期患病亲属共同生活的不确定性。很多问题是同时存在的,因此卫生保健专业人员应将这些问题分解并优先处理能够立即解决的,以达到最佳效果。同样重要的是,不要忽视疾病造成的总护理费用。

晚期患病亲属的特征将会对照护者的经历产生重大影响。与卒中和心脏病患者相比,癌症患者通常会更年轻。因此,非癌症患者更容易患有与年老相关的合并症,如精神错乱和失禁,所有这些都可能加剧他们对护理的需求。此外,患有 HIV/AIDS、多发性硬化症和运动神经元病的年轻患者可能会出现神经功能障碍,导致类似的症状,进而带来巨大的挑战。

缓和医疗的主要目的之一是缓解症状。这些症状在影响患者的同时也会很大程度上影响他们的非专业照护者和家人。下面我们罗列了一些疾病晚期患者所经历的主要症状,并查阅了这些症状对照顾者影响的相关文献。

## （一）疼痛

疼痛是癌症最严重的症状，影响患者生活质量的方方面面。疼痛也是照护者的主要关切，许多照护者会替患病亲属感到全然无助或挫败。Ferrell 等进行了一项探索影响癌痛管理因素的研究，他们观察到一些照护者希望能够分担或代替亲人忍受疼痛。Ferrell 的研究将照护者对疼痛的理解描述为"疾病的隐喻"，把疼痛看作晚期疾病的征兆。疼痛成为反映疾病进展和患者不可避免地衰亡的有形指标，唯一能够期待的解脱便是死亡。

这是最糟糕的部分。有人告诉我，当她最终死亡时，这是上帝让你解脱的方式，因为每天看着她遭受痛苦实在是太可怕了。你只是希望她死后就不再痛苦了。

(Ferrell et al，1991)

尽管患者为了避免使他们的照护者感到痛苦而会少报告疼痛状况，但与此矛盾的是，照护者认为疼痛程度比他们的亲属更严重和剧烈的情况并不少见。

疼痛不是只有癌症患者和他们的照护者才会经历，其他患者群体也会经历不同程度的疼痛和与之相关的痛苦。据报道，超过 50% 的运动神经元疾病或多发性硬化症患者会遭受疼痛，这会对他们的心理和社会健康造成一定影响。Addington-Hall 等对"濒死患者照护的区域性研究（RSCD）"的分析显示，至少一半的卒中患者遭受疼痛的折磨，其中许多患者的痛苦可以追溯到死亡前至少 6 个月。McCarthy 等对这些数据的进一步分析表明，疼痛也是心脏病的常见症状。据报道，约 80% 的患者在生命的最后一年出现过疼痛，63% 的患者在生命的最后一周出现过疼痛。照护者称在 50% 的病例中这种情况"极其痛苦"。有意思的是，据报道，痴呆症患者也会经历疼痛，只不过比癌症患者略少。RSCD 报道称，在许多情况下，经常没有实现充分的疼痛控制。这些患者的疼痛可能是关节炎等合并症造成的，而不是由原发疾病直接导致。然而，这对照护者仍然具有重要的意义，因为在报告出现疼痛的时候，疼痛通常已经持续相当长的一段时间。需要更多的研究去探索照护者重视非癌症患者疼痛的意义。

## （二）失禁

失禁是照护的一个方面，与照护双方关系中的羞耻感有关。Hicks 和 Corcoran 报道称，1/5 的晚期运动神经元疾病患者在安宁疗护机构接受喘息治疗时出现过失禁，并且更多的患者需要使用导尿管。McCarthy 等报道，72% 的痴呆症患者在生命的最后一年出现过尿失禁。类似的情况在癌症患者中也有报道，只是持续时间较短。此外，16% 的心脏病患者出现过大便失禁。这些症状显然给照护者带来了重大的实际问题，如弄脏的床单和受照护者的衣物需要额外的清洗。其他相关的困难包括导尿管、结肠造口袋、失禁垫的使用。

## （三）厌食

厌食或食欲缺乏，是大多数癌症患者所经历的非常糟糕的症状。厌食具有重要的情感意义，因为食物和饮食是生存的必要条件。此外，准备和提供食物是一种爱和关怀的表达。与疼痛一样，癌症晚期患者的厌食被照护者视作预示死亡的晴雨表，因此成为巨大痛苦的来源。其他疾病群体也有类似的厌食经历：据照护者报告，超过一半的痴呆症患者在生命的最后一年出现了食欲缺乏，80% 的卒中患者因此而感到痛苦，而近 1/3 的晚期运动神经元疾病患者亦是如此。对于家属来说，通过向亲人提供食物来获得安慰，但当患者进食功能逐渐退化时，家属就会倍感紧张。当每次提供美味食物的尝试都失败时，照护者可能会感到无助、被拒绝和愤怒。Holden 认为这种沮丧和焦虑在女性照护者中往往更为明显，因为她们的亲属不能进食影响了对她们传统角色的认同。

### （四）行为问题

行为问题与照护者的危机和崩溃相关。到目前为止，大多数文献都聚焦在痴呆症的影响上。行为问题包括受照护者不能交流、无休止的重复、躁动、危险的行为（如忘记关燃气）、频繁游荡、认不出他们的照护者、异常睡眠甚至暴力行为。更具体地说，性情的改变往往是压力的原因，因为它与照护者对既往所熟悉的身体健康亲人的失去和丧亲之痛相关。此外，痴呆症患者往往不配合他们的照护，他们不能回应照护者，这尤其令人沮丧。事实上，Clipp 和 George 的研究表明，相比癌症患者的照护者来说，痴呆症患者的照护者受到他们角色的负面影响更严重。

## 四、与卫生保健专业人员的信息和沟通问题

Soothill、Mackay 和 Webb 指出，由于缓和医疗越来越多地出现在社区，非专业照护者正成为专业人员重要和不可或缺的伙伴，他们分担了更多的护理责任，常常是全天 24 小时不间断。在许多情况下，照护者现在承担的操作和治疗责任，直到最近还仅限于住院专科护理环境。承担这些责任的家庭很少或几乎没有接受相关的教育，也很少有情感支持。需要牢记的是，医务人员和其他同事一起提供这种护理，当他们不在时，这些工作会由其他人接替。照护者却没有这种待遇，为了能够成功地提供护理，他们需要与卫生保健专业人员进行适当且有效的咨询和信息交流。最近一项由英国国家照护者协会进行的调查显示，照护者认为 NHS 工作人员在提供信息方面的表现非常差。大部分照护者（60%）从来没有获得过认可或者被告知通过互助组织联系其他照护者。绝大多数照护者还报告说，与医疗保健直接相关的信息也没有提供给他们。例如，90% 的受调者没有从卫生保健专业人员那里获得有关吊运和处理技术的建议，以使他们能够更安全地进行护理。这种担忧在一位照护者关于他患有多发性硬化症的父亲的描述中，得到了深刻的体现：

让 John 上下床是一个艰巨的任务，需要一台吊顶式的电子升降机，一旦放上床，将需要为他的休息进行一系列复杂的准备，包括导管、波纹床垫、腕部支具，按摩，安装双脚规形夹，然后用力推他的膝关节直到双脚规形夹锁住并使膝关节伸直，如果这些你都做对了而时间又恰到好处，那么就可以避免因慢性肌肉痉挛而引起身体颤动，否则你将不得不重新再来，没有人告诉我如何做这些——考虑到我们并不知道自己在做什么，我们是否应该一直做这种初级护理和物理治疗相混杂的操作？没有片区护士或医生提出过任何反对意见。但是，还有谁会去做这些事情呢？

(Berbiers，1996)

虽然很多癌症患者的照护者遇到了缺少交流、获取的信息也不尽如人意的境况，但其他患者的照护者的境况似乎同样糟糕。RSCD 显示，与超过 50% 的癌症患者相比，近 40% 的痴呆症患者的照护者认为他们无法获得他们想要的所有信息。心脏病患者的照护者也遇

到类似的问题，超过一半的人想要得到更多的信息。随之而来的关于亲属状况的不确定性可能会损害照顾者的心理状态。

# 五、非专业照护者需要什么

在本章的开头，我们指出癌症患者所经历的种种问题在其他疾病患者中也十分常见。然而，显而易见的是，其中一些特定问题可能长期存在并严重影响照护者的身心健康。此外，照护者常沉浸在他们的问题中，以至于难以思考，更不用说确定他们的具体需求是什么。鉴于大多数非专业照护者并非自愿选择他们的角色，因此重要的是，不能因为他们没有提出这些问题和损失就对此视而不见。无论是照护者单独遇到的还是共同遇到的问题，都应该被敏锐地找出、承认，并在可能的情况下加以解决。

将照护经历转变为更为积极的事情的最重要方式之一，就是让照护者觉得他们有权利离开他们所照顾的人。可以采取喘息服务，一种少有的直接针对照护者的策略。喘息服务被广泛定义为"暂时性替代服务——允许照护者在一定时间内放弃他们的义务、压力和责任，以保持他们的身心健康"。然而在现实中，这在情感上是很难接受的，因为照护者并非总能轻易摆脱这种情况。需要鼓励照护者相信他们是"被允许"在照护之外生活。这不仅仅因为他们需要继续自己的生活，如有偿就业或者照看孩子，还因为他们需要时间反思发生在他们身上的事情。对于那些与受照护者住在一起的照护者来说，家变成了工作场所——他们需要远离工作。Berbiers 写道："我已经几周没有合眼了。一段时间后，你就会习惯它创造的疲惫、扭曲、模糊和烦躁不安的现实。失眠是由于 John（我父亲）几乎不睡觉。"

也许对于照护者来说最重要的因素之一，是随着他们亲属的状况越来越差而他们的工作量逐渐增加，相关专业人员允许他们说"不"，并帮助他们理解不应为此感到内疚。照护者如果感受到支持和理解，以及明白自身是独立个体，不必总是无微不至地顾及所有人，他们可能比无人交流时能够更积极地体验照护。在表 19-3 中我们列举了癌症患者的照护者所提出的一些需求。我们相信它们同样适用于本章中概述的其他患者群体。

**表 19-3　晚期疾病患者的非专业照护者的需求**

照护者的需求：

♦ 和临终患者待在一起

♦ 对临终患者有帮助

♦ 获得临终患者舒适的保证

♦ 获知临终患者的情况

♦ 获知即将发生的死亡

♦ 宣泄情绪

♦ 得到其他家庭成员的支持和安慰

♦ 得到卫生保健专业人员的认可、支持和安慰

资料来源：Hampe，1975。

## 六、服务机构如何回应

尽管近些年有关非专业照护者的政策得到了较好的发展，但要想付诸实践还有一段路要走。在英格兰和威尔士，1995 年颁布的《照护者（认可和服务）法案》[The Carers (Recognition and Services)] 是承认照护者作用和贡献的重要里程碑。该法案赋予照护者对其照护能力进行评估的法定权利，并且规定地方当局有义务在决定他们应该提供哪些服务时考虑到这些评估。迄今为止，该法案并未完全落实，只有已知不到 20% 的照护者要求进行评估。所以需要进一步协调努力以保证更多的照护者知道他们的权利，以及这些权利如何与他们的状况息息相关。然而，在支持照护者方面发挥作用的不仅仅是地方当局。其他服务机构也非常重要，NHS 的作用尤为突出。特别是全科医生，他们经常是照护者最可能接触到的卫生保健专业人员，有可能对照护者的生活产生真正的影响。

在撰写本文时，政策和实践环境因为 1997 年的白皮书《NHS：现代——可靠》（NHS: Modern-Dependable）而不断演变，有可能对疾病晚期患者及其照护者具有重要价值。白皮书尤其重视公众的参与和协商，并更加重视基层医疗的作用，基层医疗必须努力达到对当地需求的可及和响应。此外，NHS 的表现将根据新的国家框架进行评判，该框架将包括对患者和照护者的体验进行评估。

卫生和社会保健服务相互割裂的问题有据可查，政府目前正在探索新方法以促进两个部门更加紧密地合作。必须保障照护者体验到无缝护理，而不是为了节约预算将照护者从一个部门推到另一个部门。

## 七、结论

尽管许多疾病晚期患者会在医院度过一段时间，但他们生命最后一年的大部分时间是在家中度过的，如果没有非专业照护者的支持，这种情况就不可能实现。迄今为止，尽管缓和医疗的研究有利于癌症患者的照护者，但我们认为，基于对其他患者群体的研究，照护的经历绝非小事也绝不轻松。相反，在很多情况下，他们的问题可能更加严峻或者令人精疲力竭，因为照护时间往往更长，不可预知，相互分散，经常出现极大的不确定性。未来缓和医疗面临的挑战是发展充足、适当且具有成本效益的支持，以解决照护者及其亲属所经历的诸多问题。如果不对他们的特定需求投入更多的话，这些服务提供者将可能付出高昂的代价，因为脆弱的护理网络可能会受到损害。

（黄艳艳 李粉婷 译；高伟健 李小梅 审校）

# 第 20 章
# 非癌症患者的专科缓和医疗：伦理学问题

Katherine Wasson 和 Rob George

## 一、概述

谈及死亡，人们往往将其与癌症相提并论，并等同于疼痛、痛苦和丧失尊严。难怪对临终患者的照护及其在慈善事业和安宁疗护运动中的根源，历来都集中在癌症患者的照护方面。多亏了这一点，专科缓和医疗已成为英国癌症服务委托政策框架的核心要求。它是癌症管理典范中不可分割的一部分，而在临床上拒绝癌症患者接受专科服务是站不住脚的。

虽然一些服务机构正在积极参与癌症以外疾病的通用性服务，但尚未成为一种常态，而最近专科缓和医疗服务机构和政府都提出了为所有绝症和慢性病患者提供专科服务的问题。但是，对于专科缓和医疗以及安宁疗护在其他慢性疾病和不治之症中的作用或责任仍然存有很大的疑问，值得进行具体的伦理学反思。

伦理学提供给我们一个框架，指导我们在特定情况下做出决定，并指导我们应该做什么：即何为对，何为错。伦理、个人以及整个社会之间的关系是复杂多变的。目前，社会上高度重视个体，并且平等和权利的言论成为规范。伦理学反思意味着发现问题，澄清问题，并有机会探索和分析围绕特定问题的道德观和看法。

## 二、问题

我们探讨的问题是，将专科缓和医疗仅限于癌症患者的理由是否充分。通过分析缓和医疗的目标、职责和责任，与非癌症患者相关的公正问题，以及区分癌症与其他疾病的道德含义来进行探讨，答案相当重要。如果我们没有找到癌症和其他不治之症在临床、实际和合理性方面的道德差异，我们就会面临一个更加令人不安的问题：如果将癌症与其他疾病区分开，这对社会意味着什么？

我们通过观察专科的临床目标和差异，展开对专科缓和医疗覆盖到所有患者的调查。

## 三、专科缓和医疗的临床目标

所有医务人员都应以最大限度地提高患者健康水平为目标。然而，缓和医疗与治愈性医疗有着本质区别。治愈性医疗是以疾病为中心：探查症状，并以此作为潜在的病理学的标志。因此，所需治疗、策略、服务和资源都完全依赖于病理学。例如，神经外科与肾脏疾病的服务有很大的不同，这是正确的。相反，缓和医疗关注的是疾病造成的痛苦，而不一定仅仅是疾病本身。我们的"诊疗活动"着眼于贯穿整个人的身体、心理、社会和灵性领域的痛苦根源。患者的主要病理只占分析的一小部分。

慢性疾病或临终过程中出现的问题——疼痛和症状控制、社会心理需求、家庭问题等——都与诊断无关。因为疾病是不可治愈的，所以治疗就要针对结局而非主要病理，专科缓和医疗是针对伴有症状或不治之症的患者的诊疗，而非无法治愈的癌症。这正好体现了世界卫生组织（WHO）对缓和医疗的定义：

*缓和医疗是为患有无法治愈疾病的患者提供积极的全面照护，最主要的是控制疼痛和其他症状，以及解决心理、社会和灵性问题。*

（WHO，1990）

为了更详细地研究专科缓和医疗的"广义"定义，让我们来回顾专科设置的主要照护目标或职责。其职责包括减轻疼痛、症状和痛苦，改善生活质量，考虑到每个人的独特性、价值观和观念，并维护所有临终过程参与者的尊严。这就引出了我们的第一个问题：在临床实践的这些要素中，癌症与其他不治之症相比，是独特的还是不同的？

♦ 癌症不是导致疼痛和症状的唯一原因。正如本书其他章节所展示的，除了癌症，患有慢性疾病和晚期疾病的患者，也都会经历疼痛和令人痛苦的症状，癌症并不是痛苦的唯一来源。

♦ 全人护理和尊严问题在癌症照护中并没有区别。当然，几年前人们可能会说，癌症在中短期内几乎普遍致命，并且这种顽疾令人痛苦且有损尊严。然而，当今有些疾病实际上同样是不可治愈、令人失能和无助的。进展性的心脏、肺、肾脏或肝脏疾病，运动神经元疾病以及其他神经退行性疾病，如多发性硬化症或阿尔茨海默病，这些疾病都与癌症有相同的目标需求。

♦ 承认尊严和完整性当然也包括专业人员的尊严和完整性。对患者的关怀和责任体现在所有职业的行为准则中，不能从患者的最佳利益出发是站不住脚的，[1] 这与疾病、人格、社会阶层和宗教等无关。以上述任何理由限制专科缓和医疗，逐步削弱个人的照护责任，必定是行不通的。我们的数据清楚地表明，全科医生和社区护士在各种情况下都能从专家支持中受益，但不明白为什么却盼而不得。

回答我们的第一个问题：关于专科缓和医疗的目标，癌症与其他不治之症并无特别或不同之处，而且似乎没有临床证据或理由将专科缓和医疗仅限于癌症患者，如果没有合理的临床证据，那么我们必须要问是否有其他原因限制专科缓和医疗？现在我们转向伦理问题。

## 四、伦理问题

### （一）对于慢性病患者及临终患者的普遍责任与义务

这些责任和义务是指提供照护，保护患者的最大利益，尊重患者的自主权，做不伤害患者而是有益于患者的事。它们相互联系，可能发生冲突，并经常造成复杂和困难的局面，特别是当我们审视与这场辩论有关的一些具体责任时。我们将逐一解决各个问题。

---

1　当然，在这方面患者不能强求治疗，因为不能仅仅根据患者的要求就迫使医生和护士违背他们的临床判断。

### 1. 保护患者的最大利益

为了某人的最大利益行事是一件特别的事情，已经超越了医疗范畴。在做出决定时，我们的职责是在适当的伦理和专业范围内，找到一种平衡，无论如何界定，都能使利益最大化。显然，对于一个有自主能力的患者来说，这意味着要方便他们做出选择，并尊重他们的自主权，选择必须公平地呈现，我们应该帮助患者评估利益和负担、疾病进展的各个方面以及不确定性等。例如，对于终末期患者，其最大利益可能包括代表他们自己决定照护地点，以及不在不必要的临床检查、医院探视、科学研究或治疗上浪费时间等。

### 2. 照护职责

作为照护专业人员，我们都有一个基本的职责，就是为患者提供照护服务，这是我们职业操守的一部分。当有关疼痛、痛苦、放弃治疗，以及患者和家庭的完整性和尊严出现问题时，我们认为这显然需要缓和医疗专家提供帮助。换言之，如果专家的意见符合患者的最大利益，那么就应该征询他们的意见，这样就可以将照护的最大利益和责任结合起来。对于一线的普通临床医生来说，诊断几乎没有说服力，但这却成为了不提供帮助的理由。

### 3. 不伤害

照护的第三个基本要素是所有专业人员都不能伤害他们的患者：不伤害[2]的关键职责与行善的积极义务形成对比。在缓和医疗中，恰好可以体现这些职责。例如，在良好的疼痛和症状控制下，帮助患者自然而然地死亡，但绝对不能故意加速死亡。

这些职责的伦理困境之所以出现，主要是因为对临终患者利益的评估取决于质量相关问题，而非病理或治愈可能性相关问题，前者是评价性问题而后者属于经验性问题。其次，缓和医疗的作用，正如我们在上一节所谈到的，包括"家庭"[3]在患者整体护理中的作用。家庭的利益可能与患者的利益大不相同。因此，评估内容及评估者不同，判断也会有所不同。举个例子，我们可能会认为，服用药物缓解疼痛和控制症状对患者最有利，而肿瘤科医生可能会优先考虑化疗，但患者却可能因为副作用而全部拒绝。在患者选择待在家里、拒绝社会支持或护理等问题上，家庭内部可能会产生更大的矛盾。这些又会反过来影响那些不能履行照护职责的专业人士。

## （二）对临终患者的具体职责

我们已经介绍了一些出现利益冲突的一般性事例。然而，引导患者从治愈性医疗过渡到缓和医疗可能被视为专家实践过程中的一项具体职责，这在平衡照护的获益和负担方面尤其重要，由于为了获益，最初有可能会有一些伤害。有时，只给患者带来某些获益而不附带伤害几乎是不可能的。化疗和放疗是先害后利的典型例子，最初对患者的伤害是不可避免的，但随后可能会控制疼痛或减少疾病的进一步扩散。类固醇可以被看作是药物的典型例子，能够提供短期的好处并可以预见其长期损害。当然，这些困境不仅局限于医疗环境。例如，专科医生可以帮助患者和他的伴侣之间开诚布公，虽然最初这会带来情感上的痛苦和苦恼，但却可能有利于他们的关系。在精神领域，正统的宗教观点可能会暗示苦难是有寓意的，或者当结局"圆满"时，苦难就可以被赋予意义。

---

2　不伤害可以视为限制对患者伤害的消极义务，而行善可以视为做好事的积极义务。传统认为，限制伤害的义务大于行善的义务。以脚注 1 为例。

3　无论是否按照传统定义，我们所说的家庭，是指生物学家庭和社会性家庭。

避免造成伤害和获益之间的平衡需要判断力、合作关系以及对个人意图的清晰认识。这将是非常困难的，但也证明了在针对疾病的具有毒副作用的治疗或含有不可预测因素的临床决策中，专科缓和医疗的存在是合理的。癌症治疗显然是其中之一，但任何涉及治疗或缓解疾病的技术和有创性操作的学科亦是如此。

综上所述，我们的各类伦理责任包括关心和保护患者最大利益的基本责任、不伤害的消极责任和行善的积极责任。这些责任不仅仅局限于癌症。它们的需求和义务是共通的，并且与改变治疗策略的重点、促进沟通和确保在相互竞争中为实现患者最大利益的冲突和困境有关。

因此，我们的第二个问题，即是否有伦理上的理由将专科缓和医疗仅用于癌症。答案也是否定的。

1. 根据定义，专科缓和医疗无关乎诊断，诚如我们的患者已经无法治愈，这一点日益显现。

2. 基于我们一般和具体的责任，这是不符合伦理的。一些缓和医疗专家现在意识到，他们的专业知识和经验需要应用于更广泛的医学领域（NCHSPCS，1998）。

3. 我们认为，癌症或其他不治之症的患者在临床或心理社会需求方面似乎没有明显的区别。

4. 专科的目的或职责不能保证癌症具有明显的排他性。

既然这些论点都未能支持对癌症的区别对待，我们现在必须明确提出一个问题：将专科缓和医疗局限在特定疾病上，是否不公正？

# 五、正义问题

除非罹患慢性病或绝症，否则患者不会接受专科缓和医疗。尽管如此，他们在心理社会照护、家庭支持和药物治疗方面可能仍需要大量资源。幸运的是，在英国，我们不必询问或证明临终患者是否值得体面的照护。Caiman 和 Hine 已经为我们做到了这一点。在千禧年伊始，我们只需扪心自问，是否只让癌症患者得到体面的照护，而让其他疾病的患者无助而终。在审视正义时，我们首先要看它的三个要素：公平、平等和公正，然后再考虑围绕资源分配的问题。

## （一）公平：应得的权利

公平提供了一视同仁的统一标准。这种公平在一定程度上可能与一个人应得的东西有关。正义蕴含应得之意，即给予人们应有的待遇。公平也可以是基于权利，例如，所有英国公民都有权享受免费医疗，像应得一样，权利考量一个人的能力和对社会的贡献，它还考量已经用于特定患者的资源。

从我们的角度来看，是否可以说，人们应该获得专科缓和医疗，是因为他们患有癌症还是因为他们正在遭受痛苦？哪一个公平？以公平为主的正义突显了癌症患者和非癌症患者之间的难题。癌症患者能有权接受缓和医疗服务，而非癌症患者则不能的标准是什么？

造成当前处境的原因之一是专科缓和医疗起始于癌症患者，这本身是完全合理的。在新举措开始时，在单个小组和卫生服务研究中分别建立或"试点"项目和标准流程是一种很好的做法，癌症患者是一个具有疼痛和痛苦的可识别群体。安宁疗护运动确认并强调了这一点，并证明了这些问题都是可以处理的。人们可能会说，因为观点已经提出，解决方案已经确立，所以该试点已经结束了。该专科的发展历史本身已不再能够提供将其局限于癌症的伦理基础。事实上，人们可以辩称恰好相反，通过证明专科缓和医疗对癌症有益，可以说，在所有具有症状和不治之症中寻找相同诉求是一种伦理义务。如果这些需求存在，除非癌症属于不同的伦理范畴，否则伦理义务似乎需要拓展治疗范围。对癌症方面的研究，以及 Caiman 和 Hine 的建议表明，不应放任癌症患者忍受痛苦，两者都开创了先例。因此，目前情况对非癌症患者并不公平。我们在总结反思中再次提到这一点。这就把我们带到了正义的第二个要素：平等。

## （二）平等

正义不仅包括公平，还包括平等。平等要求类似的案例应以类似的方式对待。举个例子：两名年龄和健康状况相同的绝症患者有类似的疼痛、呼吸困难、便秘和焦虑症状，其中一个患有肺癌，另一个患有呼吸系统疾病，前者很可能接受专科缓和医疗，而后者则不会。

根据平等原则，这两名患者都应该从缓和医疗专家那里获得同等质量的投入。相比之下，不平等会使相似的案例得到不同的处理，考虑到两名患者都有相同的躯体症状，更不用说相似的情感和心理需求，在平等原则下，拒绝呼吸系统疾病患者获得专科缓和医疗的专业知识和益处，在伦理上是不合理的。这样做就是对这些患者的不平等对待。

反对不平等对于防止各个案例之间的歧视很重要，这可能是基于患者的诊断或种族、阶级、性别、个性、家庭动态和居住地。平等能确保不允许出现这种歧视，并提供基本的、最低水平的一致性，任何患者的治疗都不应低于此水平。例如，由于卫生当局认为治疗费用过高或资源使用不当，只能在该国的某些地区获得公认和经过验证的治疗，这是不可接受的。在撰写本文时，这种争论在媒体上很激烈，因为某些患者的恶性肿瘤能否得到充分治疗的机会取决于他们的居住地，这就是一种不平等。

公平和平等的观念是很好，但相同或平等意味着什么，适当性从何而来？正义原则还必须考虑在特定案件中什么是适当的，什么是不适当的，这就是公正。

## （三）公正

在将正义视为公平和平等时，应该认识到，以完全相同的方式处理类似的案例并不总是合适的。例如，两名患者可能有源自不同疾病的相似症状，如癌症和心脏病。药物治疗可能会在两者的疼痛控制上都取得不错的效果，但事实证明，放射治疗是癌症患者的最佳治疗方法，而冠状动脉手术是心脏病患者的最佳治疗方法。同时提供给他们放疗或是手术治疗是公平且平等的，但绝不是合适的做法。

因此，公正允许在特定情况下对特定个人合理地区别对待，Downie 和 Telfer 认为公正的合理性差异是基于需求的不同，相似的案例被相似地对待，不同的案例因"适当的伦理原因"而被区别对待。需要对这种适当性的概念进行评判，这样的评判可能与专业、法律或个人标准有关——在我们的案例中，与临床和伦理上正当合理的最低标准有关。

公正允许卫生保健专业人员以不同的方式去对待类似的病例，但只有在有正当理由的情况下才能如此。例如，提供治疗方式或方案的具体细节时，可能会考虑对特定治疗的利弊平衡产生影响的个体因素，我们可以合理地用不同的方式管理具有相同病理诊断的年老体弱者和年轻患者。

然而，公正不允许缓和医疗（或任何其他治疗）的最低标准和水平受到损害，特别是出于不合理的伦理原因。例如，我们认为根据诊断为癌症或非癌症对患者提供不同的疼痛缓解和症状控制标准是不公平和不合理的。

两个关键的诊断突出了在非癌症患者缓和医疗中的正义性问题。第一种诊断，也是最古老的一种，是运动神经元疾病，几乎从安宁疗护运动开始以来，运动神经元疾病就被纳入了专科缓和医疗范畴；第二种诊断是艾滋病病毒感染 / 艾滋病（HIV/AIDS），这两种都是特别令人苦恼的疾病，非常值得关注，而这些患者都能够获得专科缓和医疗。现在，大众已经易于接受利用缓和医疗专业人员的专业知识来处理 HIV/AIDS 所引起的复杂症状，并提供心理、社会和精神支持。艾滋病缓和医疗取得成功的部分原因可能是临终患者由年轻人组成，他们一般见多识广、能言善辩和自信果敢。这些患者已经证明了将缓和医疗专业知识转化为非癌症领域的必要性和益处，如果可以为这类非癌症患病群体提供缓和医疗，那么为什么其他非癌症患病群体（如心脏病、肾衰竭和呼吸系统疾病）仍然被排除在外，或是仅获得不对等的专家支持和照护？

通过审视公平、平等和公正原则，我们认为，歧视非癌症患者并拒绝给予他们专科缓和医疗的专业知识和益处，在伦理上是不合理的。

♦ 根据诊断、专科的历史重点或独断程度来区分患者是不正义且不合理的。

♦ 正义要求为所有终末期和慢性病患者提供普遍可用的专科缓和医疗。

对于我们有关正义的一般性陈述的一个明确回应是，原则上很好但尚无所需资源。与癌症相比，慢性病的状况、进展及患者预后可能难以评估，而且常常在症状管理方面造成长期困难。如果通过缓和医疗的专业知识可以控制疼痛和其他症状，那么模式差异或对资源使用的潜在影响能够成为排除任何诊断的正当理由吗？有些人认为确实如此。目前在为所有患者提供专科缓和医疗的不一致性方面，是否还有任何其他正当理由？

# 六、资源问题："正义分配"

## （一）资源分配的困难

资源分配的困难分为两类：资金和人力。资金通常被视为解决之道。然而，在大多数情况下，真正需要的是寻找解决老问题的新方法。例如，改变实践模式可以用最少的额外资金解决这两个问题，可能需要改变态度，或者专业人员需要学习新技能或是将其传授给其他同行。我们分两部分简要地分析了资源问题：财政资源和教育资源。

## （二）财政资源

资金不足是限制专科缓和医疗的常见借口。事实上，即使是目前的癌症缓和医疗也依赖于持续的慈善捐赠。有人认为，专科缓和医疗是时间和精力密集型，鉴于国家医疗服务体系（NHS）的资源有限，这种水平的资源消耗是难以维持的，更不用说增加了。然而，我们不能仅仅搁置争论，我们需要面对的事实是，在专科缓和医疗中进行优先排序和使用资源是必要的。我们需要新的方法来解决这个问题。

**优化资源的替代方法**

对这些反对意见的一种回应是，缓和医疗的投入有不同类型，假设并非所有情况都需要密集且昂贵的专科缓和医疗，可以战略性地使用专业知识使患者受益，并且仍然具有成本效益。在英国有关缓和医疗定义的三个层次中可以找到早期的表述，即缓和医疗方法、缓和干预和专科缓和医疗。现在需要进一步划分专科类别。

在安宁疗护机构、医院和社区都有专业团队和从业者提供缓和医疗。George 和 Sykes 认为，可以在三个不同的层面上提供这些专业人员的投入。第一个面，提供有针对性和简明扼要的咨询意见。这种咨询是短期的，并且有明确的终点。这种联系可能需要全科医生的电话，或缓和医疗专家的探访，以解决特定的症状或疼痛控制问题。第二个面，有完整的多学科缓和医疗投入，即传统的基于心理社会和整体需求的专科缓和医疗。该级别的服务是为那些在中短期内走到生命终点的患者提供的，这是一项针对躯体、情感、心理社会和灵性问题的完整服务，并提供来自缓和医疗专业人员的持续支持和投入。第三个面，安宁疗护。该级别的缓和医疗是在患者生命的最后几天提供的，可能是相当密集的。安宁疗护通常包括对初级卫生医疗或临床住院医生的集中支持，他们需要随时对患者时刻变化的诉求进行迅速、有效的症状控制、援助或伦理建议等，还涉及家属沟通和牧师等问题。

这种方法的直接逻辑是，它使专科缓和医疗与其他专科相一致，即建议或参与的实际情况、水平和性质是基于需求而不是诊断。此外，我们可以作为真正的专家开展工作，即当患者真正有需求时提供切实的专家帮助。这对专科内外都是有教育意义的。

### （三）教育资源

上述讨论以两件事为前提。首先，缓和医疗专家有足够的能力处理所有的诊断（假设这些技能是可转化的）；其次，普通临床医生在缓和医疗方面有足够的基本技能来处理简单的问题，并在真正需要专家帮助时做出适当的转诊。

## 七、所有患者获取专科缓和医疗所面临的障碍是什么

为癌症以外的专科缓和医疗的不一致性辩解的一个理由是，其他疾病的症状管理是不同的，所需要的技能对该专科来说都是新的。即使如此，这也不能成为把非癌症患者排除在缓和医疗益处之外的正当理由，这个原因是由知识问题造成的，而不是临床区别、伦理或正义的问题。它强调需要不断发展专业知识，以应对将缓和医疗应用于癌症之外的各种疾病。在任何正规专科中，发展和教育其成员是完全合法且被普遍接受的责任。

## 八、为所有人提供专科缓和医疗的解决方案是什么

除了发展在非癌症疾病中使用缓和医疗的专业知识外，临床医生还需要更全面地掌握缓和医疗知识。为了提高人们对缓和医疗的普遍认识和使用，所有医生和护士都应该接受更高水平的专业培训。纳入这种培训的动力可能来自于对该专科成果的更广泛的认识。缓和医疗的知识和益处应该得到更广泛的讨论，并将其传递到医疗和护理的其他领域。

　　合理应用缓和医疗方法和知识应该成为优秀医生或护士的评定标准之一。增加一般培训和提高对专科缓和医疗益处的认识，可以使所有终末期和慢性病患者更适当地使用专科团队及临床医生。

## 九、总结

　　在本节中，我们提出了这样一个问题，如果要限制专科缓和医疗仅用于癌症，那么正义原则或资源有限的实际是否能为其提供辩解。

　　1. 由公平、平等和公正构成的正义，要求将缓和医疗惠及非癌症患者。

　　2. 无论是基于有限的资源还是缺乏专业知识或经验的争论，都不能证明将专科缓和医疗局限于癌症是合理的。该问题可能需要不同的解决方法。

## 十、进一步的思考

　　在我们分析是否有充分的理由将专科缓和医疗仅局限于癌症患者的过程中，我们探讨了临床差异、对患者的一般和具体的伦理义务、更广泛的正义性问题，以及资源方面可能出现的困难。在任何情况下，我们都没有理由拒绝患者在需要时接受专科缓和医疗。

　　卫生保健专业人员或政府可能希望决定，一旦疾病无法治愈，那么就要限制其获得的资源。目前，根据 Caiman 和 Hine 的建议及最近的 NHS 卫生行政指令，这是站不住脚的，如果是这样的话，那么整个社会都需要参与到这场辩论中，并且必须清楚这种选择所带来的影响和后果。最后，我们需要从"围栏"（fence）的两边反思这些影响，即继续对癌症患者进行积极的区别对待，还是接纳临终的弱势群体。

　　一方面，一旦我们接受为全部有需求的患者提供专科缓和医疗，那么临床专科医生的首个挑战就是进一步提升临床专业经验和知识。另一方面，对所有相关医务人员进行缓和医疗方法和益处的一般性培训。这两方面举措将有助于使癌症之外的专科缓和医疗服务更加切实可行。这种水平的一般缓和医疗经验和知识将使缓和医疗专家能够专注于真正值得其投入的疑难病例。此外，缓和医疗知识和经验的拓展，以及随之而来的照护改进，可以在没有大量额外资源的支持下进行。从根本上说，我们现在对专科的问题不是问是否可以治疗，而是我们如何治疗慢性病和临终患者。一个关键的挑战是作为根据患者需求进行管理的完全发展的专科，接替我们的作用和职责。正如我们所说，专科缓和医疗无关乎诊断，诚如我们的患者无法治愈。

　　从历史的角度看，安宁疗护运动已成为社会良知的最高体现。它认可、试验和资助了这项国家在照顾临终患者方面的开创性工作，并在未来的发展中占有一席之地。然而，伴随着这一点，以及这场运动在倡导癌症患者临终服务方面的成功，它必将迎来新的挑战，即继续支持其余的弱势临终者。

　　安宁疗护的大部分资金来自慈善机构，慈善机构有权利和自由指定其用途，但专科缓和医疗已经不再是慈善的附加职责，而是癌症治疗的核心需求。我们建议慈善机构可以通过包容和转换立场来阐释和提升受苦者的尊严，从而满足弱势临终者的需求。疼痛就是疼痛，痛苦就是痛苦，它的特征和强度与诊断无关，但与人有很大关系。捐赠者可能希望将他们的捐赠限制在癌症方面，但或许应该要求人们明确这一点，否则他们的资金将被认为与诊断没有任何关联。我们鼓励任何必要的宪法修订，允许将捐款用于所有临终者，而不仅仅是癌症患者。

显然，政府也必须迎难而上，现在应该致力于为癌症患者提供缓和医疗，并主张使其适用于所有临终患者。当前，政府应该明确只为某一主要群体而非其他群体提供缓和医疗是不可接受的，并应附加经济方面的鼓励和执行标准。

如果我们继续从癌症的角度来看待这场辩论，一个结论就会变得清晰：癌症患者更能"死得其所"。如果真是这样，作为专业照护人员，应该确保人们了解医疗保健权利。如果对于临终患者来说，在痛苦最小，以及最佳的疼痛及症状管理下安然离世非常重要，那么应该鼓励他们患上癌症。而具讽刺意味的是，吸烟和不接受乳房或宫颈筛查的理由，竟然是至少能保证其在临终时会得到妥善处置。

（石丘玲　龚若癸　译；孙　静　高伟健　审校）

# 第 21 章
# 非癌症患者缓和医疗的文化问题

Peter W. Speck

## 一、概述

　　大多数探讨文化因素对缓和医疗影响的研究主要与癌症患者有关。虽然有些研究结果可以适用于非癌症患者，但还是需要开展更多针对非癌症患者的研究。在本章，我们将审视文化和种族的含义、患病经历以及可能由文化决定的方面。然后，我们将探讨认识宗教和文化的重要性，以及目前有关照护研究的两个方面：疼痛和沟通。最后，本章将着眼于照护人员的需求和培训，以及管理问题，并对照护领域的进一步研究提出建议。

　　英国国家安宁疗护和专科缓和医疗委员会（National Council for Hospice and Specialist Palliative Care Services，NCHSPCS）将缓和医疗的主要方面定义为：注重生活质量的整体疗法，包括症状控制。照护的重点是根据临终者和对他（她）重要的人来界定的。选择的自主性，以及参与提供照护的不同专业人员之间公开且坦诚的交流，同样是专科缓和医疗的重要组成部分。在一般卫生保健条件下，缓和医疗与（英国）国民健康服务患者宪章标准中的要求一致，强调"尊重受照护者的隐私、尊严、宗教和文化需求"的重要性。

　　文化可以被理解为共同的信仰、价值观、行为准则、仪式及符号，宗教可以是其中重要的组成部分。这些可以由内及外地影响我们的生活方式，以及我们对世界体验的认知，并形成个体认同感的基础。"民族"通常是指尽管可能在地理位置上分散，但具有相同文化、种族和语言的一群人。因此，其成员将拥有共同的遗传血统，虽然同化会使他们的行为和态度适应各种地理环境，并且可能改变了语言形式，但他们仍然具有维系群体认同感和归属感（民族性）的强烈的心理需求。例如，犹太人都起源于中东的同一地区，尽管分散在全球各地，但即使他们没有全部信奉犹太教或是参加犹太教会，他们仍然保持着犹太人的身份。在某一文化群体中成长和接受教育有助于身份的内化塑造，并在从一个文化群体转移到另一个文化群体时提供有价值的内在参考。如果这种身份没有获得合理的保护，那么个体就可能会感受到其他文化群体的威胁，并以顺从或反抗的方式做出回应。疾病的发作可以作为审视个人内化"地图"或参考集的契机，从而了解体内正在发生着什么。

## 二、患病体验

　　当人们生病的时候，他们会开始探索和思考体内疾病的症状和体验及其在当前或未来可能具有的意义。这个过程起始于人体内部，人们根据自己对疾病的了解和对自身状况的既往经验，决定是否将症状告知他人，以及接下来怎么做。通常当人们确定自己生病的事实以后,他们会和家人商量,而家庭和(或)文化所接受的规则会影响他们决定是"自我处理"还是寻求外部帮助。

他们(患者)获得外部帮助的方式和地点由文化决定,而他人对症状的评估将决定可供患者选择的治疗或其他处理措施。人们用来解读世界的价值体系、实践准则和一系列解释将由他们所处的文化提供。对于移民者来说,由于当地文化可能有不同的习俗和解释,他们在当前的文化环境中可能会有一种"错位"的感觉。因此,一名从孟加拉国农村乘飞机来到英国与家人团聚的妇女,可能因疑似患病而被转送到英国医院,这个家庭的文化背景本可以为她融入周围截然不同的文化环境提供一些缓冲,但她不仅与期待团聚的家人分离,还被迫进入一个陌生(尽管不是格格不入)的西方生物医学环境中。由此产生的不单是交流的问题,还有对于症状的不同理解,以及不同的治疗措施、规则和标准,除了造成对疾病本身的影响之外,还会导致一个人遭遇身份危机。

### 民族中心主义

因为我们所属的文化群体影响了我们的世界观并有助于塑造我们的身份,所以我们倾向于认为无论在实际中还是在道德层面,这种世界观都是"正常的"或是"正确的"。这被称为民族中心主义。文化是动态的,因此当面对另外一种文化时,我们可能会发现不同的价值观和假设。当它们与我们秉持的价值观和假设相冲突或产生威胁时,我们就会做出防御性地回应,以保护我们的身份和权力不受到任何潜在的破坏。这可能会导致刻板印象或批判,以此将感知到的来自"异类"的个体威胁降至最小。种族和文化认同是非常个人化的,最好向个人询问他们如何定义族群或文化背景。然而,由于刻板印象的存在,许多人都认为这是一个非常敏感的领域。在医疗环境中,不仅仅是那些患者会让我们感到威胁,在评估新疗法有效性时,我们也会因不同文化背景下的人们对新疗法的重视情况而受到影响。在西方生物医学背景下,各种辅助治疗方法很难被认定为"辅助性的"。比如中医针灸和气功(使肌肉逐步放松的一种呼吸练习),许多中国人认为这是恢复力量平衡和增强免疫功能的重要方法。有时,西医不愿开具与患者在原来的生活环境中接受的治疗相类似的处方,这让患者感到困惑。由于接受了西方生物医学模式培训,医务人员营造了属于他们的文化环境,作为弱势一方进入的患者往往会感到难以理解。如果我们没有意识到正在采用民族中心主义的观点,那么就会发现我们在以傲慢或贬低的方式来衡量其他文化,而非通过开放式的交流相互学习。

每个为自己或家人寻医问药的人都可能有自己的族群认同,因此,以文化决定的方式理解他们的问题所在可能与医务人员的不同。所以,咨询沟通中应考虑到这样一个事实,医护人员属于一个文化群体,而未来的患者也是如此。如果要合理地评估患者,那么有效的沟通、倾听和向患者学习的意愿是必不可少的。在缓和医疗领域,许多人要么患有不治之症,要么患有症状严重的慢性疾病,这一点就更为重要了。

## 三、疼痛

疼痛一直是人们寻求缓解或减轻的众多症状中的核心症状,但特定文化背景下的患者,会对疼痛进行解读、表达并赋予意义。

Zoboroski 评估了在美国居住的四类人群中不同文化对疼痛反应的影响,包括意大利人、犹太人、爱尔兰人和"老美国人"。他发现意大利人和犹太人表现出相似的行为。他们毫无顾忌地谈论疼痛、抱怨、呻吟甚至哭泣,他们不会羞于表达情绪,并期望得到他人的同情、理解和帮助。"老美国人"则更为实际和专注,尽量避免成为讨厌鬼。他们很少通过言语或身体表达疼痛,他们确实在社交方面比较保守。在爱尔兰人中,大多数人不愿意谈论疼痛,并且认为他们不应该与别人分享感受或烦恼。老年人更倾向于表达疼痛,疼痛的耐受性随着年龄增长而下降,并且无论文化分组如何,男性对疼痛的耐受性高于女性。他总结道,许多疼痛行为都是从家庭和文化的各种模式中逐步形成的,其中一个关键因素是重要人物对表达情感的认可或拒绝。

Greenwald 认为,尽管一些研究者报道了种族背景与疼痛表达之间的联系,但这种联系存在很大问题。疼痛与种族的研究很少将疼痛的定量评估与多变量分析方法相结合,而且大多数的研究都集中在种族特征明显不同的人群。因此,Greenwald 访问了 536 名近期接受了抗肿瘤治疗的患者,并且已知这些患者所得的癌症会导致剧烈疼痛,使用标准且经过充分验证的工具来评估疼痛。

这项研究选择在美国新移民比例较低而且仅有小部分少数民族聚居的地区开展。该研究没有观察到族群认同与疼痛评估之间具有统计学意义的相关性。然而,根据 McGill 疼痛量表,用具有感情色彩的词汇描述的疼痛确实因种族而异。Greenwald 的结论是,尽管美国各民族间发生了高度同化,但与特定种族身份相关的文化仍然会影响个体疼痛的表达。因此,我们不应假设任何族群在经历几代人之后,就会被彻底同化并丧失自身文化的影响。事实上,"危机论"表明:当我们的平衡被危机打破时,我们首先会尝试通过遵循以往的应对方式来恢复平衡。然而,无论在新文化中如何被很好地同化,我们仍然会先以原始的文化方式应对危机,然后再放弃无助的尝试并寻求新的应对策略。

Bates 等报道过一项基于来自 6 个民族的 372 名慢性疼痛患者的研究,这些患者在一家多学科疼痛管理中心接受治疗。他们发现种族文化联系对慢性疼痛的感知和反应的变化非常重要。在研究群体中,疼痛强度差别的最佳预测因子是种族隶属联系和控制点(locus of control,LOC)类型(种族认同也是控制点类型的预测因子)。研究表明,疼痛程度的差别可能受不同种族的态度、信仰、情绪以及心理状态的差异的影响。尽管剧烈疼痛可能会影响态度和情绪,但态度和情绪也可能影响人们对疼痛强度的感知。该研究群体中疼痛强度的差别与诊断、针对疼痛的当前或既往治疗以及手术类型没有明显的相关性。

Juarez 等使用定性研究的方法来观察文化对西班牙裔(墨西哥和中美洲)患者癌症疼痛管理的影响,结果表明,文化、家庭信仰和宗教对患者和照护者的疼痛表达和管理有重要影响。此外,该组研究表明疼痛可能通过坚忍来应对。因此,没有在言语或行为上表达疼痛并不代表就不存在疼痛。患者还表现出对民间信仰和非药物干预的信赖,不依从药物治疗最常见的原因是无法理解说明书。他们得出的结论是,在提供照护时,有必要做到不评判、敏感和尊重。

为了提高依从性,这项研究提出多学科团队应该:

♦ 可能的话,将患者的民间医疗实践和信仰纳入照护计划。
♦ 让患者的家人和朋友参与到照护中,并确定一个重要的家庭联系人。
♦ 确保提供西班牙语的药品说明,并能够被患者和照护者理解。

这项基于西班牙裔患者的研究凸显了为不同文化背景的癌症和非癌症患者提供缓和医疗时存在第二个重要问题，即沟通问题。

# 四、沟通

英国专科缓和医疗的定义强调了开放和感性沟通的重要性。从进入全科医生诊室或被收治入院开始，无法沟通可能会导致患者担心得不到适当的需求评估并因此得不到所需的帮助。如果沟通不畅持续存在，那么这种担忧就会变成一种恐惧，翻译员可以提供帮助，但并不是万能的。当有家人在场的情况下，谈论患者的某些症状会使其感到尴尬，尤其是在需要年幼的孩子充当翻译时。除了年龄差异，性别或非医学背景也会造成障碍。如果一个人不会阅读母语或者只能理解方言，那么母语书写的语言卡对于沟通可能没有帮助。在一些文化中，家庭等级制度也可能会造成影响，导致患者在得到家庭重要成员允许或同意治疗或咨询前不会表态。Clarke 等一篇简短的报告很好地阐明了这一点，一名居住在加的夫（威尔士首府）的 38 岁韩国女性，尽管饱受继发于乳腺癌和晚期肺结核疼痛的折磨，但她的丈夫却拒绝让她接受药物治疗。她最终被送进了安宁疗护机构，并在那里离世。尽管尝试使用翻译，但沟通仍是最大的问题，而来自她丈夫的控制使情况雪上加霜。作者写道：

在很大程度上，语言的文化障碍不仅是语言上的差异，更是非语言行为上的不同。在这个女人的文化中，妻子应该完全服从丈夫，尽管她的非语言迹象表明，如果能够自己做主的话，她愿意接受更多的帮助。结核病的推定诊断使我们提供症状控制受到限制。她去世时，与她的家人在一起的医护人员被孩子们的痛苦和他们自身的无助感深深地触动。

这种情况也说明，很难知道一个人是在处理疾病的可辨识的文化反应还是特定家庭面对危机的特有反应。某个周末，一名印度男子在伦敦的医院去世。尽管医院的医生、护士长和牧师解释了在英国是如何认定死亡的以及我们为什么会判定他死亡，但家属仍不愿接受这个事实。最终，遗体不得不被转移到太平间，家属陪着工作人员和遗体待在一起，并坚称这名男子只是睡着了。他们等待男子的兄弟带着圣水从阿姆利则圣殿赶过来，用圣水唤醒"沉睡的"男人。我们联系了当地的一位锡克教教士，这位教士与他们交谈后说："你们遇到了一个很难沟通的家庭。很明显这个男人已经死了。我建议你们等他的兄弟过来后和他商量。"他的兄弟到来后就宣布了该男子的死亡！他后来解释道，在印度尸体会在死后几小时内变黑。由于太平间的温度较低，男子尸体的肤色变化不大，更没有出现变黑的现象。因为没有死亡的表象，所以家属确信他还没有死。没有任何一本解释锡克教和对死亡态度的书能够让我们为应对这类事件做好准备，这需要合适的人在合适的时间介入，并且需要医护人员的耐心。

在沟通内容及对象方面也可能存在一些问题。例如，在中国，死亡仍是许多人的禁忌，因此，家属往往会避免谈论死亡以保护患者，也会费时准备复杂的汤类和其他食物来表达他们的关怀和心意。在日本，一项研究表明只有 18% 死于癌症的患者在生前被告知了诊断。诊断通常会告知家属而非患者本人，这一研究也表明 98% 的家庭成员，尤其是配偶会被告知诊断结果。日本患者对自己的诊断一无所知的结果是，他们通常接受积极的治疗直到生命结束。此外，80% 的临终患者不会提出任何问题。

其他一些研究也开始着眼于"实话实说"以及人们希望知道什么，来自西班牙、意大利和中国（香港）的研究显示，年龄、性别和文化一样，是非常重要的影响因素，但研究人员并没有反映出他们自身的文化背景和对"实话实说"的观念会如何影响研究设计以及与参与者的交流。

在后来的一项研究中，De Trill 和 Kovalcik 着重关注癌症患儿。他们强调，社区的文化生活在决定儿童的价值、为照护他们的健康而采取的措施，以及家庭对于患儿的反应方面非常重要。卫生保健专业人员应该对文化界定的健康信念和行为保持敏感，因为这样可以理解诸如不依从处方治疗的行为，父母参与患儿照护的程度和质量，以及家庭与医护人员之间的关系。应该对每个家庭的健康信念和行为、家庭组成、宗教仪式和关于病因的信念进行评估，这将有助于制订符合家庭文化背景的治疗计划。

作者提出了一个非常重要的观点，即我们应该尝试确定家庭的个体和文化特征。这将防止在特定卫生保健环境中，未能有效理解的行为背景下可能出现的任何文化定势，但是专业人员在进行敏感评估和提供跨文化照护方面的能力如何呢？

## 五、提供跨文化照护

在澳大利亚，McNamara 等试图评估 191 名澳大利亚缓和医疗专业人员在跨文化交流方面的感知能力。调查结果明确了医务人员认为的在提供适当照护方面能力欠缺的地方，以及需要额外培训和资源的领域，鉴于澳大利亚有 100 多种文化差异，所以这并不容易解决，一些工作人员有过与某些民族群体共事的负面（技能退化，de-skilling）经历，研究者发现教育可能比简单地鼓励接触多元文化更有效。语言显然是一个问题，并且需要为高效地应用翻译员或语言卡片提供指导。此外，还需要关于临终、死亡和丧亲的特定信仰的信息，以及不同文化群体中"实话实说"问题的信息。由于貌似具有相同文化背景的个人或家庭中仍然存在信仰差异，所以将个体归类或标签化是危险的，在澳大利亚的研究中，被认为有利于跨文化照护的资源包括：

| | |
|---|---|
| 人员 | 文化背景相同的专业人员 |
| | 文化背景相同的志愿者 |
| | 家庭成员 |
| | 民族联络员 |
| 教育 | 包括少数民族社区代表举办的讲座、书籍、直观教具和互助交流会 |
| 语言工具 | 医学术语翻译，交流平台，患者手册，私人或电话翻译服务 |

从结果中得出的一个重要启示是，为了提供具有文化敏感性的服务，我们必须解决管理、资源和培训方面的需求。

## （一）缓和医疗工作人员的培训和发展

需要评估缓和医疗团队成员当前的技能水平，并确定相关的培训 / 资源需求。工作人员需要针对最有可能参与缓和医疗的群体的文化规则进行培训，培训最好与这些社区的成员合作提供。正如澳大利亚的研究所示，有翻译员是一回事，而知道如何恰当地使用翻译员又是另一回事。工作人员可能需要培训如何向翻译员介绍情况以及在翻译员发现会话令人不快时听取汇报。与不同社区的领导人或其他联系人建立联系，并确定灵性照护提供者是否已经承担了部分工作，这些都是非常有帮助的。许多医院的牧师和灵性照护部门已经在进行这方面的联络工作，以满足不同卫生保健条件下患者的灵性需求。他们已经了解任何关于谈论死亡的宗教禁忌，以及人们希望如何为死亡做准备。他们还将具备为那些在住院期间想继续表达信仰的人提供宗教仪式或仪规的经验，他们还应该为工作人员和家属在伦理问题上提供帮助，如尸检、饮食律法和斋戒。

## （二）管理问题

每项缓和医疗服务都需要对特定的服务范围和可能的患者群体进行评估，这需要增进对当地少数民族的了解，并监测他们对服务的使用情况。

可能需要重新核对患者的记录，以确保这些记录能够敏感地提示患者的详细信息，包括宗教、信仰、价值观、行为、饮食要求和可供选择的食物，以及家庭关系或等级。在管理方面，重要的是确保（根据本国的就业法律）员工招聘机会平等的政策落实到位，且在英国国民健康服务患者宪章和服务声明中均有关于反歧视的政策。

# 六、研究问题

尽管现在有一些研究正在对缓和医疗中的文化影响进行探索，但大多数的研究还是与癌症症状或问题有关。除了一两个基于慢性疼痛的研究外，大多数关于疾病行为和反应的研究在方法上都是共通的。因此，当前的重点是尝试将这些研究的见解应用到非癌症患者的缓和医疗这一更加具体的领域中。然而，这些工作刚刚起步，De Trill 和 Kovalcik 报道需要进行健康行为与文化定义的价值观和习俗的相关性的研究。

国际肿瘤心理学会通过其国家代表委员会，目前正在调查世界各地的肿瘤学实践，近30 个国家参与其中，并尝试确定在"实话实说"、缓和医疗、疼痛控制和肿瘤替代治疗方面的文化差异。这一点尤为重要，因为需要共同努力来促进全球肿瘤学专家之间分享经验，并加强有效沟通。然而，还需要开展多专业的研究，因为所有对专科缓和医疗服务有贡献的专业都需要对他们所提供服务的多元文化维度进行反思。研究的另一个领域可能是不同文化背景的群体对缓和医疗项目的可及性和可接受性。

可能需要重新审查在缓和医疗领域使用的生活质量和结局量表，以确保它们在跨文化研究中具有相同的意义。1996 年，Goh 和他的新加坡同事研究了衡量不同文化中生活质量的问题，以及这些衡量标准是否可以令人满意地在中国和马来西亚使用，这些评估工具通常都交给患者，以便他们能够自我评估身体、心理、社会功能以及任何不适症状的影响。事实上，这些工具提供了以患者为中心的健康结局观，这使它们在制订整体照护方案中特别有价值。大多数的问卷都起源于西方国家，并且都是采用英语形式。因为翻译总会涉及理解，所以很难知道另一种语言的最终版本是否仍然保留着原始含义。因此，Goh 等在每个阶段都采用逐级翻译和回译的方法，并且各个阶段都进行了实地试验，以查看翻译后的问题与英文原义是否对应良好。截至目前，他们报告的结果很是乐观，但他们的工作也突显了跨文化工作以及开发有效的研究和照护工具时可能遇到的困难。

# 七、结论

无论采用何种架构或培训，照护领域的重要专家都是患者和家属。因此，重要的是从患者处获取有关患病经历的信息，以及在他们的文化、宗教、种族、性别、性行为等背景下如何理解这些信息。只有在患者的亲身经历、家族史、家族结构和地位的背景下进行解读，文化才会有意义。培训员工对不同文化模式进行简短概述的风险在于，这些概述可能被用作信仰和行为的简化预测因素，从而使员工很快对患者形成刻板印象，并导致不敏感的照护。已经有几本书描述了主流的信仰传统以及在疾病或死亡时的相关习俗。

培训必须使我们能够审视对差异的感受，以及如何克服任何忽视差异的倾向，这种倾向会造成照护的不完整。Kelly 在谈到处理慢性疾病的问题时指出了照护的四个方面：

♦ 对病情的技术和实际管理。

♦ 思想和感情的管理。

♦ 人际关系的管理。

♦ 解释和理解病情。

在寻求为非癌症患者提供缓和医疗的过程中，这四个方面是相互联系的。在第四个方面，即解释和理解病情中，文化起着至关重要的作用。

Yasmin Gunaratnam 在英国一家安宁疗护机构关于多元文化服务的演讲中总结道："在安宁疗护的传统中，有必要追求开放和赋权的服务，这样可以顶住压力，找到方便和易控的方案来解决生活体验的复杂性。"我相信，跨文化照护的挑战在于你我之间对慢性疾病理解和解读的相互作用。如果我们能以一种开放的方式共同倾听和学习，那么就有机会提供高质量的照护。

（石丘玲　张丽君　译；兰　飞　高伟健　审校）

# 第 22 章
# 临 床 意 义

Irene J. Higginson

## 一、概述

本章旨在从非癌症患者的照护工作中总结主要的临床意义。下面的各部分不解决特定情况（在各独立章节中论述），而是集中讨论常见问题。对于某些疾病之间存在显著差异的情况，我们将着重强调。

## 二、评估与诊断

准确和适当的评估是良好管理进展性疾病和临终照护的基石。重要的是，查明症状或问题的可能原因，评估其对患者和家属的严重性，从而制订治疗方案。许多患有癌症以外的进展性疾病的患者，年龄较大且伴有多种健康问题，因此确定哪个问题最重要以及患者及其家属希望优先处理哪个问题就成了首要任务。当患者身体虚弱、活动困难或不便时，诊断可能会变得更加困难，非必要或过度的检查，如果造成不适，反而会增加患者的痛苦。临床医生在进行有创性检查前应了解病史并明确症状和体征。他们应该问问自己：检查结果会影响我的治疗决策吗？如果答案是"肯定"的，那么检查就是必要的，但如果答案是"否定"的，那么就不必进行该项检查。

并非所有症状都是由主要疾病引起的。例如，虚弱或衰弱可能是由疾病的继发性影响、治疗的副作用或不相关的并发症所致（表 22-1）。

**表 22-1　症状的相互关系**

| |
| --- |
| ♦ 症状是并发的，但在病因学上无关 |
| ♦ 症状是并发的，并且与相同的病理过程有关 |
| ♦ 症状是并发的，第二种症状是由第一种症状的病理过程直接或间接导致的结果 |
| ♦ 症状是并发的，一种症状是针对另一种症状的治疗的结果或副作用 |

资料来源：Ingham and Portenoy, 1996。

关注细节、重新评估以及针对患者需求制订个体化的治疗和干预措施，是成功管理缓和医疗的基石。可以通过使用标准化的审核时间表来辅助评估。

## 三、适当治疗和优逝

　　所有的患者最终都会离世。医疗技术的部分作用是判断在何时继续维持生命的尝试基本上等于徒劳。在缓和医疗中，治疗的主要目的不是延长生命，而是尽可能地使患者舒适且有意义地生活。根据患者的生物学前景以及个人和社会期望，必须选择最合适的治疗。治疗进展性非恶性疾病患者时，医生所面临的主要困难之一是预后的不确定性。有些疾病，如运动神经元疾病，表现出稳定的进展期，而其他疾病的病程却复杂多变（详见第 2 章和第 3 章）。对这些疾病（诸如心力衰竭或慢性进展性呼吸系统疾病），患者和医生都需要为两种可能的结局做好准备：患者短期内死亡或存活很长时间。未来的研究可能为患者和临床医生提供更多关于不同疾病的相似预后的指导。与此同时，患者和临床医生（为患者提供治疗建议或当患者不能决策时替患者做决定）需要权衡不同治疗方法在长期或短期内改善症状和生活质量方面的益处和不良反应。

## 四、知情与沟通

　　如果不能有效地沟通，就不可能有效地控制症状。如果医护人员不能准确地了解患者的问题和当务之急，那么即使是最好的药物也会收效甚微。本书的所有章节，无论情况如何，都提到了关于患者及其家属在知情和沟通方面的需求未能得到满足的研究结果。

　　良好的沟通过程中存在很多障碍。当代社会正在经历一个虚拟否认死亡的阶段，这不仅影响了患者及其家属，还有医疗保健系统。家庭成员缺乏死亡经历——许多成人可能没有目睹过死亡。媒体也经常报道，人们对健康和生命有更高的期望，宗教和唯物主义价值观的作用正在发生变化。这些社会态度因国家和文化的不同而不同，但是，为了有效地工作，临床医生必须意识到这些。患者和他们的家人通常惧怕死亡（见下文）。此外，专业人士担心会因处理未学过的领域或承认不知道疾病预后及如何表达情绪而受到指责，医生或护士也可能会对患病或死亡感到担忧。

　　以下关于沟通问题的一般性讨论应与患者及其家属的文化背景相权衡（第 21 章）。

### （一）倾听技巧

　　甚至在口头交流开始之前，面谈的实际环境就会向患者传达重要的信息。自我介绍是必要的，这样患者才能知道你是谁以及你做什么工作。虽然在医疗机构中很难做到，但如果要维护患者的尊严，并使他们接受你所说的话，保护隐私是非常重要的。

　　坐下来交谈几乎是通用规则。采取一些简单的措施很重要，比如确保患者在接受检查后能够穿好衣服以恢复个人的体面，把挡在患者和你之间的物体移开。与患者保持舒适的距离也很重要，这个距离（身体缓冲带）会因文化而异。一些研究者认为，接触患者——例如，患者的手或手臂可能是有益的，尽管这会因人而异，并且通常需要体贴入微的沟通技巧。

　　在对话开始时，专业人员应该表明他们处于"倾听模式"——这可以通过让患者说话、等待他们停下来、鼓励他们交谈以及容忍短暂的沉默来实现。反复重申关键词通常是非常有价值的。同样，重述患者的主要观点也是一种有用的技巧。

## （二）缓和医疗中的特殊沟通

### 1. 告知坏消息

在很多情况下，需要讨论新的医疗信息。这在第一次评估时就会发生，之后也很常见。Buckman 概括了告知坏消息的六步法（表 22-2），详细描述告知坏消息的过程超出了本章的范畴。有许多文献和指南也对这一话题进行了论述。

**表 22-2　告知坏消息的六步法**

| |
|---|
| 1. 寻找合适的告知环境 |
| 2. 了解患者已经知道多少 |
| 3. 了解患者想知道多少 |
| 4. 同患者交流信息 |
| 5. 回应患者的感受 |
| 6. 制订计划并贯彻执行 |

### 2. 治疗性对话

在缓和医疗的任何阶段进行支持性对话通常都被视为非常宝贵的资源，这可能是患者治疗中最重要的部分。核心原则是患者应该感觉到他（她）的情绪获得了倾听和认同。

### 3. 开始和停止治疗

随着治疗变得越来越复杂，患者及其家属将面临越来越多的选择，与患者和家属讨论治疗决策的过程变得越来越重要。由于患者众多，这使情况变得更加复杂，而且医生和护士常认为对治疗方案提供积极的看法很重要——在某些情况下，这样做可以最大限度地发挥安慰剂效应的潜在益处。在与患者及其家属讨论开始或停止治疗时，第一个重要原则是确定患者自己希望获得完整信息的程度和做出决定的机会，或者他们是否希望由家属或专业人员来处理这些问题。患者的期望各不相同，但在我们的文化中，越来越多的患者希望在决策过程中发挥更大的作用。医生的第二项任务是在听取患者的意愿后，尝试解释不同的治疗方案和潜在的利弊。重要的是，尽量避免使用专业术语，应采用通俗易懂的语言进行解释。

### 4. 处理不确定性

对于患有进展性非癌症疾病的患者来说，不确定性是一个特殊的问题。在这些患者中，通常不清楚病情会持续多久，或者病情会如何进展。常见的不确定性因素包括治疗的水平、治疗的潜在益处、生存期、干预期的情况如何以及何时死亡等。生活在不确定性中通常会产生极大的焦虑，而患者、照护者和专业人员可能会觉得需要有人就其中一些问题做出具体的说明。面对不确定性，卫生专业人员可能认为少说为妙。例如，关于患者猝死或在治疗结束时死亡的可能性，但这忽视了患者对自身的了解，以及他们因此获得的有关身体状况的信息。同样，这还忽视了另外一个事实，即越来越多的患者及其家属通过媒体和互联网获取的相关信息。人们对与非癌症患者的最佳沟通机制知之甚少。但是，对于癌症患者，Maguire 和 Faulkner 建议专业人员应该认识到不确定因素及可能导致的问题。他们提出了一个应对方案，以评估询问者是否愿意知道哪些迹象可能预示着病情的进一步恶化。

他们还鼓励患者活在当下，自愿定期监测病情，并随时准备应对任何紧急情况。这会给患者一种安全感，即经验丰富的人员能够发现问题，一旦出现担忧或困难，患者可以向他们求助。

### 5.规划生死

对于某些患者来说，"抱最好的希望，做最坏的打算"的策略是有帮助的。有时在癌症照护中，与患者或照护者一起思考如果最好的情况发生会是什么样子，而如果最坏的情况发生了又需要考虑做些什么。这种方法可能是有好处的，尽管需要进一步研究以了解其在非癌症照护中的价值。在这些事例中，患者及其家属可以考虑到各种情况，而不必过于专注某一种情况。

这种策略对于病情反复的患者尤其重要。例如，在严重心力衰竭、某些神经系统疾病和其他疾病中很常见（第3章、第4章和第13章）。与告知坏消息或开展治疗性对话的研究相比，人们对这方面的沟通知之甚少，需要做的工作是更好地了解患者及其家属的关切和愿望，并确定在处理这些不确定性和规划生死时所需的最佳沟通方法。

## （三）与患者和其他医务人员沟通

在缓和医疗中，患者、家属或对他们来说重要的人都被视为照护对象。然而，这并不意味着家属应该比患者本人优先获知病情。在癌症照护中，照护者在医院走廊或门口强拉着医护人员，并坚定地说"不要告诉她实情"的情况屡见不鲜，并且在其他进展性疾病的照护中也会见到。如果遵循了在治疗开始时与患者讨论如何处理沟通的策略，那么医护人员应该对患者的意愿以及他们希望照护者的参与程度有所了解，以便他们能够做出相应的反应。如果没有遵循，那么谁有权获知这些信息的伦理学问题就会凸显出来。然而，即使医生希望维护患者知情权的首要地位，但刻板地强调这一原则也可能会适得其反。医生需要探究照护者的担忧、焦虑和关切，并挖掘他们对患者情况更深入的了解。询问"你最担心患者知道些什么？"就提供了这样的机会，并且表现了听者重视照护者的意见。与照护者讨论现状所给他们带来的压力，以及相应机构和专业人员提供帮助的方式，也可能是有用的。大多数有这种焦虑的照护者会接受医生或护士的保证，即他们不会主动和患者讨论疾病的预后，但如果患者询问病情，他们会如实回答，以维持并值得患者的信任。在患者处于无意识状态或无法进行语言交流的情况下，照护者的支持，以及与照护者的沟通，并保持与患者交流是非常重要的。

住院患者和社区患者都普遍关注的问题之一，就是会从不同的专业人员那里得到各种信息。重要的是，所有参与照护患者及其家属的团队成员都要充分了解患者及其家属或照护者的重要决定和愿望。如果患者住在家里，不同的服务机构会纷纷前往探访，照护者或患者有时会觉得他们在做一份协调这些探访的全职工作。在这种情况下，重要的是为患者及家属指定一名负责人，承担部分协调和倡议的工作，以便患者和照护者得到他们应有的服务和福利。同样，在医院里，患者和照护者可能会向不同的护士询问信息，这主要取决于当时谁在患者身边。可能还会涉及不同的治疗团队。这在缓和医疗的患者中尤为常见，他们除了会咨询主管医生之外，还会咨询医院缓和医疗团队的成员。当患者的情况和状态发生急剧变化时，治疗团队的所有成员都能迅速获知相关的变化极为重要，这些变化可能是治疗计划，或者患者的病情或意愿。

# 五、三大常见症状的管理

非恶性疾病缓和医疗的一个主要挑战，即这些患者往往比癌症患者的年龄大，通常患有多种疾病，症状管理需要记住这一点。由于不可能涵盖所有症状，所以这里主要探讨三种常见的症状。

## （一）呼吸困难

呼吸困难是在非癌症缓和医疗中最常见和最令人痛苦的症状之一。呼吸急促（或者呼吸困难）是指在呼吸的过程中感觉到困难，令人痛苦。正如各章节所示，呼吸困难尤其常见于慢性呼吸系统疾病（第 2 章）、心脏病（第 3 章）和神经退行性疾病（第 4 章），在这些疾病中，可由于肌肉无力而导致呼吸功能减弱。在任何情况下，都可能因感染、贫血、代谢变化、焦虑或抑郁而出现呼吸困难。呼吸困难有两个重要的组成部分：第一个是呼吸所需的努力增加；第二个是与之相关的主观痛苦。早期有关疼痛的研究表明，疼痛具有躯体、情感、社会和精神四重属性。类似的模型也可能适用于呼吸困难，因为呼吸困难导致的痛苦也可能具有躯体、情感、社会和精神等属性。

最近的研究试图了解有关呼吸困难的不同描述、不同的发作时间、缓解和诱发因素，以及伴发症状，这可能有助于确定呼吸困难的主要原因（表 22-3）。

本书中有关各种疾病的章节描述了许多治疗呼吸困难的方法，例如用于慢性阻塞性肺疾病的氧疗和支气管扩张剂（第 2 章），可以作为特定疾病的一线治疗。此外，如果需要，抗生素可能有助于缓解肺炎引起的呼吸困难。阿片类药物已经被用于治疗与癌症相关的呼吸困难。这类药物通过降低呼吸中枢和外周化学感受器的敏感性，从而减少呼吸的频率和深度。这类药物可以减轻焦虑，缓解与通气相关的疼痛（如胸膜炎），减少心力衰竭的发生，并且作为镇痛药，可以减少由潜在的慢性疼痛而导致的过度通气。然而，它们有时会通过肺内肥大细胞释放组胺而引起支气管收缩，同时又会阻止因迷走神经刺激而引起的支气管收缩。因此，阿片类药物对通气的影响是复杂的，有时甚至是矛盾的。阿片类药物在缓和医疗中被广泛用于缓解呼吸困难，并且对该类药物呼吸抑制作用导致呼吸衰竭或肺炎的担忧在癌症患者中并不成立。因此，阿片类药物不一定会加速呼吸困难患者的死亡，而实际上可能会改善他们的活动能力。在一项小型研究中，同样使用大剂量吗啡的慢性阻塞性气道疾病患者并未出现呼吸衰竭。关于雾化吸入阿片类药物是否比口服阿片类药物更有益处仍存在争议。同样，对于阿片类药物是规律用药还是间歇用药对缓解呼吸困更有效也存在争议。在呼吸困难时也可以考虑使用精神药物、阿托品(减少支气管分泌物)、吸入性局麻药、皮质类固醇、氧气和前列腺素抑制剂等。帮助患者和家属的一般支持性疗法可能也是有用的，比如床旁风扇或者肌肉放松练习、引导性想象法、心理辅导等。肺功能康复，包括物理治疗、教育和锻炼的多专业方案也可能是有价值的（第 2 章）。正如在癌症照护中测试的那样，发展由护士主导的诊疗以帮助患者处理呼吸困难，可能是有益处的。在未来，有效控制呼吸困难仍然是缓和医疗的一大挑战，即使在癌症患者中也依旧如此。10 多年前，呼吸困难尚无法控制，而疼痛已得到较好的控制。其间几年，虽然呼吸困难的治疗得到了一些改善，但程度是有限的。呼吸困难和疼痛一样都让患者和家属感到恐惧。现在需要制订一项针对呼吸困难的研究计划，类似于为了理解和控制疼痛而进行的研究。

**表 22-3　呼吸困难的常见原因**

| | |
|---|---|
| 呼吸道 | 原发性肺癌 |
| | 肺或胸膜转移癌 |
| | 胸腔积液 |
| | 肺不张或肺实变 |
| | 肺炎 |
| | 慢性阻塞性肺疾病 |
| | 哮喘 |
| | 肺纤维化 |
| 胃肠道 | 腹水 |
| 心血管 | 肺栓塞 |
| | 心力衰竭 |
| | 贫血 |
| | 缺血性心脏病 |
| 代谢性 | 尿毒症 |
| | 运动 |
| | 肌源性或神经源性 |
| | 肌肉无力 |
| | 疲劳 |
| 心理因素 | 焦虑 |
| | 抑郁 |
| | 过度通气综合征 |

## （二）疲乏和虚弱

疲乏是进展性疾病（包括癌症）患者报告的最常见的症状之一。尽管如此，目前尚无普遍被接受的疲劳定义。这种体验通常以肌肉无力、嗜睡、困倦、情绪紊乱和注意力涣散等一系列问题为特征。与疲乏密切相关的是乏力或虚弱（asthenia），"*Asthenos*"（希腊语）的意思是失去力量。虚弱包括以下 3 个主要症状：

1. 疲乏或倦怠定义为容易疲倦和保持状态的能力下降。

2. 广义的虚弱是指难以开始某项活动的预期感觉。

3. 精神疲乏指存在注意力受损，并且丧失记忆和情感能力。

传统上认为疲乏和虚弱都与癌症有关，尤其是与癌症恶病质有关，约 90% 的癌症患者都有虚弱症状。

疲乏和虚弱有多种原因，并且这些原因可能相互关联（表 22-4）。疲乏和虚弱是患者和家属重要且易被忽视的症状，并且已知癌症患者的上述症状难以有效地缓解。在本书中，许多与疲乏有关的疾病的讨论都没有涉及对该症状的深入探讨，可能是因为目前它还难以有效治疗。在癌症以外的进展性疾病中，几乎没有关于疲乏管理的研究。在癌症照护中，一般治疗和非药物治疗包括纠正任何已知原因（如改变生活方式），以及最近测试一些用于慢性疲劳综合征的干预措施（如改进锻炼和认知行为疗法）。药物治疗包括使用皮质类固醇，以及在美国一些小型研究中使用安非他明。

需要开发有效和可靠的工具来评估和分析这些症状的强度和相关性。需要开展了解疲乏可能的原因并测试潜在治疗方法的工作，尤其是在纠正营养不良以及活动和休息方面。应该更好地明确糖皮质激素、醋酸甲地孕酮和合成类固醇等药物的作用。

**表 22-4　疲乏和虚弱的常见原因**

感染（复发的急性感染或慢性感染）

贫血

慢性缺氧

神经系统障碍（自主神经功能障碍、肌无力综合征、帕金森病、髓鞘脱失）

心理因素

代谢紊乱和电解质紊乱

内分泌失调（甲状腺疾病、艾迪生病、糖尿病等）

脱水

营养不良

失眠

过度劳累（慢性 / 急性）

药物毒副作用（麻醉剂、镇静药、酒精、化疗等）

恶病质（由 HIV/AIDS、癌症或其他进展性疾病引起）

慢性疼痛

细胞因子在癌症和其他慢性疾病中的释放

## （三）疼痛

过去人们认为疼痛在癌症以外的其他进展性疾病中并不算是问题。现在已知事实并非如此。正如本书的多个章节所显示的，疼痛是许多进展性、非恶性疾病和临终照护中的常见症状。遗憾的是，与癌症患者相比，目前对非癌症患者疼痛综合征的频率、病理生理学和临床病程的认识有限。第 6 章（以及基于具体疾病的章节）概述了不同非癌症患者的疼痛特征和模式，并讨论了潜在的药物干预。大多数作者都同意将非阿片类镇痛药作为轻度至中度疼痛患者治疗的第一步（第 6 章）。许多患者可能还需要按照癌痛治疗的常规建议使用阿片类药物。遗憾的是，关于阿片类药物对非恶性疼痛的作用的对照试验非常少。此外，在缓和医疗中发现非癌症患者出现神经性疼痛综合征的频率似乎高于癌症患者（第 6 章）。治疗这些疾病的常用辅助性镇痛药物包括三环类抗抑郁药、5- 羟色胺再摄取抑制剂、抗惊厥药。在某些情况下，也会使用口服局部麻醉剂、加巴喷丁、皮质类固醇、巴氯芬、氯胺酮和可乐定（第 6 章）。

提高疼痛阈值（受试者愿意忍受的最大疼痛程度）的非药物干预也很重要（表 22-5）。

表 22-5　提高或降低疼痛耐受性阈值的因素

| 降低疼痛阈值 | 提高疼痛阈值 |
| --- | --- |
| 失眠 | 睡觉 |
| 疲劳 | 谅解 |
| 焦虑 | 陪伴 |
| 恐惧 | 放松 |
| 愤怒 | 被倾听的感觉 |
| 悲伤 | 减少焦虑 |
| 孤独 | 创造性活动 |
| 抑郁 | 改善心情 |
| 厌烦 | 其他症状的缓解 |
| 自暴自弃 | 镇痛药 |
| 不安 | 抗焦虑药 |
| 精神上的恐惧 | 抗抑郁药 |

# 六、情感需求

## （一）对角色变化的反应

心理和情感问题在进展性疾病中很常见。通常需要进行深入的讨论来确定问题的一个或多个原因，有时这些原因可能与人们预期的大不相同。有许多潜在的相互交织的因素，包括对角色变化、功能、家庭、财务、精神需求、内疚、愤怒、对死亡的恐惧，以及无法缓解的对身体症状的担忧。识别并讨论这些问题通常是有益（助）的，但问题可能因病情而异。例如，卒中会使身体功能突然发生变化，所以患者最初可能处于休克状态。可能会有一个为过去的自己感伤的过程，可能会担心未来发生卒中突然成为他人的负担，以及对未来总体状况的担忧。在患有进展较慢的疾病的情况下，可能会出现这样或那样的问题。运动神经元疾病的患者可能会对未来的护理、残疾和将面临的症状产生较大的担忧。人们可能会受到家人或朋友的病情进展或死亡的影响。

人们可能会采取多种防御机制和应对策略，如潜抑、否认、合理化、理智化、投射、置换、内向投射、压抑、退缩和回避等。了解这些可以帮助医护人员理解患者的行为。这些防御机制是正常的——只有当其过度时才会出现问题。

长期患病的压力或新近诊断的冲击，都容易使人产生心理问题。

## （二）恐惧和焦虑

患者可能会担心自己的预后，特别是难以应对因疾病而表现出的不确定性。因为所患疾病无法治愈，他们可能会害怕或愤怒，人们也可能对死亡、死亡方式或他们的家人会发生什么感到恐惧和焦虑。

通常需要在一段时间内进行深入的讨论，任何引起焦虑的原因（如症状控制不佳）都应该得到处理。有些人从每天的快乐生活中找到安慰，并期盼着积极事件。可以考虑采用诸如放松、呼吸控制练习和按摩等非药物治疗方法，但有时需要药物治疗。

### （三）抑郁

在患有进展性非恶性疾病的少数患者中发现了抑郁症，人数虽少但却不容小觑。抑郁症通常不易被察觉，部分原因是患者不愿意主动表露出症状，部分是由于医务人员未做好抑郁症筛查的准备，还有部分原因是难以确定正常悲伤的结束与抑郁的开始。人们通常认为，进展性疾病中的抑郁症是可以预料到的，或是无法治疗的。抑郁症应该区别于适应障碍，后者更常见且波动性更大。抑郁症给患者和家属带来了巨大的痛苦，应该得到认真的治疗。抑郁症的特征通常是逐渐出现以下症状和体征：情绪低落或易怒，兴趣和欣快感缺失，忧虑或呆滞，自我忽视或自残，昼夜情绪波动，早醒，行为改变，以及"自身没用、周围世界毫无意义和未来毫无希望"的认知三联征。

通常抑郁症的躯体症状，如体重减轻、厌食、疲乏和便秘，不能作为进展性疾病的诊断依据，因为这些已经是疾病造成的结果。抑郁症的治疗应包括停用任何可能导致抑郁的药物，提供情感和心理支持，以及使用抗抑郁药物。

## 七、社会需求

### （一）财务方面

疾病会给个人的经济状况带来压力。慢性病本身可能导致一个恶性循环，即因病致使个人的工作和活动能力下降，从而导致收入减少，并且在一些国家，连享受医疗保险的资格都会降低，而这往往反过来又导致健康问题进一步加剧。同样的，照护者可能会发现他们不得不花更多的时间照护患者，以致他们的工作能力下降，收入减少。患者体重和外表的变化可能意味着需要购买新衣服，而功能障碍往往意味着需要进行家居改造。此外，人们可能会担心家庭未来的经济状况。

这些问题会导致心理和情感问题，确实需要与患者和家属讨论经济问题，并且在适当的情况下，应促成他们申请任何可用的福利。

### （二）家庭支持

患者生命最后一年的大部分照护是在家中进行的，但在许多国家，临终患者住院治疗呈上升趋势。年龄最大的群体，对安养院和护理院的依赖程度越来越高。如果可能的话，大多数人都希望能够得到照护，并能在家中或类似家庭的环境中离世。本书第14章讨论了尽可能长时间地维持正常生活、在熟悉的环境中由亲属照护，并由他们熟悉的医疗专业人员提供支持，这些都是患者和家属所重视的居家照护的方面。要想实现这样的照护既需要社区服务的可及性，也需要合适的家庭环境。对癌症患者的研究发现，在贫困地区实现居家照护要困难得多。需要在非癌症患者中重复类似的研究。此外，对年龄较大和没有照护者住在家里的患者来说，实现居家照护更是难上加难。

## （三）环境

早期关于缓和医疗和绝症的研究都特别强调环境的重要性和对建筑空间的富于想象力的利用。这凸显了为家人提供空间，为患者提供可供眺望的窗户以及四处走动的条件，为工作人员提供适于办公和放松的场所，以及为急需休息或准备会面的人提供"过渡空间"。但在繁忙的医院病房中很难实现这种环境，各国采取了不同的方式来解决这一问题。在英国，这一举措主要针对独立的安宁疗护机构，正如第 15 章所述，目前这些机构主要服务癌症患者和少数其他群体。许多国家都沿用了这一模式，但在某些国家/地区采用的方法是改造医院病房以提供更符合传统安宁疗护病房的环境。这些发展对于大多数住在医院普通病房的患者而言，并没有帮助。总的来说，需要更多地关注医院的住院环境。护理院中的缓和医疗在本书的第 12 章作了详细论述。

# 八、精神和生存需求

缓和医疗整合了躯体、情感、社会和精神层面。将精神和宗教区分是有帮助的。精神或存在的维度是最深层的，与终极关切有关，是对意义和价值的追寻。精神需求是一种高度个体化的反应，并受到文化的强烈影响。评估临终患者的精神需求在很大程度上取决于患者和照护他（她）的人之间所形成的关系。对某些人来说，这种关系可能是与牧师或相关的宗教领袖建立的，但对另一些人来说，这种关系是与志愿者、医生或护士、家族朋友或病友建立的。重要的是，患者能够选择与谁交谈和分享，并且在需要时可以获得帮助。相当多的文献为癌症照护中患者的精神评估提供了较好的指导，这些指导同样适用于非癌症患者。

## （一）尊严

考虑到患者和家属面临的复杂问题，缓和医疗关注的是尽可能保持良好的生活质量。治疗过程中必定会涉及尊严感——这不是一件容易定义的事情，但每个人都承认它很重要。尊严是人类必不可少的一种状态，许多人希望他们能如活着的时候那样体面地死去。对于某些人来说，这可能意味着穿着特定的服饰，进行一些曾经以为是理所当然的简单的日常活动，或者能自己使用厕所而不是坐便椅。对其他人来说，尊严意味着受到尊重，接受照护和社会关怀，生活在适宜的环境中或者以有限的方式重返他们曾经喜欢的活动。

良好地控制症状和减轻恐惧、焦虑和心理问题是实现尊严的重要步骤，但上述其他因素也需要发挥作用。

## （二）家庭和照护者

家庭照护是进展性疾病照护工作中的一个组成部分。正如本书许多章节所显示的那样，医护人员很容易错过与患者家属的会面，特别是在患者住院期间。人们对家庭成员所遭受的心理影响知之甚少，因为大多数研究都集中在居丧期的家庭成员。然而，在亲属患有进展性疾病时，家庭成员可能会出现严重的抑郁和焦虑症状、心身症状、角色和活动受限、人际关系紧张和身体健康状况不佳。一些研究报告指出，配偶的痛苦程度与患者相同。一项纵向研究表明，相当多的照护者在患者确诊一年后会感到痛苦，其中 30% 的照顾者的心理健康状况下降。在最近的一项研究中，32%的家庭成员在转诊到6个专业缓和医疗家庭照护团队时被评估为严重焦虑，而在患者生命的最后一周，26%的家庭成员焦虑仍然非常严重。因此，家庭成员不仅仅在居丧期间需要支持。专门为家庭成员设计的干预措施很少，也很少进行过评估。在这方面还需要做更多的工作，特别是在非癌症群体中。家庭成员需要支持、沟通和交流，而且他们可能因特定的恐惧和担忧而需要支持与帮助。以前的家庭功能可能很重要，可能有特别的家庭问题需要注意（第19章）。

丧亲和悲痛会影响家庭成员的情感和行为，反应因人而异，可以是躯体上的反应，如肌肉紧张、对疾病的抵抗力下降、疲乏和虚弱、睡眠障碍、血压升高、食欲减退和体重变化；情感上会出现如麻木、悲伤、无助、绝望、困惑、内疚、愤怒和痛苦；在行为方面，出现如注意力不集中、责备他人、心事重重、孤僻、逃避朋友和活动、健忘和流泪。

因此，丧亲对发病率和随后的死亡率有重大影响——新近丧亲后，亲属的健康状况不佳，死亡率更高。有几种风险评估时间表可以帮助筛选出那些更有可能在居丧期间出现不良结局的人。这些因素包括过早、意外或令人不安地死亡，依赖关系，感受不到他人的支持，表现出否认和愤怒，伴发压力性生活事件，之前还有其他严重的损失，以及因失去亲人而加重现有的身体或心理疾病。

# 九、多专业照护

多学科团队可能由不同专业的医生、护士、社工、家庭照护工作者、牧师、治疗师、心理学家或精神病学家组成。该团队旨在：

- ♦ 实现疾病精准和快速的评估和诊断。
- ♦ 计划和实施有效的综合治疗和照护措施。
- ♦ 实现有效的内部沟通，并与患者及其家属，以及照护相关的其他专业人员和机构进行有效沟通。
- ♦ 审核并回顾照护团队的活动及结果。

可能需要缓和医疗专家为患者、家属或者其他有需要的人提供建议、支持或专业知识。许多非进展性疾病的患者年龄较大，并且有多种健康问题。他们可能需要一位擅长处理不同疾病的老年病学专家的帮助。一些研究对专科缓和医疗进行了评估，包括非癌症患者和癌症患者的照护。在这些研究中，专家协调的方法在患者满意度、患者希望被照护的地点、家庭满意度，以及更好地控制家庭成员的焦虑和患者的疼痛及其他症状方面，产生了类似或者更好的结果。调查成本的研究显示，患者住院的天数减少，居家时间更多，成本持平或更低。

# 十、审核、教育和研究

非恶性疾病缓和医疗的研究仍然不足，如果要在未来更好地理解和提高这一领域的患者照护水平，临床审核和质量保证是实践中的关键部分。有多种不同的审核和质量保证方法可供使用（详见第17章）。包括使用关键指标进行审核，例如：支持团队评估系统、缓和医疗结局量表或埃德蒙顿症状评估系统；对特定内容或症状的审核，如呼吸困难；或审核照护的特定项目，审核关键指标或结局的优势是可以将特定的、有时被忽略的变量作为常规照护的一部分进行监测。而这些在辅助评估中很重要。

进展性疾病的流行及其在未来的增加将意味着本科和研究生层次的教育计划越来越重要。由于需要在多专业团队中提供照护，未来需要进一步探索多专业教育的方法，特别是在研究生阶段。有些教育方法可以借鉴现有的癌症照护方法。

这一领域的研究挑战是巨大而广泛的。但在临床实践中的关键方面如下：

♦ 更好地了解非癌症缓和医疗中症状和问题的自然病程。

♦ 更好地了解症状难以控制的机制，特别是呼吸困难、疲乏和抑郁，并评估缓解这些症状的治疗方法。

♦ 评估为家庭成员和照护者提供支持的新方法和改进方法。

♦ 评估示范项目，以测试不同进展性疾病照护模型的改进情况，在理想情况下，这将包括对不同方法的比较。

# 十一、结论

非恶性疾病的缓和医疗应成为卫生保健和社会服务的重要组成部分。患者及其家属均应被视为照护对象。"家人"一词具有广泛的含义，包括近亲、伴侣和亲密的朋友。缓和医疗关注患者及其家属的身体、情感、社会和精神问题，侧重于生活质量，以及对患者家属和关系密切者的支持。适当和严格的评估、信息交流、沟通、症状管理、心理、社会、精神和家庭问题都至关重要，同样重要的是提高患者和家人的尊严。这通常涉及多专业团队、照护审核和适当教育，非常需要进一步的研究。

（石丘玲　苏学尧　译；单宇鹏　高伟健　审校）

# 第 23 章
# 讨　论

Julia Addington-Hall 和 Irene Higginson

在本书中，临床医生从专业角度概括了他们所认为的患者缓和医疗需求所在。其中一些医生首先关心的是那些生命有限的患者，这些患者仅剩几个小时、几天或几周的生存时间，对于他们而言，死亡是必然的，而且近在咫尺。这既包括因突发疾病而从健康状态或至少相对健康状态突然走到生命尽头的患者，如严重卒中或大面积心肌梗死，也包括那些已经罹患致命性疾病、仅剩几周、几个月或几年生存期的患者，疾病不再可治，死亡不可避免，或近（如终末期肾病透析者）或远（如癌症）。也有医生描述了那些在疾病演变过程中终末阶段并不显而易见的患者，即便认为有，也是不可预知地日渐衰弱，因此患者可能并没有被识别出正在走向死亡，如痴呆、慢性肺部疾病或慢性心力衰竭患者。无论死亡轨迹如何，医生们都肯定了缓和医疗在满足患者和家属需求方面的作用。

然而，关于如何获取缓和医疗服务，有人支持由安宁疗护和缓和医疗服务团队直接提供，而另一些人则更强调让当前的照护者了解缓和医疗的哲学和实践，以确保能够提供良好的照护。尽管不同疾病的患者和家属需要缓和医疗帮助解决的问题有所不同，但在非癌症患者同样也需要缓和医疗这一看法上已达成共识。Wasson 和 George 的观点令人信服，缓和医疗仅限于癌症患者是违反伦理的。让非癌症患者获得更大的缓和医疗权益显然也是 Cynthia Benz 的愿望，他在本书中提供了该论点的患者视角。我们认为，非癌症患者需要缓和医疗已经非常明确，但是提供这些治疗的最佳方法尚不明确。

癌症患者的安宁疗护和缓和医疗服务是以多种形式发展起来的。从 1967 年的少数住院单元，到独立的住院单元和专门的医院病房、提供各种服务的家庭照护团队、医院专业团队、日间安宁疗护病房、日间照护中心以及 "居家安宁疗护" 服务等（见原著序）。除了主要照护癌症患者的服务外，还有专门为 HIV/AIDS 患者以及（主要在美国）痴呆症患者提供的安宁疗护和专业缓和医疗服务。许多服务项目的工作人员主要是护士，而其他服务则是多专业人士。缓和医学专业的医生正在发挥越来越大的作用。

一些服务几乎完全专注于教育和支持其他健康专业人员，而另外一些则直接向患者和家属提供照护。许多服务主要是伴随着患者生命的最后几周或几天，而另外一些服务则在整个 "癌症旅途" 中发挥着越来越大的作用。安宁疗护运动的发展具有多样性的特征。同样，为非癌症患者提供缓和医疗也将采取多种形式，根据疾病、患者和家属的意愿以及医疗保健系统的不同，服务配置和重点也会有所不同。将缓和医疗扩展到非癌症患者时也需要保证同样的品质，包括想象力和创造力、愿意改变和尝试试验，尤其是愿意去倾听患者和家属的意见并做出相应的回应，30 年来，这些特点已成为国际安宁疗护运动的标志。

英国的许多缓和医疗专家都少有肿瘤学背景。他们不会，也不能期望他们会对本书中讨论的所有疾病或者对老年患者中相互影响的复杂方法有深入了解。将缓和医疗扩展到非癌症患者，并不一定意味着在安宁疗护或其他专业缓和医疗服务中照护的患者数量将大幅度增加。存在争议的观点是，对许多患者来说，间断性或一次性获得专业缓和医疗知识和建议哪种才是患者最为需要的。一些患者可能仅需要短期专业缓和医疗服务，只有少数有特别复杂需求的人才需要获得全面的安宁疗护和缓和医疗服务。如果真要做的话，大多数有缓和医疗需求的非癌症患者，将可以继续在当前的保健机构中满足这些需求。因此，照护这些患者的保健和社会照护专业人员与缓和医疗专家之间，需要建立有效的伙伴关系。这并不是哪个行业或专业的人士就能够给出标准答案的。缓和医疗教育都要有双向性，无论是专业的还是非专业的，获得咨询服务和建议也要是双向的。

如何最好地将缓和医疗扩展到非癌症患者，其中一些关键问题并不只影响非癌症缓和医疗，而会普遍影响到安宁疗护和缓和医疗，包括工业化国家的年龄结构的变化，将影响对缓和医疗的需求，以及提供服务的非正式照护人员的可获得性，也包括缓和医疗日益增长的异质性，使得人们对安宁疗护和缓和医疗的根本价值产生了质疑。以下将讨论这些问题。

## 一、老龄化社会

全球人口老龄化非常普遍。在英国，超过 16% 的人年龄 ≥ 65 岁，而 1965 年只有 12%，2020 年，将增加到 21.5%。1995 年，≥ 80 岁的人超过 230 万，在未来 20 年将增加到 375 万人。越来越多的人死于慢性疾病而不是急性疾病。如表 23-1 所示，死亡的主要原因是心脏病、脑血管疾病、慢性呼吸道疾病和癌症。

因此，医疗保健越来越关注为患者及其家属实现尽可能好的生存质量（WHO 专家委员会，1990）。当患者病情进展或处于生命终末期时，那些无法控制的症状或患者和其家属的严重痛苦会大大降低患者的生存质量，并影响照护者或家属随后的悲伤疏解。

表 23-1　发达国家 1990 年的主要死亡原因和 2020 年预测

| 疾病 | 排名 | | 排名的变化 |
|---|---|---|---|
| | 1990 年 | 2020 年 | |
| 现前 14 名 / 或 2020 年前 10 名 | | | |
| 缺血性心脏病 | 1 | 1 | |
| 脑血管病（包括卒中） | 2 | 2 | |
| 下呼吸道感染 | 3 | 4 | − 1 |
| 腹泻性疾病 | 4 | 11 | − 7 |
| 围生期疾病 | 5 | 16 | − 11 |
| 慢性阻塞性肺疾病 | 6 | 3 | + 3 |
| 结核病 | 7 | 7 | |
| 麻疹 | 8 | 27 | -19 |
| 道路交通事故 | 9 | 6 | + 3 |

续表

| 疾病 | 排名 | | 排名的变化 |
| --- | --- | --- | --- |
| | 1990 年 | 2020 年 | |
| 气管、支气管和肺癌 | 10 | 5 | + 5 |
| 疟疾 | 11 | 29 | − 18 |
| 自残 | 12 | 10 | + 2 |
| 肝硬化 | 13 | 12 | + 1 |
| 胃癌 | 14 | 8 | + 6 |
| HIV/AIDS | 30 | 9 | +21 |

资料来源：Murray and Lopez，1997。

人口老龄化不仅意味着慢性和进展性疾病将更为普遍，也意味着在家庭成员更广泛分散的背景下，越来越多的独居老年人需要照护。非专业的照护者可能会更少，因为他们自己也将年迈（第 19 章）。

## （一）对医疗保健费用的影响

生命的最后一年会给医疗保健费用造成重负。通常情况下，其花费比生命中的任何其他阶段都更高。根据对死亡的随机样本分析，Cartwright 和 Seale 估计，在英国，生命最后一年的人占用了 22% 的医院床位天数。在美国，使用联邦医疗保险支付的生命终末期消费占保健预算总额的 10% ～ 12%，占联邦医疗保险预算的 27%。一项对老年人的研究表明，人在生命最后一年的医疗保健费用比同龄人群高 276%。因此，随着人口老龄化，医疗费用可能还会上升。

## （二）缓和医疗意味着什么——它是年龄歧视吗

有人认为，安宁疗护和缓和医疗的独特哲学只适用于癌症患者，而不适合非癌症患者，这主要是基于非癌症患者平均年龄大于癌症患者这一事实。根据这一观点，临终关怀哲学提倡一种特别英勇的死亡方式，"戏剧性的真理时刻到来并坦然面对，控制强烈的身体痛苦，悲痛的亲属只是死亡和临终的观众"。该观点还认为，这种方法与年轻的癌症患者更相关，而没有癌症的老年人需要不同的方法，"尽管这种方法，与安宁疗护一样，尊重人们的自主性和尊严"。年龄是癌症和非癌症患者之间关键差异的观点受到了以下证据的挑战：在生命的最后一年，非癌症患者和癌症患者在所有年龄段的表现都会有显著差异，例如不同的依赖模式和症状学模式。它还忽略了一个事实，即虽然 65 岁以前死亡者中癌症占了很大比例，但 65 岁及以上死于癌症的人数比年轻人更多：1999 年，在英格兰和威尔士，65 岁以下死于癌症的人占 37%（32 462 人），而 65 岁及以上的人为 22%（100 984 人）。死亡原因才是癌症和非癌症患者的主要区别，而不是年龄。然而，缓和医疗哲学是否与老年患者尤其是老年非癌症患者相关，这个问题与是否将缓和医疗扩展到非癌症患者的争论有关，特别是考虑到前述人口结构的变化。

老年癌症患者无法获得预期比例的安宁疗护和专业缓和医疗服务。越来越多的证据表明，在英国，安宁疗护住院许可和社区缓和医疗专科护士在提供服务上存在年龄偏见，澳大利亚在使用安宁疗护服务上也存在这种偏见。1994/1995 年在英国，65 岁以上患者占新住院安宁疗护患者的 60%，占新的居家照护患者的 65%，但有 75% 的人死于癌症。老年癌症患者比例较低的原因尚不清楚。这可能反映了转诊者、安宁疗护人员或患者本身的观念，即老年人不太需要安宁疗护。也许人们认为，老年人不太可能有因悲伤折磨并需要援助的亲属（但这忽略了终身伴侣的痛苦），痛苦的症状持续很久了反而显得并不那么痛苦（这类证据非常有限），随着年龄的增长可能更容易面对死亡（同样，这是一种基本上未经验证的观念），因为身体受限可能是老龄化过程而不仅仅是因为癌症和（或）因为确定预后存在困难。这些观念反映的是对老年人的偏见，还是本来就是不同年龄临终癌症患者中的真实变量？这需要进一步研究。

迄今为止，将非癌症患者排除在安宁疗护和缓和医疗服务之外，可能或至少部分可能是因为更广泛地排斥老年患者，老年人可能被认为不太值得接受缓和医疗。这种观点与西方社会的年龄偏见一致，这也可以解释为什么老年人疼痛控制不佳的证据越来越多。如果要为非癌症患者提供公平和适当的缓和医疗服务，就需要充分认识社会中常见的年龄偏见以及这可能对医务人员、患者及其家属造成的影响。

无论出于何种原因，老年人照护团队和养老院工作人员与安宁疗护和缓和医疗提供者之间的密切合作将是确保满足老年人缓和医疗需求的重要组成部分。老年人的医疗保健应与缓和医疗密切相关，除了看到疾病过程本身，还要考虑到对患者以及家属的更广泛影响，一并列入整体需求当中。然而，在英国，很少有老年保健医生参与缓和医疗。在美国，安宁疗护和老年医学之间的联系更加密切，安宁疗护住院者的诊断为非癌症的比例更大。二者开展更为密切的联系将是满足非癌症患者及其家属缓和医疗需求的重要组成部分。在英格兰和威尔士，因卒中死亡的患者中 41% 是 85 岁及以上人群，这一年龄组占比在因痴呆、IHD 和慢性肺病死亡的患者中分别为 78%、26% 和 22%；而 75 ~ 84 岁的人对应的这一比例分别是 37%、19%、37% 和 41%。因此，对非癌症患者的缓和医疗与为老年人提供保健和社会照护是密不可分的。

## 二、什么是缓和医疗

将缓和医疗推广至非癌症患者，根本原因在于缓和医疗的本质和目的。缓和医疗在哪些方面不同于其他形式的医疗保健？缓和医疗必备的和本质的特征是什么？在非癌症患者的照护中缓和医疗发挥什么作用？

### （一）疼痛和症状控制，直到患者死亡

缓和医疗非常强调疼痛和症状控制。大多数现代医学是关注以病理为基础的诊断和治疗，缓和医疗与此不同，它专注疾病对患者的影响，即专注患者所经历的疼痛和痛苦症状。缓和医疗的疼痛控制不仅需要解决躯体不适，还需要关注心理、社会和精神等要素。缓和医疗定义是全人的、以人为中心的。缓和医疗尤其关注那些已经接受了最大限度的治愈性或维持性治疗的患者，以及面临死亡的患者，关注他们的疼痛和症状控制。但是，随着医学科学的进步，缓和医疗的界定也随之改变。例如，HIV/ AIDS 在进行积极有效治疗的同时，引入缓和

医疗有助于患者的整体治疗证明了这点（第 11 章）。因此，缓和医疗专家发现，在积极治疗癌症或其他疾病的同时，使用缓和医疗专业知识控制疼痛和症状起到了积极的作用，尤其是在控制积极治疗方案带来的严重副作用等方面具有积极价值（第 5 章、第 11 章）。

因此，缓和医疗可以被定义为主要关注疼痛和症状控制，患者可以同时接受最全面的治疗，或根本没有治疗，或同步治疗。正如本书所讲，非癌症患者有很多机会来更好地进行疼痛和症状控制，因此该定义赋予了缓和医疗除癌症之外的明确作用。许多非癌症患者在预后判断上存在困难，加上医生普遍不愿意这样做，这意味着仅关注积极治疗以外的患者的模式会将大多数非癌症患者排除在外。比如 HIV/AIDS 或严重心力衰竭，持续的积极治疗是症状控制的重要组成部分，这种模式就不恰当了。纳入仍在接受治疗的患者可能是解决这个问题的方法。

缓和医疗的根本价值在于，认识到疼痛和症状问题是患者临终前享有完整生活的障碍，目的是开发和利用有效的生理、心理和精神技能来缓解这些痛苦。缓和医疗专家因此可能被特指就是进行疼痛和症状控制。然而，将缓和医疗专家视为特定角色的提供服务模式，可能导致有两个医疗团队需要参与到患者的照护中，其中一个团队要专注于疾病或直接受疾病影响的躯体的照护，另一个团队则提供全人的、以患者为中心的照护，处理疾病及其治疗对患者产生的影响。如此将使患者的照护碎片化，会造成资源需求的不可持续。这也会使其他健康专业人员放弃为患者获取舒适的责任，而只专注于躯体本身，在这种照护模式下，也会使当前照护这些患者的一些（但不是所有）医生和护士感到沮丧。这还与安宁疗护运动的最初愿景相矛盾，即发展缓和医疗专业知识，然后将其融入主流医疗保健，使所有需要的患者都能得到良好的缓和医疗，而无论医疗保健环境如何。尽管在传统医疗保健环境下提高缓和医疗标准仍然困难重重，但这仍然是最重要的目标。

疼痛和症状控制是为非癌症患者提供缓和医疗的重要组成部分，但是与癌症中的一样，重点必须是使目前照护这些患者的医生、护士和其他卫生专业人员了解减少症状造成的痛苦的重要性，知道如何着手去做，并能够在他们的工作环境中应用起来。由于许多缓和医疗专家很少有或几乎没有癌症缓和医疗以外的经验，所以他们需要与心脏病专家、卒中专家或老年精神病学家等密切合作，了解这些疾病及其治疗，以便能够一起探讨和测试减轻这些患者疼痛和症状痛苦的方法。

## （二）死亡和临终

缓和医疗专家除了具有疼痛和症状控制方面的专业知识外，在处理死亡和临终方面也有经验，以及这些对涉及的每个人——患者、家属和医护人员所产生的复杂、多变的影响。许多医生和护士不会熟练地、令人舒服地与患者及其家属讨论死亡和临终。对于从事缓和医疗和安宁疗护专业的医生和护士来说，这是（或者应该是）一项核心技能。缓和医疗基于哲学，即死亡既不是失败也不是禁忌，担忧和痛苦在所难免，在承认和关注死亡的同时强调完整地生活，直到死亡来临。

与疼痛和症状控制一样，死亡和临终也是缓和医疗的核心。除了这些，缓和医疗与其他专业有着许多相同的价值观。例如，护理、家庭医生和老年医学也强调全人照护需求，以及承认患者家属和社交网络的重要性。提高生活质量的活动也与缓和医疗有许多共同之处。将缓和医疗扩展到非癌症患者，不但需要认识到与其他医疗专业的相同点，而且也要清晰地看见和理解缓和医疗所能提供的独特服务。

缓和医疗应进入全部或大多数医疗卫生领域。缓和医疗专家倡导生存质量，而不仅仅是延长生命，为那些在更注重治愈而非照护的医疗机构中努力提供良好的全人照护的同事提供建议和支持，以促进有效的疼痛和症状控制。但要有效地做到这一点，并保持缓和医疗在死亡过程中提升生存质量的独特作用，将持续需要优秀的缓和医疗专科中心，以保持和发展缓和医疗的核心价值，缓和医疗专家能够获得支持和延续，并通过合作，缓和医疗知识基础得以延伸。至少针对其中一部分，需要另外建立缓和医疗机构，以便在面对一个进一步对死亡定义的社会时，能够保持和发展对死亡和临终的关注。

## 三、专家服务的持续作用

专家中心需要作为"灯塔"，作为可行的范例，作为教育和研究中心而存在。这些英才中心应该为谁服务？目前，在英国，除了专门的 HIV/AIDS 收容所外，大多数的照护几乎完全是针对癌症患者。在美国，尽管照护重点仍然是癌症，但是安宁疗护更加多样化。本书中的许多章节提供了证据，证明这种提倡在生存的同时承认死亡的哲学适用于癌症之外的领域，这与下面的情形密切相关，比如对于严重心力衰竭或 HIV/AIDS 患者，他们生活在未来相当不确定的情况中，又比如对于严重卒中或退出透析的患者及其家属，他们需要充分利用剩下的有限时间。因此，没有理由将安宁疗护和缓和医疗仅限制用于癌症患者。

无论如何，将重点放在晚期癌症患者的初衷之一，是为了能够在照护这些患者的专业知识方面取得快速进展。晚期癌症、严重心力衰竭、痴呆及终末期肾衰竭的患者可能都需要疼痛和症状控制，更好的生存质量，以及帮助他们去面对可能或必然的死亡，但这些需求又是各种各样的。为了将缓和医疗扩展到非癌症患者并取得快速进步，可能需要将服务重点放在特定的患者群体上。许多非癌症缓和医疗专家相对缺乏经验，因此需要提升服务水平，促进与目前照护这些患者的医疗专业人员合作的积极性。提高特别针对非癌症患者缓和医疗积极性的成功例子贯穿本书（第 18 章）。这些服务需要有和 Dame Cicely Saunders 夫人在 1967 年圣克里斯托弗医院安宁疗护医院创办时一样的三个目标：提供直接的患者照护，教育他人，开展安全的循证医学研究。随着越来越强调生存质量、全人照护，尤其是在美国,生命末期照护意味着目前照护这些患者的专业人员面临单打独斗的境遇，除非安宁疗护和缓和医疗专家主动与其他专业合作，以发展在非癌症患者方面的专业知识和服务，避免服务碎片化风险、"重新再定义缓和医疗"风险以及最终的缓和医疗专家边缘化风险。

## 四、优先研究事项

很少有研究关注非癌症患者对缓和医疗的需求、缓和医疗干预措施和服务的有效性。研究和评估必将在非癌症患者的缓和医疗发展中发挥比一般缓和医疗更大的作用。我们对安宁疗护和缓和医疗服务的知识仍然欠缺，比如：什么照护模式最有效、在什么条件下、为谁服务，以及在什么情况下进行缓和医疗服务。重要的是要认识到，除了某些神经系统疾病、HIV/ AIDS 和（在较小的程度范围上）痴呆症之外，没有证据表明非癌症患者可以从缓和医疗中获益——或者认为他们可以接受缓和医疗。研究重点包括：对老年人缓和治疗需求的态度在多大程度上反映了需求的真正差异而不是年龄歧视，评估为老年人提供缓和医疗的不同方法，将现行的缓和医疗服务扩展到非癌症患者和发展特定疾病服务的示范项目，研究在主流医疗保健环境中改进缓和医疗的有效方法。本书中许多作者有效地强调了他们在特定疾病组或环境的研究重点，临床研究优先事项相关内容见第 22 章。

## 五、结论

本书介绍了患者在生命终末期的需求以及他们家人的需求。我们已经开始努力应对复杂的挑战，解决患者及其家人的缓和医疗需求，这些患者及其家人的临床实践和死亡轨迹似乎与大多数缓和医疗专家所熟悉的癌症患者没有什么共同点，我们从那些已经在医院、家庭医生、护理院和安宁疗护机构开始解决这些需求的人们那里学到了经验。随着安宁疗护运动的成熟，是时候该承认：为晚期癌症患者实现良好的缓和医疗，是确保人们在面对死亡时仍可以继续活得更好，这只是这条道路的第一步，但并不是终点。事实上，在癌症方面还有许多工作要做。然而，本书反映了一种更为广泛的认知，应开始认真考虑超越癌症的缓和医疗专业旅程，从而确保所有可能面对死亡威胁的患者，无论是癌症还是非癌症患者，都能获得良好的照护，同时他们的家人也能得到支持，无论他们的疾病诊断是什么，也不管他们在何种医疗环境中接受治疗。

（张　蕾　陈小燕　译；闵　婕　张宏艳　审校）

| ABCD | Americans for Better Care of the Dying | 美国安宁疗护促进会 |
|------|------|------|
| ACE | angiotensin converting enzyme | 血管紧张素转换酶 |
| ACS | acute chest syndrome | 急性胸痛综合征 |
| ACT | The Association for Children with Life Threatening Terminal Conditions and their Families | 生命受到威胁或临终儿童及其家庭协会 |
| AIDS | acquired immune deficiency syndrome | 获得性免疫缺陷综合征（艾滋病） |
| ALS | amyotrophic lateral sclerosis | 肌萎缩侧索硬化 |
| BTS | British Thoracic Society | 英国胸科学会 |
| CEO | chief executive officer | 首席执行官 |
| CHD | coronary heart disease | 冠心病 |
| CHF | congestive heart failure | 充血性心力衰竭 |
| CNS | clinical nurse specialist/central nervous system | 临床护理专家／中枢神经系统 |
| COPD | chronic obstructive pulmonary disease | 慢性阻塞性肺疾病 |
| CQI | continuous quality improvement | 持续质量改进 |
| CSF | cerebrospinal fluid | 脑脊液 |
| CSSCD | Co-operative Study of Sickle Cell Disease | 镰状细胞贫血的合作研究 |
| DN | district nurse | 区域护士 |
| DSCU | dementia special care units | 向痴呆症患者提供缓和医疗的特别照护单元 |
| DSM-Ⅳ | diagnostic and statistical manual of mental disorders, 4th edition | 精神障碍诊断与统计手册，第4版 |
| EEG | electroencephalogram | 脑电图 |
| ESAS | Edmonton symptom assessment system | 埃德蒙顿症状评估系统 |
| ESRD | End stage renal disease | 终末期肾病 |
| FAST | functional assessment staging | 功能评估分期 |

| GABA | gamma-amino butyric acid | γ-氨基丁酸 |
|------|--------------------------|-----------|
| GDS | global deterioration rate | 全球退化量表 |
| GFR | glomerular filtration rate | 肾小球滤过率 |
| GP | general practitioner | 全科医生 |
| HAART | highly active antiretroviral therapy | 高活性抗逆转录病毒疗法 |
| HbF | foetal haemoglobin | 胎儿血红蛋白 |
| HbS | sickle cell carrier state | 镰状细胞携带状态 |
| HbSS | haemoglobin horiozygous for sickle cell disease | 镰状细胞贫血的血红蛋白纯合子 |
| HBV | hepatitis B virus | 乙型肝炎病毒 |
| HCV | hepatitis C virus | 丙型肝炎病毒 |
| HD | Huntington's disease | 亨廷顿病 |
| HDCRG | Huntington's Disease Collaborative Research Group | 亨廷顿舞蹈病合作研究小组 |
| HIMP | Health Improvement Programme | 健康改善计划 |
| HIV | human immunodeficiency virus | 人类免疫缺陷病毒 |
| HPCT | hospital palliative care team | 医院跨学科缓和医疗团队 |
| HRS | hepatorenal syndrome | 肝肾综合征 |
| ICU | Intensive Care Unit | 重症监护病房 |
| IHD | ischaemic heart disease | 缺血性心脏病 |
| IM | intramuscular | 肌内注射 |
| IPPV | intermittent positive pressure ventilation | 呼气末正压通气 |
| IV | intravenous | 静脉注射 |
| KCW | Kensington & Chelsea and Westminster Health Authority | 肯辛顿-切尔西和威斯敏斯特健康管理局 |
| LMN | lower motor neurone | 下运动神经元 |
| LOC | locus of control | 控制点 |
| LTOT | long-term oxygen therapy | 长期氧疗 |
| MMSE | Mini-mental state examination | 简易精神状态量表 |
| MND | motor neurone disease | 运动神经元病 |
| MND/ALS | motor neurone disease/amyotrophic lateral sclerosis | 运动神经元病/肌萎缩侧索硬化 |
| MRI | magnetic resonance imaging | 磁共振成像 |
| MRSA | methicillin-resistant Straphylococcus aureus | 耐甲氧西林金黄色葡萄球菌 |
| MS | multiple sclerosis | 多发性硬化症 |
| NSAIDS | non-steroidal anti-inflammatory drugs | 非甾体抗炎药 |

| NCHSPCS | National Council for Hospice and Specialist Care Services | 国家安宁疗护和专科缓和医疗服务委员会 |
| NG | naso-gastric tube | 鼻胃管 |
| NHS | National Health Service | 国家医疗服务体系 |
| NIPV | non-invasive positive pressure ventilation | 无创正压通气 |
| NYHA | New York Heart Association | 美国纽约心脏病学会 |
| ONS | Office of National Statistics | 国家统计局 |
| OT | occupational therapist | 职业治疗师 |
| PCA | patient controlled analgesia | 患者自控镇痛 |
| PCG | primary care group | 基层医疗团体 |
| PCT | primary care trust | 基础保健信托 |
| PD | Parkinson's disease | 帕金森病 |
| PEG | percutaneous endoscopic gastrostomy | 经皮内镜胃造瘘术 |
| PET | position emission tomography | 正电子发射计算机断层显像 |
| PFE | pulmonary fat embolism | 肺脂肪栓塞 |
| PG | percutaneous gastrostomy | 经皮胃造瘘术 |
| PO | by mouth | 口服 |
| PR | pulmonary rehabilitation | 肺康复 |
| PT | physiotherapist | 理疗师 |
| QOL | Quality of Life | 生活质量 |
| qam | every morning | 每天早晨 |
| qhs | at bedtime | 睡前 |
| qod | every other day | 隔日一次 |
| RCPCH | The Royal College of Paediatrics and Child Health | 皇家儿科和儿童保健学院 |
| RHA | Regional Health Authority | 区域卫生局 |
| RSCD | Regional study of care for the dying | 濒死患者照护的区域性研究 |
| SBP | spontaneous bacterial peritonitis | 自发性细菌性腹膜炎 |
| SCD | sickle cell disease | 镰状细胞贫血 |
| SL | sublingual | 舌下含服 |
| STAS | Support Team Assessment Schedule | 支持团队评估表 |
| SUPPORT | Study to understand prognosis and preferences for outcomes and risks of treatment | 了解疾病预后、治疗风险和结果预测的研究 |
| TENS | transcutaneous electric nerve stimulation | 经皮神经电刺激 |

| TIPS | transjugular intrahepatic porto-systemic shunt | 经颈静脉肝内门体静脉分流术 |
| TLTC | traditional long-term care units | 提供传统服务的长期照护单元 |
| TPN | total parenteral nutrition | 全肠外营养 |
| UMN | upper motor neurone | 上运动神经元 |
| VAS | visual analogue scale | 视觉模拟评分法 |
| WHO | World Health Organisation | 世界卫生组织 |